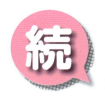 処方せん・店頭会話からの

薬剤師の臨床判断

堀 美智子
医薬情報研究所／株式会社エス・アイ・シー

じほう

執筆者一覧

堀 美智子	医薬情報研究所／(株)エス・アイ・シー
阿部 尚子	公園前薬局
鈴木 則子	矢野調剤薬局
田中 尚美	公園前薬局
富樫真実子	道北調剤薬局
堀　正隆	公園前薬局
安田 慶輔	公園前薬局
山形 和子	薬樹 在宅チーム

はじめに

　超高齢多死社会。これからの地域医療を支えるために，薬局薬剤師の存在は不可欠です。国は「患者のための薬局ビジョン」を作成し，「かかりつけ薬剤師・薬局」を推進するために，各薬剤師・薬局の取り組みについて評価を行い，それらを積極的に公表し，地域の住民が薬局を選択できるようにとの仕組みづくりが始まっています。

　薬局評価のためにKPI（Key Performance Indicator：重要業績評価指標）を定めています。そこには薬局の機能とそこで働く薬剤師の評価のための項目が挙げられています。薬剤師については，例えば健康サポート薬局の研修を終了している薬剤師の数や，地域ケア会議などへの参加回数といったものがあります。KPIは，最終的な目標 KGI（Key Goal Indicator：重要目標達成指標）を達成するための，過程を計測する中間指標ですから，結局は健康サポート薬局の研修を受けていることが目標ではなく，それを受講しその内容を理解し地域医療に貢献すること。地域ケア会議に参加し地域の医療関係者はもちろんのこと，そこで生活する人たちと交流して，その地域での問題点を発見し解決していくことが最終目的です。

　薬剤師としてその専門性を発揮し，薬剤師としての使命を果たすためには，薬に関する専門的知識，最新の情報，そして薬剤師として患者に寄り添う姿勢が大切です。

　一枚の処方せん，そしてそれを持参された患者。本書は，薬剤師として処方内容を読み解く力を向上させることを目的に作成したものです。一枚の処方せんのなかにある問題点を発見し，解決策を考える。本書が，薬剤師の視点を考えるうえで参考になることを願っています。

地域の中で，薬剤師がスバルのように輝くことを願って。

2017年9月

堀　美智子

contents

処方意図を確認！

- 事例 **01** 片頭痛治療薬が3種類の異なる剤形で処方 ………… 3
- 事例 **02** 不眠を訴えるパーキンソン病患者の処方変更 ………… 11
- 事例 **03** 前立腺がん患者の処方薬増加への不安 ………… 18
- 事例 **04** 適応症不明の漢方薬の処方 ………… 40

併用の可否・相互作用の可能性を確認！

- 事例 **05** 市販の痛み止めが原因でリチウム中毒に ………… 50
- 事例 **06** 前立腺肥大症患者に禁忌の薬が処方 ………… 61
- 事例 **07** チラーヂン服用中にメルカゾールの処方 ………… 71
- 事例 **08** C型肝炎患者に複数薬剤処方 ………… 81
- 事例 **09** 便秘の患者へのPPI処方で下剤の効果が減弱 ………… 93

副作用の可能性と対策を確認！

- 事例 **10** ビスホスホネート系薬剤が高齢者に長期投与 ………… 105
- 事例 **11** 尿酸値上昇降圧薬が変更に ………… 113
- 事例 **12** 複数診療科の処方でスルピリドが重複 ………… 120

患者に寄り添う服薬支援を！

- 事例 **13** 高齢者の独り暮らしで軟膏の塗布が困難 ………… 129
- 事例 **14** アドヒアランスが悪い長期喘息治療患者 ………… 135
- 事例 **15** タバコをやめられないCOPD患者 ………… 152

| 事例 16 | メチルフェニデートが処方されている成人期 ADHD 患者 | 164 |
| 事例 17 | 高齢者での睡眠薬の継続処方 | 183 |

生活指導で患者 QOL を維持・向上！

事例 18	透析患者における合併症の管理	192
事例 19	HbA1c が目標値まで下がらない糖尿病患者	208
事例 20	頻尿を訴える女性患者に処方が追加	226

在宅で適切な患者対応を実践！

| 事例 21 | 高齢者施設が抱える服薬介護の問題点 | 242 |
| 事例 22 | 在宅患者に褥瘡・皮膚潰瘍治療薬とドレッシング材が処方 | 250 |

これからの薬剤師に求められるスキルを！

| 事例 23 | 国試問題の正解と現場で求められる正解 | 266 |

● 付録

この薬が処方されたら，この視点はもっておこう！	272
リチウムとの相互作用が添付文書に記載されている薬剤	294
C 型慢性肝炎治療薬（内服薬）	316
重篤な腎障害時の禁忌薬	320
過活動膀胱治療薬，神経因性膀胱治療薬，腹圧性尿失禁治療薬	332
経口糖尿病治療薬一覧	336

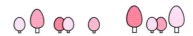

事例 01～04
処方意図を確認！

事例 05～09
併用の可否・相互作用の可能性を確認！

事例 10～12
副作用の可能性と対策を確認！

事例 13～17
患者に寄り添う服薬支援を！

事例 18～20
生活指導で患者QOLを維持・向上！

事例 21, 22
在宅で適切な患者対応を実践！

事例 23
これからの薬剤師に求められるスキルを！

事例 **01** 片頭痛治療薬が
3種類の異なる剤形で処方

処方内容

イミグラン錠50mg	1錠
頭痛時　8回分	
イミグラン点鼻液20	
1日1回両鼻	2個
イミグランキット皮下注3mg	
1日1回　2キット	

〈併用薬（同時に）〉

オルメテック錠10mg	1錠
1日1回　朝食後	
トリプタノール10mg	1錠
1日1回　夕食後	
エペリゾン塩酸塩錠50mg	1錠
1日1回　就寝前	

患者情報

- 34歳，女性
- 最初に来局した際はイミグラン錠のみの処方。
- アマージ錠，マクサルトRPD錠の処方歴もあり。
- 先月，イミグラン点鼻が初処方。
- 片頭痛は1カ月に10日程度。

ある日，**薬局店頭**で…

 今日はイミグランが飲み薬，点鼻薬，自己注射の3種類処方されていますが，今までの薬の効きが悪くなっていますか？

 最近，片頭痛の回数も多いし，効果が違うかもしれないから使ってみたら，って先生が…。

 確かに効果の出る早さや副作用の出方なども違いますから，使い分けるといいかもしれませんね。

 飲み薬は効くまでに少し時間がかかるし，何となく体がだるくなる気がします。点鼻薬は早く効くし，だるくはならないんですが，持ち歩くときにかさばるのが…。

さあ，このケースで，あなたなら **どうする？？**

現場の Question

同じ成分の3製剤を，どう使い分ける？

考え方のPoint

同じイミグラン製剤で3つの剤形が処方されているため，それぞれの製剤にどのような特徴があるのか，また，患者の片頭痛のパターンや生活リズムによって，どの製剤が適しているか助言できるようにする。また，併用薬の意義について考える。

●イミグランの生物学的動態（図1）

①錠剤

空腹時に単回経口投与した場合，血漿中スマトリプタン濃度推移は2峰性を示した。スマトリプタンは速やかに吸収され，1番目のピークは投与後1.5時

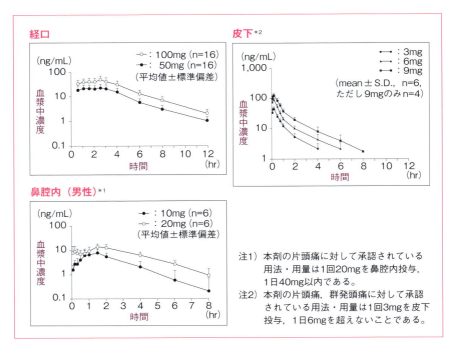

注1）本剤の片頭痛に対して承認されている用法・用量は1回20mgを鼻腔内投与，1日40mg以内である。
注2）本剤の片頭痛，群発頭痛に対して承認されている用法・用量は1回3mgを皮下投与，1日6mgを超えないことである。

図1 健康成人における単回投与時の血漿中濃度

間までに認められ，2番目のピークは投与後2〜3時間の間に認められた。消失半減期は約2時間であった。

②点鼻薬

単回鼻腔内投与したときの血漿中スマトリプタン濃度の推移は，鼻腔内投与後速やかに吸収され，投与10分後に鼻腔粘膜からの吸収による最初のピークを認め，1.5時間後には嚥下により消化管から吸収された第2のピークを認めた。消失半減期は約2時間であった。

③皮下注キット

単回皮下投与したときの血漿中スマトリプタン濃度の推移は，皮下投与後約0.2時間で最高血漿中濃度に達し，半減期1.5〜2.0時間で消失した。

● 各製剤の使い分けと追加投与時の注意

①錠剤

スタンダードな剤形で，悪心・嘔吐を伴う場合は服用できないことがある。

錠剤の投与後に注射剤あるいは点鼻薬を追加投与する場合は，少なくとも2時間以上空ける。

②点鼻薬

投与15分で効果が発現する。悪心・嘔吐を伴う場合でも使用できる。

点鼻薬を投与後に注射剤あるいは錠剤を追加投与する場合には，少なくとも2時間以上空ける。

③キット皮下注

投与後10分で頭痛の改善がみられるなど効果発現は早いが，自己注射しなければならず，また，操作が煩雑である。

注射剤を投与後に錠剤あるいは点鼻薬を追加投与する場合には，少なくとも1時間以上空ける。

○ こんなときは──

提案1 適応外の可能性も考慮し処方内容を検討

片頭痛の予防薬として，β遮断薬のプロプラノロール，Ca拮抗薬のロメリジン塩酸塩，抗てんかん薬のバルプロ酸ナトリウムなどの保険適用が認められている。

アミトリプチリンも頭痛予防で使用されているが，添付文書にその適応は記載されておらず，いわゆる「55年通知」〔「保険診療における医薬品の取扱いについて（昭和55年9月3日付保発第51号厚生省保険局長通知）」（社会保険診療報酬支払基金理事長あて）〕により，薬理作用に基づく適応外使用が認められている（図2）。また，アミトリプチリンの効果について「慢性頭痛の診療ガイドライン2013」（日本神経学会，日本頭痛学会）では，「片頭痛に関係の深いセロトニンの代謝を改善することにより片頭痛の予防に有用であり，とくに緊張型頭痛を合併している片頭痛に高い有効率を示す」とされている。

　ARBやACE阻害薬に関しても，保険上の適応は認められていないが，片頭痛の予防効果が知られており，高血圧を伴う頭痛では，保険適用はないが頭痛予防薬としての効果を期待して使用されることもある。

　今回の頭痛予防薬，片頭痛治療薬の処方は，何とか患者を片頭痛から解放し

２７５　アミトリプチリン塩酸塩②（神経２４）

《平成２４年９月２４日新規》
《平成２６年９月２２日更新》

○　標榜薬効（薬効コード）
　　精神神経用剤（１１７）

○　成分名
　　アミトリプチリン塩酸塩【内服薬】

○　主な製品名
　　トリプタノール錠、ノーマルン錠、アミプリン錠

○　承認されている効能・効果
　　精神科領域におけるうつ病・うつ状態、夜尿症

○　薬理作用
　　抗うつ作用（ノルアドレナリン及びセロトニン再取り込み抑制作用）

○　使用例
　　原則として、「アミトリプチリン塩酸塩【内服薬】」を「片頭痛」、「緊張型頭痛」に対して処方した場合、当該使用事例を審査上認める。

○　使用例において審査上認める根拠
　　薬理作用が同様と推定される。

○　その他参考資料等
　　慢性頭痛治療ガイドライン2002（日本神経学会）

図2　アミトリプチリン塩酸塩の審査情報提供事例

たいとの医師の思いが込められた処方のように思われる。片頭痛予防薬は，効果が期待できない場合は漫然と使用せずに，頭痛の回数の減少がみられるかを確認し，その効果から処方内容を検討する必要がある。

提案2 頭痛日誌の活用を勧める

片頭痛の誘発因子や合併する症状として，肩こりや緊張型頭痛への対処が必要となる。日常生活における頭痛の誘因を知ることが片頭痛の改善につながるため，頭痛日誌をつけて誘因を把握するよう勧めるほか，その解消のための日常生活上の指導も求められる。

たとえば，こんな 服薬指導

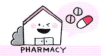

 3種類の薬で効き目が出る早さは違うんですか？

 錠剤より点鼻薬のほうが効果は早く出るのですが，注射剤はさらに早いと思います。ただ，どの薬も頭痛発作が起きたら早いうちに使用するのが大切ですから，少し頭を振って痛いと感じたら使用したほうがいいですよ。

 薬が効かなかったら，続けて使用していいんですか？

 注射剤を使った後に錠剤や点鼻薬を使用する場合は1時間以上空けてください。それから，錠剤や点鼻薬を使用した後に注射剤を使う場合は，2時間以上空けるようにしてください。

 錠剤だと何となく体がだるくなったり，眠気が出たりするのですが，ほかの薬でも同じですか？

 飲み薬は，ほかよりも眠気やめまいが多く出るという報告もありますから，点鼻薬や注射剤では少ないかもしれませんよ。
何が頭痛を引き起こすきっかけになっているのかを知ることが大切ですから，もし面倒でなかったら，頭痛日誌をしばらくの間だけでもつけてみませんか？　それから，肩がこらないようにストレッチをしたり，肩を挙げてストンと落とす体操などもお勧めですよ。

> 押さえておこう

添付文書に記載のない作用が保険給付の対象となることも

店頭で便利なツール

片頭痛について知っておきたい15項目

①両側性の痛みの片頭痛もある（診断基準参照）
②片頭痛の半数は拍動性ではなく，締め付けられるような痛み
③日常生活に支障を来すのが片頭痛
④筋緊張型頭痛を併発することが多い
⑤肩がこらないように日常生活に気をつける
⑥頭痛日誌をつけて頭痛を誘発する要因を知り，それを避けることが重要
⑦月経，排卵日などエストロゲンの変化が頭痛に関係する。基礎体温を測定し，そのリズムと頭痛の関係も探る
⑧マグネシウムなどのミネラルや，ビタミンB群などの栄養素がきちんと摂取できているか確認する
⑨ストレッチやラジオ体操などを行う
⑩生活リズムを整える
⑪片頭痛の痛みがいつもより強いと感じたら即受診（片頭痛がうまくコントロールされていない人の場合，くも膜下出血を起こす確率が高い）
⑫治療はトリプタン系薬剤1種類で効果がないときはほかのトリプタン系を試す
⑬頭痛の回数が多いときは頭痛予防薬を使用
⑭片頭痛の場合は消化管運動も抑制され，内服薬の吸収が悪いこともある
⑮片頭痛の誘因としてストレスが関与する

国際頭痛学会による片頭痛診断基準

1.1 前兆のない片頭痛
A. B〜Dを満たす頭痛発作が5回以上ある
B. 頭痛の持続時間は4〜72時間（未治療もしくは治療が無効の場合）
C. 頭痛は以下の特徴の少なくとも2項目を満たす
  1. 片側性　2. 拍動性　3. 中等度〜重度の頭痛
  4. 日常的な動作（歩行や階段昇降などの）により頭痛が増悪する，あるいは頭痛のために日常的な動作を避ける
D. 頭痛発作中に少なくとも以下の1項目を満たす
  1. 悪心または嘔吐（あるいはその両方）　2. 光過敏および音過敏
E. その他の疾患によらない

※片頭痛が片側性で拍動性であるものと思われ誤診されていることも多く注意が必要である。

1.2 前兆のある片頭痛
A. Bを満たす頭痛が2回以上ある
B. 片頭痛の前兆がサブフォーム1.2.1〜1.2.6のいずれかの診断基準項目およびCを満たす

  #### 1.2.1 典型的前兆に片頭痛を伴うもの
  A. B〜Dを満たす頭痛発作が2回以上ある
  B. 少なくとも以下の1項目を満たす前兆があるが，運動麻痺（脱力）は伴わない
    1. 陽性徴候（例えばきらきらした光・点・線）および・または陰性徴候（視覚消失）を含む完全可逆性の視覚症状
    2. 陽性徴候（チクチク感）および・または陰性徴候（感覚鈍麻）を含む完全可逆性の感覚症状
    3. 完全可逆性の失語性言語障害
  C. 少なくとも以下の2項目を満たす
    1. 同名性の視覚症状または片側性の感覚症状（あるいはその両方）
    2. 少なくとも1つの前兆は5分以上かけて徐々に進展するか・または異なる複数の前兆が引き続き5分以上かけて進展する
    3. それぞれの前兆の持続時間は5分以上60分以内
  D. 1.1「前兆のない片頭痛」の診断基準B〜Dを満たす頭痛が，前兆の出現中もしくは前兆後60分以内に生じる
  E. その他の疾患によらない

  #### 1.2.2 典型的前兆に非片頭痛様の頭痛を伴うもの
  下記を除き1.2.1と同じ
  D. 1.1「前兆のない片頭痛」のB〜Dを満たさない頭痛が，前兆の出現中もしくは前兆後60分以内に生じる
C. その他の疾患によらない

  1.2.3〜1.2.6の診断基準については省略

〔国際頭痛分類第2版（ICHD-Ⅱ）：日本頭痛学会（新国際分類普及委員会）・厚生労働科学研究（慢性頭痛の診療ガイドラインに関する研究班）共訳より〕

解説　イミグランの副作用

　重大な副作用は以下の3つである。
・アナフィラキシーショック，アナフィラキシー
・不整脈，狭心症あるいは心筋梗塞を含む虚血性心疾患様症状
・てんかん様発作

　その他の副作用としては，蕁麻疹，発疹などの皮膚症状，呼吸困難，動悸，頻脈，低血圧，一過性の血圧上昇，徐脈，レイノー現象，虚血性大腸炎，悪心，嘔吐，一過性の視力低下，暗点，ちらつき，複視，眼振，視野狭窄，眠気，めまい，感覚障害（錯感覚，しびれなどの感覚鈍麻など），振戦，ジストニア，肝機能障害，痛み，倦怠感，圧迫感，熱感，脱力感，重感，ひっ迫感，潮紅，冷感が挙げられる。

　剤形別でみると，錠剤では動悸，眠気，めまい，感覚障害（錯感覚，しびれなどの感覚鈍麻など），痛み，倦怠感，圧迫感が他の剤形に比較して多く発現している。

　また，点鼻薬で特徴的な副作用としては，鼻炎（鼻汁，鼻閉，くしゃみなど），刺激感（痛み，異和感など），灼熱感，鼻出血，苦味が挙げられる。

　一方，皮下注キットでは特徴的な副作用として，注射部位の痛み，腫脹，灼熱感，紅斑，挫傷，出血がみられる。

事例02 不眠を訴えるパーキンソン病患者の処方変更

処方内容

処方せん①

```
メネシット配合錠100        6.5錠
    1日5回
    起床時0.5錠  朝2錠（食後）
    昼1.5錠（食後）  15時0.5錠
    夕2錠（食後）
コムタン錠100mg           3錠
    1日3回  朝昼夕  食後
ドプスOD錠100mg           3錠
    1日3回  朝昼夕  食後
エフピーOD錠2.5mg          1錠
    1日1回  朝食後
                        30日分
```

→

処方せん②

```
メネシット配合錠100        6.5錠
    1日6回
    起床時0.5錠  朝2錠（食後）
    昼1.5錠（食後）  15時0.5錠
    夕1錠（食後）  午後10時1錠
コムタン錠100mg           3錠
    1日3回  朝昼夕  食後
ドプスOD錠100mg           3錠
    1日3回  朝昼夕  食後
エフピーOD錠2.5mg          1錠
    1日1回  朝食後
                        30日分
```

患者情報

- 80歳，女性。パーキンソン病。「寝つきは良いが，夜間に何度も起きることがある」ため，メネシット配合錠を夕方2錠服用（夕食後寝てしまうことが多い）の処方せん①から処方せん②に変更になった。

ある日，薬局店頭で…

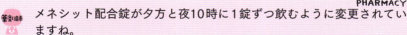
薬剤師：メネシット配合錠が夕方と夜10時に1錠ずつ飲むように変更されていますね。

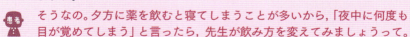
患者：そうなの。夕方に薬を飲むと寝てしまうことが多いから，「夜中に何度も目が覚めてしまう」と言ったら，先生が飲み方を変えてみましょうって。

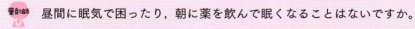
薬剤師：昼間に眠気で困ったり，朝に薬を飲んで眠くなることはないですか。

患者：夜中は，目が覚めてウトウトして，また目が覚めて…を繰り返すけど，昼間の眠気に困ることはないわね。ただ，夜は早くから眠くなるの。

さあ，このケースで，あなたならどうする？

現場の Question

:: 夜間不眠を引き起こしている原因は？

考え方のPoint

● ドパミン作動性神経と睡眠

　ドパミンと睡眠の関係は単純ではない。パーキンソン病治療に使用されるレボドパ製剤やドパミン受容体刺激薬については，不眠と傾眠の両方の副作用が報告されている。

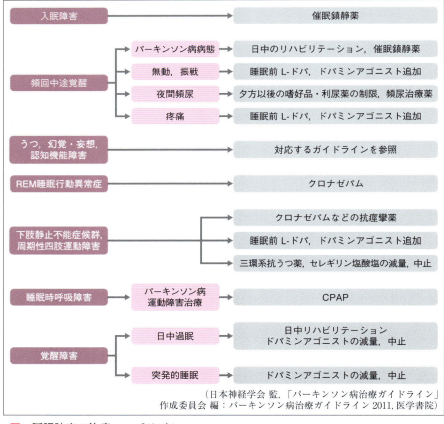

（日本神経学会 監，「パーキンソン病治療ガイドライン」作成委員会 編：パーキンソン病治療ガイドライン 2011, 医学書院）

図　睡眠障害の治療アルゴリズム

中枢のドパミン作動性神経には，中脳辺縁系，中脳皮質系，黒質線条体系，漏斗下垂体系の4系統があり，統合失調症の陽性症状（幻覚や妄想など）には中脳辺縁系のドパミン過剰が，陰性症状（自発性欠如や感情鈍麻など）には中脳皮質系のドパミン低下が関与する。

　ドパミン作動性神経に作用する抗パーキンソン病薬は，中脳辺縁系のドパミンD_2受容体に作用することで幻覚などの症状を引き起こし，不眠をもたらす可能性がある。一方で，抗パーキンソン病薬により，前兆なく発作的に突然眠り込んでしまう突発性睡眠・傾眠の副作用がみられ，自動車事故につながった例も報告されている。突発性睡眠の発症機序は不明だが，ドパミンD_2，D_3受容体の関与が推測されており，D_3受容体に対する親和性の高いプラミペキソールやロピニロールでは特に発現しやすいことが指摘されている。

● パーキンソン病と睡眠障害

　パーキンソン病患者では，昼間の過眠や夜間の不眠などの睡眠障害が高率でみられることが知られている。中途覚醒については，①運動障害により寝返りがうまくできないための不快感，②むずむず脚症候群，③オフ期のジストニアの痛み，④夜間のトイレ，⑤発汗発作——など，さまざまな原因が考えられる。また，これらは夜間の排泄や寝返りなどで介助を必要とすることも多いため，介護者の睡眠不足にも影響し，深刻な問題となり得る。患者だけでなく介護者も含めた対応が望まれる。

○ こんなときは——

提案 不眠の具体的な原因を確認

　パーキンソン病患者から不眠や中途覚醒などの症状を訴えられたときには，睡眠薬の安易な処方がせん妄などの有害事象につながる可能性もあるため，慎重に対応する必要がある。不眠の原因としてパーキンソン病の運動症状が考えられる場合には，睡眠前に抗パーキンソン病薬を飲むなどの対応を検討する（図）。パーキンソン病患者の睡眠について薬局で確認したいポイントを表にあげる。

- 昼間眠っていないか（日中の過度の睡眠にはカフェインなどを試してもよい）
- レム睡眠行動異常症の可能性はないか（悪夢や寝言が多くないか確認）
- 睡眠時無呼吸症の可能性はないか
- トイレに起きようとすることが睡眠に影響していないか
- 寝返りができないための不快感から覚醒していないか
- せん妄など精神症状が出現していないか
- うつ症状の可能性はないか（食事をおいしく食べられているか，楽しく過ごせているか，など）
- むずむず脚症候群ではないか

表　パーキンソン病患者の不眠の原因を追求するための確認事項

たとえば，こんな 服薬指導

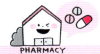

 夜中に目が覚める理由は何か思いあたることがありますか。

 なんだか身体がうまく動かないのよ。それで目が覚めるけど，つらいのよね。

 脚がむずむずしたり疼いたりして目が覚めることはありませんか。

 それはないわね。

 今回，薬の飲み方が変更されたのは，夜中に薬を効かせて寝返りがスムーズに打てるようにということだと思います。夜に服用して2〜3日様子をみて，それでも途中で目が覚めるようならご連絡ください。先生に相談してみます。

> 押さえておこう

パーキンソン病患者の不眠の原因はさまざま

むずむず脚症候群と周期性四肢運動

　むずむず脚症候群（レストレスレッグス症候群）は，安静時に脚を中心に「むずむずする」ような不快な感覚が起こり，運動によってその不快感が消失する。不快な感覚が皮膚の表面ではなく，筋肉や骨などの深部に感じられることが特徴で，「むずむず感」以外にも「虫が這っている」，「電気が流れる」，「炭酸が泡立つ」，「チリチリする」，「引きつる，疼く」，「ほてる」など，さまざまな言葉で表現される。

　むずむず脚症候群の不快な感覚は，脚をさする・叩く，寝返りを打つ，足踏みをする，歩き回るなどの運動により即座に消失するが，運動をやめるとまた症状が現れる。そのため，不快な感覚が一度発現すると，我慢できずに運動を絶えず繰り返す状態が続く。症状には日内変動があり，夕方から夜間にかけて最もひどくなる。入眠時の症状発現により，なかなか寝つくことができず，入眠障害が引き起こされる。

　さらに，むずむず脚症候群の80〜85％では睡眠時周期性四肢運動の合併がみられ，睡眠障害の要因となる。周期性四肢運動は，脚の関節（膝，足首，股）を曲げたり，足の指を背面に曲げたり扇形に開いたりという運動が周期的に起こる。運動の持続時間は0.5〜5秒と短く，出現間隔は4〜90秒程度（20〜40秒が多い）である。運動は浅いノンレム睡眠の時期，すなわち夜間前期から中期にかけて起こりやすく，熟眠を阻害し，睡眠の質の低下や中途覚醒を引き起こす。

　むずむず脚症候群の発症機序は明らかではないが，ドパミン機能障害や，鉄代謝の異常などの関与が考えられている。鉄は体内のドパミン産生に関与するチロシン水酸化酵素の活性化に必須であることから，鉄代謝の異常によりドパミン産生低下やドパミン機能障害が起こる可能性も推測されている。

　パーキンソン病患者の約12％にむずむず脚症候群がみられるとされ，やっと眠れたのに不快感で目が覚めてしまい熟睡できないなど，睡眠に影響が出る。

解説　レム睡眠行動異常症

　睡眠はレム（Rapid Eye Movement：REM）睡眠とノンレム（Non-Rapid Eye Movement：Non-REM）睡眠からなる。レム睡眠のときは筋肉が弛緩し、体が動かない状態になる一方，脳は活発に働き，脳内の情報が整理されている。ノンレム睡眠は脳の休息であり，その深さによって4段階に分けられている。レム睡眠は身体の睡眠，ノンレム睡眠は脳の睡眠ともいわれる。一般的な睡眠では，入眠時にまずノンレム睡眠が現れ，続いてレム睡眠になるというサイクルが繰り返される。レム睡眠は約90分ごとに10～30分間続く。

　われわれはレム睡眠のときに夢をみているが，前述の通り，レム期には筋肉が弛緩し，運動指令が遮断されている。この遮断が行われていないと，夢の中での動きが行動として現れてしまうことになる。これが悪夢や寝言，睡眠中の異常行動となって現れるのがレム睡眠行動異常症（REM sleep behavior disorder：RBD）である。レム睡眠行動異常症はパーキンソン病患者の15～50％に合併し，時にけがをするような行動につながることがあるため，注意が必要である。

　反対に，寝入りばなで脳が目覚めているときに運動指令が遮断されてしまうと，意識はしっかりしているのに体の自由がきかなくなる。これが金縛りで，金縛り状態になったら目を意識的に動かすとよいといわれている。

解説　せん妄

　せん妄とは，軽度～中等度の意識障害に，幻覚，錯覚，見当識障害，不穏，睡眠リズム障害などの症状がみられる状態で，覚醒系神経の低下や中脳辺縁系の過剰興奮などが関与すると推測されている。症状は突然発現し，日内変動があり，特に夕方～夜間にかけて増悪することが多い。また，脱水状態でも発症しやすく注意が必要である。

　せん妄に対しては抗精神病薬が第1選択薬となる。睡眠薬はせん妄の副作用があり，症状を悪化させてしまう可能性もある。したがって，せん妄があるときには睡眠薬の使用は避けるべきであり，せん妄に不眠を伴うときには睡眠薬との安易な併用を避けなければならない。パーキンソン病の場合に限らず，不眠の訴えに対してはその原因を可能な限り探り，適切な対応を心がけるべきである。

・せん妄の原因となり得る薬剤

　せん妄を引き起こす薬剤としては，抗コリン作用をもつ薬剤，抗パーキンソン病

薬，副腎皮質ステロイド薬，オピオイド製剤，H_2受容体拮抗薬などがよく知られており，高齢者に対してはH_2受容体拮抗薬の使用が避けられる傾向がある。

　特に抗コリン作用をもつ薬剤は，覚醒系神経の抑制や，注意力・記憶力などの低下，認知症様の症状を引き起こす作用があり，せん妄を引き起こす可能性が高い。抗コリン作用を有する点眼剤でもせん妄の報告があるため，注意が必要である。

　また，身体依存性のあるベンゾジアゼピン系薬剤などでは，離脱症状としてせん妄が現れることがあるため，患者の自己判断による急激な中断に注意を払う。せん妄は薬剤の服用中止後，比較的短期間で発現する。薬剤性せん妄の発現リスクは用量の増加に伴い上昇し，ジギタリス製剤やリチウム，テオフィリンなどによるせん妄は中毒症状の一部とみなされる。筆者は，リチウム使用中の患者がNSAIDsを併用したところ，腎機能低下によりリチウムが過量となりせん妄を引き起こした例を経験している（➡51頁，事例5「市販の痛み止めが原因でリチウム中毒に」）。

事例 03 前立腺がん患者の処方薬増加への不安

処方内容

```
ザイティガ錠250mg                          2錠
    1日1回空腹時   14日分
プレドニゾロン錠5mg                         2錠
ワンアルファ錠0.5μg                         1錠
    1日1回朝食後   14日分
ノルバスク錠5mg                             1錠
ミカルディス錠20mg                          1錠
チラーヂンS錠50μg                           1錠
アマリール1mg錠                             1錠
トラゼンタ錠5mg                             1錠
    1日1回朝食後   14日分
タケプロンOD錠15                            1錠
    1日1回夕食後   14日分
```

患者情報

- 75歳，男性。前立腺がん。

- 前回まで約2年間服用していた「イクスタンジカプセル40mg 4C 1日1回朝食後」が中止となり，今回，ザイティガ錠を服用することになった。

薬歴の記録より

- イクスタンジをきちんと服用していたが，PSA値（ng/mL）がここ数カ月で4.7→5.5→8.6→11.3と上昇してきた。

- 先月のHbA1c値（％）は9.0。血圧は150/90くらい。血糖値と血圧を1日2回（朝・夕）測定し記録している。

- 数カ月前に肝機能が低下したが，「ウルソ錠100mg 3錠 1日3回毎食後」を1カ月服用したところ，肝機能の数値は回復した。この肝機能低下の原因は今のところ不明と医師から説明があった。

- 最近，日中はほぼ寝たきり状態になっている。起床は6～7時ごろ，食事は1日2回で，朝食が10時ごろ，夕食が6時ごろ。就寝は10時ごろだが最近はなかなか眠れない様子。

ある日，薬局店頭で…

病院で「これまでの薬が効きにくくなってきたので，薬を変更してみますか？　それとも年齢的なこともあるので，しばらく薬をやめて様子をみますか？」と言われました。

主人は新しい薬を希望していますし，私も主人が少しでも良くなるならと思い，新しい薬を試すことにしました。とりあえず3カ月間飲んで様子をみることになって，3カ月くらいは血液検査を2週間ごとにしていくと言われました。

ただ，新しい薬を効果的に使うには，ほかに2種類の薬を一緒に飲まなくてはいけないようなのです。薬の数をできるだけ減らしたいと思っているのに…。プレドニゾロンはステロイドですよね？　血糖値が上がったりしますよね？　血糖値や血圧が高いので，少し心配です。

そうですね。ザイティガ錠は作用や効果の面で注意点がいくつかありますし，プレドニゾロンも一緒に飲まなければなりません。プレドニゾロンを飲むときの注意点もありますね。

さあ，このケースで，あなたなら **どうする？？**

現場の Question

:: プレドニゾロンの併用はなぜ必要か？

○ 考え方のPoint

●鉱質コルチコイド濃度上昇による症状を予防

　ザイティガのCYP17阻害作用により，糖質コルチコイドであるコルチゾールの合成が減少すると，フィードバック作用が働き視床下部-下垂体-副腎系の亢進が起こり，副腎皮質刺激ホルモン（ACTH）濃度が上昇する。これにより鉱質コルチコイド作用をもつステロイドの濃度が上昇し，高血圧，低カリウム血症，体液貯留などの症状が現れる可能性がある。これらの症状を予防，緩和するためにプレドニゾロンの併用が必要となる。

　ザイティガの2つの国内第Ⅱ相試験では，プレドニゾロン1回5mg 1日2回との併用で投与が開始され，また，国内第Ⅱ相試験と海外第Ⅲ相試験のいずれにおいても，プレドニゾロン5mg 1日2回の併用投与において本剤の有効性，安全性を確認したことから，プレドニゾロンの投与量は設定された。したがって，本剤の承認時は，1日2回（1回量5mg）以外の投与方法や，他のステロイド併用については情報が限られ，安全性は確立されていない。

　しかし，海外の第Ⅱ相試験において，化学療法未経験の去勢抵抗性前立腺がん患者を対象に，プレドニゾロン（5mg，1日2回），デキサメタゾン（0.5mg，1日1回）連続投与，デキサメタゾン（8mg，1日2回，第1～3日，3週ごと）間欠投与の各群で有効性と安全性を比較した結果，デキサメタゾンの有効性がプレドニゾロンよりも高いとの報告もみられるようになった。また，生理的なステロイドの分泌量は通常，ヒドロコルチゾン20mg（10～30mg）程度であり，これはプレドニゾロン5mg（2.5～7.5mg）に相当するため，本剤の副作用を経過観察しながら，プレドニゾロン5mg/日も使用できるのではないかとの考えもある。

　一般に，ステロイドの投与量は病勢や臓器障害の範囲・程度などにより判断されるため，本剤投与時においても患者の状態に応じてプレドニゾロンの増減を考慮する必要がある。

●プレドニゾロンの服用方法

　ザイティガとの併用時は1日2回服用となっているが，血中コルチゾールの

生理的リズム（朝が高く，夕方が低い）に合わせて朝1回服用や，朝・昼服用かつ朝多めの服用を検討したり，あるいは，不眠の原因になり得る夕方や寝る前の服用は避けるなど，ザイティガの効果や有効性，副作用の発現状況などを経過観察しながら，服用方法を検討する必要があるかもしれない。

こんなときは──

提案1 医師の処方意図を確認

　患者の少しの変化も見逃さないように，本人や家族の協力のもと，医師と密に連絡を取りながら効果や副作用をきちんと経過観察していく必要がある。この患者の妻はプレドニゾロンによる血糖値上昇への不安を訴えていることなどから，理解力が高く，専門的な説明も受け入れられると考えられる。そこで，今回の用法・用量をさまざまな観点から考察し，主治医に処方意図を確認してみる。今回の処方意図については，医師から以下の回答を得た。

- 投与前の肝機能検査ではALT値，AST値，ビリルビン値は正常範囲内だったが，数カ月前に肝機能が一時的に低下した経緯があるので，このことを考慮し，あえて初回1,000mgではなく500mgからの服用とした。
- CYP3A4誘導薬剤のイクスタンジからの切り替えにおいて，CYP3A4の基質となる本剤を500mgから開始することで治療効果に影響を及ぼすとの指摘だが，ベネフィットとリスクを注意深く観察しながら，本剤の効果判定をしていくつもりである。とりあえず3カ月間はきちんと服用するよう患者には伝えてほしい。
- プレドニゾロン5mgの1日2回併用投与は本剤の有効性・安全性を確認したことから設定されていることと，今のところ情報が限られており，この投与方法以外の安全性が確立されていないことは承知している。患者は，ここ数カ月眠れないと訴えており，少し興奮気味になることがあるため，夜服用はあえて避け，1日量として10mg服用することを優先した結果，1日1回10mg朝食後服用とした。
- 本剤の空腹時服用については，きちんと服用を継続できる時間帯を患者，家族と相談してほしい。

薬剤師は処方意図を念頭において服薬指導を行い，経過観察を続けることが重要である。

提案2　プレドニゾロンとワンアルファの併用の必要性を説明

患者の妻は，服用薬剤数が増えたこととステロイド剤を服用することへの不安を訴えている。したがって，それらの必要性を丁寧に説明し，納得して服用してもらうようにする。

提案3　副作用の早期発見のための対策を指導

ザイティガの服用を有効かつ安全に継続してもらうため，定期的な血圧測定や体重測定などを行ってもらい，状態の変化に十分注意するように伝える。ザイティガの作用増強により，低カリウム血症や，それに伴う無力症，悪心・嘔吐などの症状が発現することがある。医師の指示通り，定期的に受診し，血液検査を受けることも重要である。

> 押さえておこう

薬の併用を納得してもらう説明を

たとえば，こんな 服薬指導

飲む薬の数が増えるのは心配ですよね。ただ，数が増える理由を知って飲んでいただくことが大切ですから，先生からも説明があったと思いますが，あらためて説明させてください。

ザイティガを飲むと，鉱質コルチコイドというステロイドの濃度が上昇して，高血圧や低カリウム血症，体液貯留などの症状が出る可能性があるといわれています。それらを予防したり緩和するために，プレドニゾロンを飲む必要があります。

ただ，プレドニゾロンを飲み続けると骨への影響がみられ，骨粗鬆

症や骨折が起こりやすくなるといわれています。それを予防するためにワンアルファを飲みます。

新しい薬のほかに2種類の薬を飲まなければいけないことはわかりました。実は，先生からは最初に「1週間に1回，朝起きた時に飲む骨の薬があるので，それを飲みましょう」と言われたんです。でも，その薬は飲んだら少なくとも30分経ってから食事をして，食事が終わるまで横になってはいけないといわれたので…。

主人は，たとえ1週間に1回でも30分以上続けて体を起こしているのは難しいので，その薬はやめてもらいました。最近はほとんど横になった状態で，薬を飲んだり食事をしているんです。

起床は6〜7時ごろ，食事は1日2回で朝食が10時ごろ，夕食が6時ごろで，就寝は10時ごろということでしたが，最近も変わりはありませんか？

ザイティガは食事の影響を受けるので，食後に飲むと吸収が高まり，作用が強く出過ぎます。そうすると副作用が出る可能性があるので，この薬は空腹時に飲んでください。食事をして2時間以上経ってから飲むようにして，薬を飲んだら次の食事は1時間以上経ってからにしてください。

薬の作用と食事の影響，ご主人の生活スタイルから考えると，起床時か就寝前の服用をお勧めしますが，飲み忘れがなさそうなほうで結構です。

では，朝起きて6〜7時くらいに飲むようにします。

プレドニゾロンを飲んだら血圧の上昇や低カリウム血症，むくみなどが必ずしも出ないというわけではありません。血圧や血糖値の測定はこれからも続けてくださいね。できれば体重も測定してください。

横になることが多いようなので，顔や足にむくみが出ていないか，脈が規則正しいかをみられるとよいかもしれません。それから，食事の量が減っていないかなども確認してください。血圧の薬を飲ん

でも血圧が下がらないときや，急に体重が増えたときは連絡してくださいね。

 わかりました。

 服薬状況や体調の変化などを記録するサポートツールもありますのでお使いください。どんなことでも気になることがありましたら，ご連絡ください。

それから，3カ月間は血液検査をするとのことでしたが，体調変化などで受診できない場合は早めにご相談ください。自宅に往診していただくこともできますので。

 先生からも，今後のことについて考えるように言われてきました。

店頭で便利なツール

注意喚起シール

注意！
CYP3A4

下記の薬剤の棚に貼る
例：リファンピシン，リファブチン，フェニトイン，カルバマゼピン

CYP誘導が関与する主な併用禁忌薬剤

CYP誘導薬剤	CYP誘導の影響を受ける薬剤	機　序
リファンピシン	循環器官用薬：タダラフィル，マシテンタン	リファンピシンのCYP3A4誘導作用により，併用薬剤の代謝が促進し，作用が減弱する可能性（バニプレビル，グラゾプレビルではリファンピシンのCYP3A4誘導作用と有機アニオントランスポーター阻害が，ソホスブビルではリファンピシンのP糖蛋白質誘導作用によると考えられている）。
	血液・体液用薬：チカグレロル	
	抗真菌薬：ボリコナゾール	
	抗ウイルス薬：HIV感染症治療薬（インジナビル，サキナビル，ネルフィナビル，ホスアンプレナビル，アタザナビル，リルピビリン，エルビテグラビルまたはコビシスタット含有製剤）	
	抗ウイルス薬：テラプレビル，シメプレビル，ダクラタスビル，アスナプレビル，バニプレビル，オムビタスビル・パリタプレビル，エルバスビル，グラゾプレビル，（ソホスブビル，レジパスビル・ソホスブビル）	
	駆虫薬：プラジカンテル	
リファブチン	ボリコナゾール	リファブチンの肝代謝酵素（CYP3A4など）誘導作用により，ボリコナゾールの代謝が促進し，血中濃度を低下させる。また，ボリコナゾールがリファブチンの肝代謝酵素（CYP3A4）を阻害し，リファブチンの血中濃度を上昇させる。
CYP3A4を強く誘導する薬剤		
バルビツール酸系薬，フェニトイン	タダラフィル（肺高血圧症を適応とする場合），リルピビリン，アスナプレビル，ダクラタスビル，バニプレビル，マシテンタン，（ソホスブビル）	肝薬物代謝酵素（CYP3A4）誘導により，併用薬剤の代謝が促進され，血中濃度が低下し，作用が減弱する可能性。
カルバマゼピン	タダラフィル，リルピビリン	
CYP3A4を誘導する薬剤		
リトナビル，リトナビル含有製剤，エファビレンツ	ボリコナゾール	
ネビラピン	経口避妊薬	機序は不明だが，ネビラピンが経口避妊薬の血中濃度を低下させることがある（併用により，エチニルエストラジオールのAUCが20％，C_{max}が6％それぞれ低下，また，ノルエチンドロンのAUCが19％，C_{max}が16％それぞれ低下したとの報告がある）。ネビラピンはCYP3Aを誘導し，また代謝される（自己誘導）とされている。

解説　ザイティガの作用と特徴

　ザイティガ錠（一般名：アビラテロン酢酸エステル錠）は，去勢抵抗性前立腺がん（CRPC：castration-resistant prostate cancer）を効能・効果として2014年9月に薬価収載された。本剤はCYP17（17α-ヒドロキシラーゼおよびC17,20-リアーゼ）の活性を不可逆的かつ選択的に阻害することで，精巣，副腎および前立腺がん細胞組織内におけるアンドロゲン合成を阻害し，CRPCに対して抗腫瘍効果を示すと考えられている。

　CYP17はプレグネノロンとプロゲステロンから，テストステロンの前駆体であるデヒドロエピアンドロステロン（DHEA）とアンドロステンジオンをそれぞれ産生する。本剤は，コレステロールからアンドロゲンへの合成経路のうちCYP17を選択的に阻害し，アンドロゲンであるアンドロステンジオンとテストステロンの合成を抑制する。LH-RH製剤によりテストステロンを減少させる内科的去勢（アンドロゲン除去療法，androgen deprivation therapy：ADT）をすでに行っている場合でも，本剤を追加することによって，血中および前立腺組織中のアンドロゲン濃度はさらに低下する。つまり，すでにADTを受けているCRPC患者の血中アンドロゲン濃度を下げることにより，その治療効果を示す。

　また，海外において化学療法（主にドセタキセル治療）の前または後の転移のあるCRPC（mCRPC）に対し，全生存期間や画像上の無増悪生存期間延長などの有効性が示された。これによりmCRPC患者の治療において，骨髄抑制など重篤な副作用が懸念される従来の化学療法に先立ち，ホルモン療法剤の使用を継続するという選択が可能となった。

解説　ザイティガの用法・用量

　ザイティガ錠は「プレドニゾロンとの併用において，通常，成人にはアビラテロン酢酸エステルとして1日1回1,000mgを空腹時に経口投与する」となっている。国内第Ⅱ相試験と海外第Ⅲ相試験の結果を踏まえ，有効性を示し忍容性・安全性に大きな問題がない1日1回1,000mgが用量とされた。

　国内第Ⅰ相試験（化学療法未治療のCRPC患者が対象）において，用量制限毒性は250mg群で1例（肝機能異常），500mg群で1例（肝機能異常），1,000mg（食後2時間以降）群で1例（高アミラーゼ血症）にみられ，1,000mg（食事の1時間以上前）群では認められなかった。また，投与8日目の血清中コルチコステロン濃度の平均値とベー

スラインからの変化量の平均値は，250 mg 群，500 mg 群に比べて1,000 mg 群で高く，ベースラインからの変化量の平均値は1,000 mg（食後2時間以降）群と1,000 mg（食事の1時間以上前）群で顕著な差は認められなかった。

初回投与量は1,000 mgとされているが，臨床検査値や患者の状態を観察し，肝機能障害などで減量の必要性が認められた場合には，状況に応じて段階的な減量を検討するよう求められている。

食事の影響に関しては以下のデータが示されている。

【データ1】
・投与対象：外国人健常人
・投与量：1,000 mg
・投与条件：①，②の食事30分後にそれぞれ単回投与
　①低脂肪食：総脂肪量2.5 g，総カロリー 298.7 kcal
　②高脂肪食：総脂肪量52.5 g，総カロリー 826.3 kcal
・結果：
　空腹時投与と比較して血漿中アビラテロンのC_{max}，AUCが以下の通り上昇
　①：C_{max} 7倍，AUC 5倍
　②：C_{max} 17倍，AUC 10倍

【データ2】
・投与対象：日本人および外国人健康成人
・投与量：1,000 mg
・投与条件＊：以下の4通りでそれぞれ単回投与。投与A，Bは空腹時投与，投与C，Dは食後投与
　［投与A］投与4時間後に食事摂取
　［投与B］投与1時間後および4時間後に食事摂取
　［投与C］食事2時間後に投与，さらに投与2時間後に食事摂取
　［投与D］食事2時間後に投与，さらに投与4時間後に食事摂取
・結果：投与Aと比較して，投与B～Dの血漿中アビラテロンのC_{max}，AUCが以下の通り上昇
　［投与B］C_{max} 2倍，AUC 1.6倍
　［投与C］C_{max} 12倍，AUC 7.5倍
　［投与D］C_{max} 10倍，AUC 7倍
＊：食事はいずれも中程度の脂肪量（12 g）の日本食（総カロリー 412 kcal）

これらのデータでは，バイオアベイラビリティに食事の摂取および食事の内容が強く影響することが示されている。すなわち，食事とともに服用すると高濃度で体内に維持され，全身曝露量が増加することで副作用が出現する可能性がある。そのため食前1時間～食後2時間の間の服用は避け，空腹時に経口投与する。1日1回の服用を確実に行えるよう，患者の生活スタイルを確認・考慮し，起床時や就寝前などの適切な空腹時を検討する必要がある。

 ザイティガの代謝・排泄

　ザイティガ錠は主に肝臓で硫酸抱合体に代謝され，糞中に排泄される。そのため，中等度の肝機能障害患者は血漿中濃度が上昇するおそれがあるため慎重投与であり，重度の肝機能障害患者は禁忌である。肝機能障害患者における薬物動態については，以下のような試験結果が示されている。

・投与対象：軽度および中等度の肝機能障害患者
・投与量：1,000mgを単回投与
・結果：肝機能正常被験者と比較して血漿中アビラテロンのC_{max}，AUC，$t_{1/2}$が以下の通りとなった
　［軽度肝機能障害］C_{max}0.84倍，AUC1.12倍，$t_{1/2}$4.6時間延長
　［中等度肝機能障害］C_{max}2.74倍，AUC 3.62倍，$t_{1/2}$5.5時間延長

　肝機能障害の副作用が報告されており，安全に投与を継続するため用量の調節が必要となる場合がある。投与中に肝機能検査値の上昇が認められた場合は休薬，減量，中止する目安が示されている。

 ザイティガの相互作用

　ザイティガ錠はCYP3A4の基質となるため，CYP3A4誘導薬剤の併用により本剤の代謝が促進し，血漿中濃度とともに有効性が低下する可能性がある。
　また，強いCYP3A4誘導作用をもつリファンピシンとの併用に関する試験では，健常成人にリファンピシンを6日間反復投与後，本剤1,000mgを単回投与したとき，アビラテロンのAUCが55％減少した。この結果からわかる通り，CYP誘導は効果

が発現するまでに数日から数週間を要し，投与中止後も誘導効果が持続する場合が多いため，注意が必要である。

　一般的に，CYP 誘導に起因する相互作用は，誘導作用をもつ薬剤（誘導薬剤）を常用している患者に対し，作用を受ける薬剤の投与を開始すると後者の代謝が促進して血中濃度が低下し，薬効が減弱すると考えられる。その場合の対応は，後者の投与量を増やすことが多いが，その後にCYP 誘導薬剤を中止すると，増加したCYP 量が徐々に正常レベルに戻り，これにより突然薬効が増強し，副作用などが現れて問題となることがある。したがって，増やした投与量を通常量に戻す場合は徐々に行う。

　このようにCYP 誘導薬剤とその基質となる薬剤の関係は，相互作用の発現だけでなく，薬剤の投与量や効果，副作用，薬剤の切り替え時への影響などと大きく関わる点に留意しなければならない。

　ザイティガ錠はCYP2D6活性に対して強い阻害作用をもつため，CYP2D6 で代謝される薬剤との併用により，CYP2D6 の基質となる薬剤の血中濃度が上昇する可能性がある。

 ザイティガの副作用とそのフォローアップ

　高血圧，低カリウム血症，体液貯留などの副作用発現が報告されているため，投与中は定期的に血圧測定，血液検査，体重測定などを行い，患者の状態を十分に観察する。

・低カリウム血症

　投与開始前には血清カリウム値などの電解質濃度を測定し，低カリウム血症が認められた場合には，血清カリウム値を補正した後（血清カリウム値3.5mEq/L 以上）に投与を開始する。また，低カリウム血症を引き起こす可能性のある心血管疾患（高血圧，うっ血性心不全，不整脈など），糖尿病などの合併症，既往歴，さらに利尿薬などの薬剤の使用にも注意する。

　服用中は，低カリウム血症によると思われる筋力低下や痙攣，全身倦怠感，激しい動悸などの症状が出ていないか，常に注意を払う。血清カリウム値2.5〜3.0mEq/L 以下では，筋力低下，テタニー，多飲・多尿がみられ，重症の場合には，呼吸筋や四肢麻痺・横紋筋融解，イレウスが出現する可能性がある。

・高血圧

　投与開始前や投与中は，定期的に血圧測定を行う。本剤による高血圧に対しては，

鉱質コルチコイド受容体アンタゴニストであるエプレレノンの投与なども考慮する。また，スピロノラクトンの併用時にPSAの上昇が認められた症例が報告されているため，注意する。スピロノラクトンはアンドロゲン受容体のアゴニストになり得るため，アンドロゲン受容体と結合しPSAを上昇させる可能性がある。

・体液貯留・浮腫

　急激な体重増加は，胸水や全身性浮腫などの体液貯留の可能性がある。呼吸困難や乾性咳嗽などは胸水を示唆する症状である場合がある。定期的に体重を測定し，むくみの有無を確認する必要がある。

・肝機能障害

　劇症肝炎が現れることがあり，また，AST，ALT，ビリルビンの上昇などを伴う肝機能障害が現れ，肝不全に至ることがあるので，投与中は定期的に（特に投与初期は頻回に）肝機能検査を行う。

　海外第Ⅲ相試験では，肝機能異常の半数以上が投与開始後最初の3カ月以内に発現した。これを踏まえ肝機能のモニタリングは，投与開始後最初の3カ月は少なくとも2週間ごと，以降は月1回を目安に検査を実施し，適正に使用する。服用中に肝機能障害時の自覚症状と思われる食欲不振，悪心・嘔吐，全身倦怠感，腹痛，下痢，発熱，尿濃染，眼球結膜黄染などがみられた場合は，すぐに連絡し診察を受けるよう患者に指導する。

プレドニゾロン投与時に気をつける症状

　プレドニゾロンの長期服用により，易感染，ステロイド性骨粗鬆症，続発性副腎皮質機能不全，消化性潰瘍，糖尿病，精神障害などが現れることがある。

・骨の症状

　ホルモン療法（アンドロゲン除去療法）に伴う有害事象として，骨塩量の低下や骨折リスクの上昇がみられる。12カ月間のホルモン療法により骨密度は2〜5%減少し，骨折リスクは1.5〜1.8倍増加することが報告されている。また，ザイティガ錠投与中の骨粗鬆症や骨折もアンドロゲン除去療法によるものと，骨転移などによるものが考えられている。このため，ザイティガ錠とプレドニゾロンの併用により，骨に対する作用が増強する可能性がある。

ホルモン療法に伴う骨塩量の低下と骨折リスクの上昇への対策として,「前立腺癌診療ガイドライン2016年度版」では, 静注または経口ビスホスホネート製剤あるいは抗RANKL抗体の併用が, 推奨グレードB（科学的根拠があり, 行うように勧められる）となっている。

　また, 日本骨代謝学会の「ステロイド性骨粗鬆症の管理と治療ガイドライン2014年度版」では, プレドニゾロン換算1日7.5mg以上の経口ステロイド剤を3カ月以上使用中あるいは使用予定の患者を治療対象とし, その第1選択薬はビスホスホネート製剤となっている。ザイティガ錠とビスホスホネート製剤の併用は必須ではないが, 患者の状態に応じて対応する必要がある。

・その他
　プレドニゾロン服用時の消化性潰瘍に対しては, 予防薬としてPPI, H_2ブロッカーの併用を考慮する。高血糖に対しては, 定期的な血糖確認を行い, 必要に応じて血糖管理を行う。

　また, プレドニゾロンの離脱症候群が現れる場合があるので, 自己判断で服用を中止しないよう指導する。一般に糖質コルチコイドを長期服用した場合, 副腎皮質が委縮し, ステロイドホルモンが分泌されにくくなる。この状態でステロイド剤を急に中止すると, 体内の糖質コルチコイド濃度が急激に低下し, 離脱症状が現れることがある。そのため, 服用を中止する場合は漸減法を行う。

ステロイドの副作用の発現時期, 用量との関係

開始当日〜	不眠・抑うつ・高揚感・食欲亢進・高血糖・多量発汗
数日後〜	血圧上昇・浮腫
2〜3週間後〜	副腎抑制・耐糖能異常・創傷治癒遅延・脂質異常症
1カ月後〜	易感染性・中心性肥満・多毛・痤瘡・無月経・ミオパチー
数カ月後〜	紫斑・骨粗鬆症
長期的に	無血管性骨壊死・白内障・緑内障

・鼻出血／下腿浮腫／体重増加はプレドニゾロン5mg／日以上の投与の際出現しやすい。
・緑内障／うつ／血圧上昇／副腎抑制は7.5mg／日以上の投与の際に問題となってくる可能性があり注意が必要。
・Cushing様変化／真菌感染／血圧上昇／皮下出血・羊皮様皮膚はステロイド用量の増加に伴い, より高頻度に発現しやすい。

〔増刊レジデントノート, 17（2）, p227, 228〕

前立腺がんの病期分類と治療の選択

　前立腺がんは男性がん患者では，胃がん，大腸がん，肺がんの次に多い。治療は，手術療法，放射線療法，ホルモン療法，化学療法があり，前立腺がん腫瘍マーカーであるPSA値（前立腺特異抗原：prostate specific antigen）や，前立腺がん細胞の悪性度を示すグリーソンスコア，病期（TNM病期分類），患者の年齢・期待余命，患者の希望などを考慮し決定される。特に高齢者の早期では，治療せずとも別の疾患によって死亡することが少なくないため，高齢で期待生存期間が短い場合などは，QOLを重視した経過観察も選択肢の一つとなり得る。

・病期（TNM病期分類）

　一般にがんの治療法の選択にはTNM病期分類による臨床病期が重要な要素となる。TNM病期分類は，T：がんの局所での広がり，N：所属リンパ節への転移の有無，M：遠隔臓器への転移の有無の3つの要素で決められる。

　Tは原発巣の評価で，T1，T2は局所限局がん，T3，T4は局所進展がんとしてまとめられ，検査には主に直腸診とMRIが行われる。Nはリンパ節の評価で，CTやMRIなどが，Mは骨やリンパ節などへの遠隔転移の評価で，骨シンチグラフやCTなどの検査が行われる。

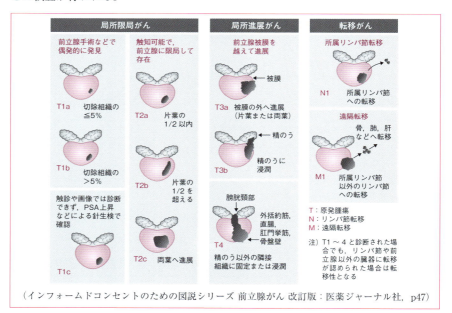

（インフォームドコンセントのための図説シリーズ 前立腺がん 改訂版：医薬ジャーナル社，p47）

TNM病期分類

・**病期による治療の選択**

　局所限局がんでは通常，根治を目的とした手術療法（前立腺全摘除術）か放射線療法が選択されるが，監視療法も選択肢となる。また，局所進展がんでは放射線療法やホルモン療法，また，遠隔転移を有するがんではホルモン療法がそれぞれ主たる治療法となる。

　前立腺がんの大部分は男性ホルモン依存性の腫瘍であるため，ホルモン療法は極めて効果が高いが，その多くが数年で治療抵抗性になり，また限局性の疾患に対する根治的な治療ではない。放射線療法と併用されることもある。

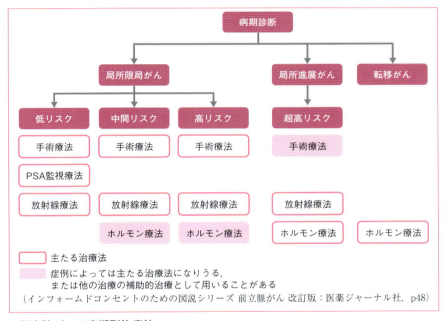

前立腺がんの病期別治療法

 前立腺特異抗原（PSA）

　PSAは前立腺に含まれる糖蛋白質であり，プロテアーゼ活性を有し，精液を液状化する生理作用をもつ。前立腺上皮細胞で生産されたPSAは，通常は腺腔へと分泌され血中に漏れ出すのはわずかだが，がんや炎症がある場合は，前立腺組織が破壊されて血管内に漏れ出すため，血中PSA値が高くなる。

ほとんどの前立腺がん細胞はPSA分泌能をもち，がんが進展するにつれPSAはより高値を示す。しかし，PSAは前立腺炎や前立腺肥大などの良性疾患でも上昇することがあり，また，年齢により正常上限値は異なるため，注意が必要である。がんに罹患している確率は，PSA値1〜2ng/mLで約1％，2〜4ng/mLで約30％，10ng/mL以上で50〜80％，100ng/mL以上では遠隔転移を伴う前立腺がんが強く疑われる。

　一方で，PSAが異常値を示しても，必ずしもがんがあるとは限らない。不必要な生検を避けるため，また，PSA診断の精度向上のため，PSA密度（血清PSA/前立腺容積），遊離PSA/総PSA比，PSA速度などのPSA関連マーカーの測定が試みられている。

年齢と正常上限PSA値

年齢（歳）	正常上限PSA値（ng/mL）
40〜50	2.5
50〜60	3.5
60〜70	4.5
70〜80	6.5

（がん診療レジデントマニュアル第6版．医学書院，p185）

前立腺がんに対するホルモン療法

　ホルモン療法は全身性に作用するため，病期が進行してリンパ節転移や骨などへの遠隔転移がみられる場合の主たる治療となる。また，手術・放射線療法などの根治的療法の補助・併用療法として用いられることもある。また，高齢や合併症のため根治的治療のリスクが高い場合は，病期にかかわらず選択されることがある。

　前立腺がん細胞の増殖は男性ホルモンのアンドロゲンに依存しているため，ホルモン療法は，アンドロゲンの分泌や作用を抑制することにより，がんの進行を抑制する。

　男性ホルモンは，視床下部で生産される黄体形成ホルモン放出ホルモン（LH-RH）が下垂体での黄体形成ホルモン（LH）産生を刺激し，LHが精巣に作用することで生産される。体内のアンドロゲンは90〜95％が精巣から産生されるため，外科的去勢（アンドロゲンの主要な供給源である精巣を手術により摘除する）と内科的去勢（LH-RHアゴニストまたはLH-RHアンタゴニストを使用）によりアンドロゲン分泌を抑制する。副腎由来のアンドロゲンには外科的または内科的去勢が使えないが，抗アンドロゲン薬はその作用も抑制する。

ホルモン療法で使用される薬剤

ホルモン療法の主な治療薬

分類		主な商品名	成分名	1回投与量	投与方法	主な特徴
LH-RH製剤（皮下注）	LH-RHアゴニスト	ゾラデックス	ゴセレリン酢酸塩	3.6mg	4週（28日）ごとに1回	投与初期に起こる一過性のテストステロン値上昇（フレアアップ）に伴う症状の増悪（尿路閉塞、骨痛、脊髄圧迫など）が懸念される。（抗アンドロゲン薬の先行投与あるいは併用療法を考慮する）
		ゾラデックスLA製剤		10.8mg	12〜13週ごとに1回	
		リュープリン	リュープロレリン酢酸塩	3.75mg	4週ごとに1回	
		リュープリンSR製剤		11.25mg	12週ごとに1回	
	LH-RHアンタゴニスト	ゴナックス	デガレリクス酢酸塩	初回：240mg（腹部2カ所に各120mg）、以降：80mg（腹部1カ所）	4週ごとに1回	直接LHを抑制し、速やかにアンドロゲンを低下させる。LH-RHアゴニストのフレアアップを回避できる。
抗アンドロゲン薬（経口）	非ステロイド性	オダイン	フルタミド	125mg	1日3回	アンドロゲン受容体に対する結合性が高く、間脳-下垂体系への直接作用はなく、血中テストステロン濃度を低下させないため性関連の副作用が少ないとされている。フルタミドは肝障害のある患者には禁忌。
		カソデックス	ビカルタミド	80mg	1日1回	
	ステロイド性	プロスタール	クロルマジノン酢酸エステル	50mg	1日2回	視床下部-下垂体-精巣系の中枢抑制作用により、血中LHおよびテストステロンの低下作用がある。重篤な肝障害、肝疾患のある患者には禁忌。

　ホルモン療法に用いられる薬剤には、LH-RH製剤（LH-RHアゴニスト、LH-RHアンタゴニスト）と抗アンドロゲン薬がある。日本で一般的に行われているホルモン療法はLH-RH製剤と抗アンドロゲン薬の併用療法（CAB療法：combined androgen blockade）または単独療法であり、患者の状態により選択される。

　CAB療法は前立腺がん細胞に対するアンドロゲンの影響を最大限に抑えることができ、進行性前立腺がんの治療においても最も一般的なホルモン療法として位置づけられている。

・CAB療法

　転移がみられる進行性前立腺がんでは、去勢（精巣摘除術またはLH-RHアゴニスト）によるアンドロゲン遮断法が標準療法となる。去勢は精巣由来のアンドロゲンを

抑制できるが，前立腺細胞内のアンドロゲンのうち40％は副腎に由来すると報告されている。去勢と非ステロイド性抗アンドロゲン薬を併用することで，精巣と副腎の双方からのアンドロゲンを抑制するCAB療法の有効性が示されている。

・LH-RH アゴニスト

　LH-RH受容体への継続的刺激により，下垂体での受容体のダウンレギュレーションが起こる。その結果，LH産生の抑制とアンドロゲン低下が認められ，その有効性は精巣摘除術と同等と考えられている。この内科的去勢は，定期的な通院が必要なことや経済的負担が問題ではあるが，精巣を摘除される精神的苦痛を伴わないことや，外来治療のみでよいことから，選択する患者は多い。

　LH-RHアゴニストを単独で用いた場合，投与初期に起こる一過性のテストステロン値上昇（フレアアップ）に伴う症状の増悪（尿路閉塞，骨痛，脊髄圧迫など）が懸念される場合は，抗アンドロゲン薬の先行投与あるいは併用療法を考慮する。

・LH-RH アンタゴニスト

　LH-RH受容体を阻害することでLHを直接抑制し，速やかにアンドロゲンを低下させる。LH-RHアゴニストのフレアアップを回避する目的で開発された。

・抗アンドロゲン薬

　テストステロンは，前立腺がん細胞内でジヒドロテストステロン（DHT）に変換され，細胞質内のアンドロゲン受容体と結合して，細胞増殖を引き起こす。抗アンドロゲン薬はアンドロゲン受容体へのDHTの結合を阻害する。

　抗アンドロゲン薬は，ステロイド骨格をもつステロイド性抗アンドロゲン薬と非ステロイド性アンドロゲン薬に分類される。前者は視床下部 - 下垂体 - 精巣系の中枢抑制作用により，血中LHおよびテストステロンを低下させる。後者はアンドロゲン受容体に対する結合性が高く，間脳 - 下垂体系への直接作用はもたず，血中テストステロン濃度を低下させないため性関連の副作用が少ない。

 ホルモン療法に伴う副作用

　アンドロゲンの前立腺以外に対する生理作用は，骨，筋肉，脂質や糖質の代謝，動脈硬化，性機能，認知機能などに関与する。ホルモン療法を受けることで，ホットフラッシュ，性機能障害，女性化乳房などの副作用のほか，長期に及ぶ治療が肥

満や骨粗鬆症の原因となり，糖尿病の悪化や骨折などを引き起こす可能性がある。骨に関しては，最初の1年間で骨塩量が2〜3％程度低下し，また，治療が6カ月以上，特に長期にわたる場合には骨折発生率が上昇するとされている。

 ## 去勢抵抗性前立腺がんの治療

　前立腺外への浸潤または遠隔転移を有する進展がん，転移がんの進行性前立腺がんではホルモン療法が施行される。多くの患者で血清テストステロン濃度（50ng/dL未満）が去勢レベルにあるにもかかわらず病勢の増悪，PSAの上昇をみる場合，抗アンドロゲン薬の投与の有無にかかわらず，このような状態を去勢抵抗性前立腺がん（CRPC：castration-resistant prostate cancer）と定義している。

　アンドロゲン受容体（AR）の変異や副腎・前立腺がん組織内でのアンドロゲン合成亢進などによりARシグナルが異常に活性化することが，CRPCの成因の一つと考えられている。CRPCにおいても多くの場合，前立腺がん細胞の増殖や生存はアンドロゲンによるAR活性化に依存しており，アンドロゲンの供給源としては副腎またはがん細胞内などの性腺外で合成されるアンドロゲンが関与していることが示されている。

　2014年，CRPCに対する新たなホルモン療法としてCYP17A阻害薬のアビラテロン，新規ARシグナル阻害薬である第2世代抗アンドロゲン薬のエンザルタミドが承認され，臨床使用されるようになった。これらの新規ホルモン療法剤は，化学療法の有無にかかわらずCRPCに対して生存期間の延長などの有効性が示された。

　CRPC，さらにはホルモン抵抗性前立腺がんとなった後の治療では，化学療法が行われる。

　化学療法では主にタキサン系薬剤が使用される。進行性前立腺がんに対して初めて生存期間の延長が証明された化学療法薬はドセタキセルである。また，2014年に承認されたカバジタキセルは，ドセタキセル抵抗性前立腺がんに対しても生存期間の延長が示され，セカンドライン化学療法としての有用性が期待されている。副作用として，重篤な骨髄抑制（主に好中球減少症）や，重篤な感染症などに起因した治療関連死が認められているため，使用にあたり特に注意が必要である。治療時には十分な血液検査と感染予防対策が求められる。

新規ホルモン療法薬（経口）

分類	商品名	成分名	1回投与量	投与方法	主な特徴
第2世代抗アンドロゲン薬	イクスタンジ	エンザルタミド	160mg	1日1回	・ビカルタミドの約10倍のアンドロゲン受容体（AR）への親和性を有するとされている。ARへのアンドロゲンの結合を競合的に阻害する作用のほか、ARの核内移行およびARとDNA上の転写因子結合領域との結合阻害作用もする。 ・主な副作用には疲労、悪心、食欲不振、ほてりなどがある。
アンドロゲン合成酵素阻害薬（CYP17阻害薬）	ザイティガ	アビラテロン酢酸エステル	1,000mg	1日1回空腹時	・アンドロゲン合成経路のCYP17酵素を選択的に阻害し、精巣・副腎・前立腺がん組織におけるアンドロゲン合成を阻害する。プレドニゾロンとの併用が必要。 ・主な副作用には肝機能障害、低カリウム血症、高血圧、体液貯留などがある。

解説 監視療法

　PAS検査で発見される前立腺がんのなかには、患者の生命予後に影響を与えないものが存在する。そこで、主に局所限局がんの低リスク前立腺がんに対しては積極的に無治療で経過観察を行い、症状の進展や増悪の兆候がある時点で治癒目的の治療を行うという方法が、監視療法である。

　監視療法は、早期患者への過剰治療を回避する方法として位置付けられている。前立腺に限局しているがんのなかでも病巣が小さく、悪性度が低いがんで、さらに診断されたときのPSAが低い、いわゆる"おとなしい前立腺がん"と診断された場合に、すぐに治療を行うのではなく、定期的に検査や診断を行い経過観察する。

　監視療法の適応患者を適切に見分け根治的療法を回避することで、治療に伴う患者の肉体的・精神的な苦痛、経済的な負担、QOLの低下を防ぎ、医療経済的なメリットも得られる。なお、類似の治療法として「待機療法」があるが、これは転移出現など病勢の明らかな増悪を待ってホルモン療法を開始する方法である。

解説 グリーソン分類

　グリーソン分類は，前立腺がんのみに用いられる病理組織学的分類法である。前立腺がんの多くは腺がんだが，その組織学的形態と浸潤増殖様式により悪性度を5パターンで分類する。そのうち，最も多い第1パターンと2番目に多い第2パターンの和はグリーソンスコアと呼ばれ，病理組織診断に用いられる。グリーソンスコアは予後との相関が比較的高いとされ，予後の予測に汎用されている。

　ところが，この分類について種々の問題が指摘されるようになったことから，現行の分類を基にした新しいグレードグループ分類が提唱され，2016年2月に出されたWHO分類にこの新分類が収載された。将来的にはこの新分類に統一されるとみられる。

解説 D'Amicoのリスク分類

　D'Amicoのリスク分類は下表に示す通り，PSA値，グリーソンスコア，TNM病期分類などの因子を組み合わせることで，予後が同じ傾向にある患者を分類する方法である。局所限局がんの根治的治療後の治療成績（再発率）を予測するうえで有用とされている。

リスク群	項　目	D'Amico分類
低リスク群	PSA グリーソンスコア TNM分類	≦10　かつ ≦6　かつ T1-T2a　かつ
中間リスク群	PSA グリーソンスコア TNM分類	10.1〜20　かつ/または 7　かつ/または T2b　かつ/または
高リスク群	PSA グリーソンスコア TNM分類	20＜　または 8〜10　または T2c　または

（インフォームドコンセントのための図説シリーズ 前立腺がん 改訂版：医薬ジャーナル社，p50）

事例 04 適応症不明の漢方薬の処方

処方内容

> 処方せん
>
> ツムラ28番　越婢加朮湯（エッピカジュツトウ）7.5 g
> 　1日3回　毎食前　90日分

患者情報

- 40歳女性。2年ぶりの来局。
- 大学病院外科の処方せんを持参。あいにく処方薬の在庫が薬局になかったので，すぐに取り寄せて調剤する旨を説明したところ，いったん自宅に帰り，また後で薬を取りに来たいという。
- 患者と話した様子からは，顔色は良く，発熱はなさそうである。

ある日，薬局店頭で…

薬剤師：こんにちは。久しぶりですね。しばらく間隔が空いたので，お薬を安全に飲んでいただくために，少々確認したいことがあるのですが，よろしいでしょうか。

患者：はい，お願いします。今日の薬は初めて飲むので心配です。

〈表の項目について，2年前の薬歴情報を参考にしながら患者に確認〉

薬剤師：では，お薬の用意ができ次第，ご連絡差し上げます。

患者：お願いします。すぐ近所に住んでいますので，買い物と犬の散歩をしてから，夕方にお薬を取りに来ます。

表　調剤前に確認すべき項目

- 患者の体質，アレルギー歴，副作用歴など
  体質は「かぶれやすい」アレルギー性鼻炎あり。副作用歴はなし
- 患者またはその家族らからの相談事項の要点
  今日処方された薬は初めて服用するので心配だ。
- 服薬状況
  現在，薬は何も服用していない。本日の処方薬は初めて処方された。
- 残薬の状況の確認
  なし
- 患者の服薬中の体調の変化
  過去に服薬中に体調が悪くなった経験はなし
- 併用薬など（要指導医薬品，一般用医薬品，医薬部外品，いわゆる健康食品を含む）
  併用薬なし
- 合併症を含む既往歴
  合併症・既往歴なし
- 他科受診の有無
  なし
- 副作用が疑われる症状の有無
  現在まではなし
- 飲食物などの摂取状況（患者が服用している薬剤との相互作用が認められているものに限る）
  飲酒習慣なし。喫煙習慣なし
- 後発医薬品使用に関する患者の意向
  後発医薬品を希望するが，今回の処方は漢方薬のため該当する後発医薬品はなし
- その他
  車の運転はしない。現在は妊娠・授乳なし

【前回までの薬歴から確認できた情報】
専業主婦。来局歴としては風邪の処方などで数回来局したことがある。

さあ，このケースで，あなたならどうする？？

> **現場の Question**

:∴ 服薬指導の準備はどうすべきか？

○ 考え方のPoint

　患者の処方薬の在庫が薬局にない場合，最も速やかに薬を供給できるよう手配するが，それだけにかかりきりになってしまい，服薬指導を適切に行うための肝心な情報収集が疎かになることはないだろうか．本事例のように必要最低限の患者情報しかわからず，病名や処方の治療目的などが聴取できなかった場合，薬を確保すると同時に患者対応のためにどんな準備が必要か考えてみよう．

　漢方薬に造詣が深い医師・薬剤師がいる一方，漢方薬は奥が深く，優秀な師が近くにいない場合は，どうやって勉強したらよいのかわからず，添付文書の効能・効果だけが頼りという薬剤師も多いのではないだろうか．

● 情報源の準備

　新人薬剤師でも適切な患者対応ができるように，情報収集の手順の例を以下に紹介する．調査や情報収集のフローを準備しておくことも大切である．

　情報源として添付文書，医薬品インタビューフォーム（IF），製薬企業作成の製品一覧を用意しておく．まず，添付文書やIFなどに照らして，患者情報から禁忌や用法・用量，相互作用をチェックする．また，添付文書の重要な基本的注意に「患者の証（体質・症状）を考慮して投与すること」とあるため，効能・効果や使用上の注意を補完する情報として利用する．

　本事例の場合は，越婢加朮湯について以下の情報を確認する．

● 添付文書

> 　効能・効果は「浮腫と汗が出て小便不利のあるものの次の諸症：腎炎，ネフローゼ，脚気，関節リウマチ，夜尿症，湿疹」であり，薬効薬理として，マウスで皮膚炎に対する作用が確認されている．

● IF

　「V．治療に関する項目　1．効能又は効果」に以下の記載がある．

> ［参考］
> 使用目標：比較的体力のある人で，浮腫，発汗傾向，口渇があり，尿量減少する場合に用いる。
> 　　　　1）四肢関節の腫脹，疼痛，熱感などのある場合

用法・用量は成人の常用量であり，該当する禁忌や相互作用はなさそうである。

● 治療目的は何か

　法律上は，薬局で患者の病名を確認する必要はない。しかし，添付文書の効能・効果以外の使用は保険調剤上，基本的には認められないということもあり，多くの薬剤師が患者の安全のために，患者から病名や病状を聞き取り，処方薬の妥当性を判断している。

　特に漢方薬は西洋薬と異なり，添付文書の効能・効果に「傷病名」が記されている場合と「患者の訴えや症状」が記載されている場合があり，そのことも経験の少ない薬剤師を混乱させる。患者への説明も「〜という病気に対する治療薬です」と説明するより，症状を挙げて「それらの症状を緩和する薬です」と説明するほうが，患者の理解を得やすい場合が多い。そのためには，やはり処方されている漢方薬の本質を知り，患者に合わせた服薬指導を行う必要がある。

① 添付文書の記載内容から

　本事例の場合，大学病院の外科からの処方せんであるため，外科領域の疾患の可能性が高いことを踏まえ，添付文書に記載されている効能・効果のうち何に当てはまるかを考えてみる。

　腎炎やネフローゼの治療であれば，本剤より優先されるべき西洋薬の処方があってもよさそうだし，患者の様子や散歩に行くという話からも発熱はなさそうであった。また，90日分の長期処方であることを考えると，急性症状に用いられるとは考えにくい。

　年齢，性別からすると，もしかして関節リウマチかもしれないが，その場合はリウマチ科，血液内科，内分泌・代謝内科あるいは整形外科が担当すると考えられるし，他の薬が処方されていないことからも否定的となる。また，皮膚湿疹に対する治療であれば，皮膚科などが担当診療科であろう。

このように考えると，以上の内容からは処方目的がわからない。

②**薬剤の特徴から**

次に，越婢加朮湯の特徴から検討してみる。

添付文書の効能・効果に「浮腫と汗が出て小便不利のあるものの次の諸症」とあることから，水をさばく漢方薬であることがわかる。すなわち，水の滞りがあり，それが体の不調を来しているような状態に用いる方剤であるとわかる。また，IFからは，疼痛や熱感がある症状の治療に用いられるとわかる。つまり，「むくんで，痛い」というような症状に用いられる漢方薬であると想像できる。

次に，越婢加朮湯の構成生薬と薬能を調べてみる。

同剤は，セッコウ，マオウ，ソウジュツ，タイソウ，カンゾウ，ショウキョウの6種類の生薬から成る。セッコウ，マオウ，ソウジュツには利水を促して正常化する働きが，タイソウ，カンゾウ，ショウキョウには健胃作用がある。水の滞り，浮腫などを利水により緩和する漢方薬であり，健胃作用の方剤が入っていることから，急性期から中～長期的に服用したとしても，胃腸への負担が少なく，慢性的な症状に対しても使用できる薬であると推測できる（「ツムラ医療用漢方製剤 製品ラインナップ」，ツムラ，2016参照）。

③**製薬企業のコールセンターや担当MRから**

コールセンターやMRに質問することで，各製剤の特徴や臨床応用の情報，臨床報告などが得られることも多い。また，企業のウェブサイトに登録して定期的に確認することも大切である。

初歩的な質問であれば企業のコールセンターでもよいが，一歩踏み込んだ質問に関しては担当MRに確認するとよい。MRからは担当地域の医師の処方の特徴などの情報が得られることも多い。また，どの医師が何を専門としているかといった情報を得られることもあり，受診勧奨する場合に役立つ。

④**インターネットで処方元に関する情報を収集**

インターネットで，大学病院名や医師名，医薬品名などをキーワードにして検索をかけたり，処方医の論文を検索してみると，症例報告や有効性の検討事例，臨床応用の研究報告などを閲覧できる場合がある。それらを手がかりに医師の処方意図を読み解くことができる場合がある。

⑤**患者への説明内容から**

構成生薬から生体での作用は把握できたものの，処方意図ははっきりしない

という場合は，患者への確認が最も重要である。本事例では，再来局時に以下のような会話があった。

 この薬について，先生からはどのような説明がありましたか。

 リンパ管腫と診断されました。手術が必要だといわれたのですが，できれば手術はしたくなかったので，先生に相談したら「大人のリンパ管腫は珍しい。小児での使用例のある漢方薬をしばらく飲んでみましょう」と言われました。大人が飲んで効果はあるのでしょうか。

 そうだったんですか。私も初めての経験なので，いろいろ調べてみます。少し時間をいただけますか。

● リンパ管腫とは

難病情報センターのウェブサイトには，病気の概要や疫学，原因や症状が以下の通り掲載されている。以下に抜粋する。

> リンパ管腫は主に小児（多くは先天性）に発生する大小のリンパ嚢胞を主体とした腫瘤性病変であり，生物学的には良性とされる。全身どこにでも発生しうるが，特に頭頸部や縦隔，腋窩に好発する。多くの症例では硬化療法や外科的切除等による治療が可能であるが，重症例はしばしば治療困難であり，気道閉塞などの機能的な問題や美容的な問題を抱えている。多くは先天性であり，胎生期のリンパ管の発生異常により生じた病変と考えられており，脈管奇形の一つとして理解することが試みられているが，現時点では証明されておらず，原因・発生機序は不明である。後天性の2次性発生と考えられるリンパ管腫も認められるが，病態発生機序については先天性リンパ管腫との関連は明らかでない。

治療は，外科的切除や放射線治療，硬化療法が選択肢となる。内科的療法としてはステロイドやさまざまな報告があるが，効果は限定的である。患者が医師から説明された通り，成人での発症例は少ないようで，また，原因不明の疾患のため，少しでも治療効果を期待して越婢加朮湯の処方に至ったと考えられる。

● 越婢加朮湯の作用

越婢湯は，中心的役割を果たす成分（君薬）としてマオウを，君薬に次いで重要な役割を果たす成分（臣薬）としてセッコウを含む方剤である。越婢加朮湯は，この越婢湯に君薬を助ける役割の成分（佐薬）として利尿作用をもつソウジュツを加えたものである。

添付文書に記載されている病態に加え，漿液性関節炎や滲出性中耳炎，マムシ咬傷後リンパ浮腫の軽減など，利水効果を期待して「水」の異常を伴う病態に応用されることがあるようだ。利水効果はマオウの利尿効果にもよるが，ソウジュツは細胞膜水透過性の抑制効果が確認されていて，利水作用により「水毒」の病態を改善する。

> 押さえておこう

漢方薬の特徴は構成生薬から確認できる

たとえば，こんな **服薬指導**

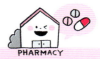

 おっしゃる通り，大人には少ない病気なんですね。ですから，大人への使用経験はないということなのでしょうね。この漢方薬の働きを調べてみたのですが，水毒という病態を改善させますので，効果が期待できると考えられます。効くといいですね。

解説　漢方薬の利水作用

　利水作用のメカニズムを理解するには，水チャネルを知る必要がある。生体の細胞膜はリン脂質二重膜の疎水性であるにもかかわらず，ヒトの生体は60％の水分で構成されていることから，水を選択的に通すチャネルがあるのではないかと考えられていた。

　1992年，米国のP. Agre（ピーター・アグレ）らによって赤血球の膜蛋白質を用いて水を選択的に通す水チャネルが発見され，AQP（アクアポリン：ラテン語で水を通す孔の意）と名付けられた。P. Agreは2003年，この発見の功績によりノーベル化学賞を受賞している。AQPは細菌，植物，動物などの細胞膜に普遍的に存在するが，哺乳類では現在までに13種類のアイソフォーム（AQP0〜12）が同定されている。さらに，ヒトにおけるAQPの体内分布と機能も次第に明らかにされつつある。

　生体内で水の移動が盛んに行われている器官には，アクアポリンアイソフォームが分布していることが多い。AQPはチャネルだが，水の透過は両方向に可能で，透過路の閉鎖は起こらない。細胞膜でのAQPは水透過性の移動効率を調節する働きをしている。

　漢方薬の代表的な利水剤といえば五苓散だが，その利水作用の研究から含有生薬のソウジュツに由来することが明らかにされて，ソウジュツはAQP-4（アクアポリン-4）の阻害作用があることが解明されてきた。

　何らかの原因により，いわゆる水毒といわれる生体内での水分代謝および水分布の異常，例えば浮腫傾向などの病態の発症時に，ソウジュツがAQPに作用して水の移動率を調整し，正常化すると考えられている。

　生体内での水の移動は，浸透圧や静水圧の物理化学的ポテンシャルによって決まる。例えば，利尿薬のフロセミドは物理化学的ポテンシャルによる水の移動方向をコントロールし，脱水状態の動物でも浮腫傾向の動物でも，投与すれば尿量を増やして利尿作用を示す。一方，ソウジュツを含有する漢方薬の五苓散は，AQP-4に作用し水透過性の移動効率を調整するので，浮腫傾向にある動物では尿量を増やすが，脱水状態の動物の尿量は増やさない。

解説　構成生薬からみえること

　漢方薬の構成生薬の組み合わせから，期待される効果や特徴などをつかむことも大切である。
【マオウ ＋ セッコウ】利水作用，水を止める働きもある組み合わせ
【マオウ ＋ ソウジュツ】利水を強める組み合わせ
【マオウ ＋ ケイシ】発汗
【マオウ ＋ キョウニン】利水
[「ジュツ」が付く生薬]【ソウジュツ】【ビャクジュツ】利水作用
　漢方でいう「利水」と「利尿」とは異なる。「利尿」とは体外に水を排泄することだが，「利水」とは生体内の，本来はあるべきでない場所にある水を解消し，足りていない場所へ水を回すという意味がある。
【サイコ】ストレス軽減
【サイコ ＋ オウゴン】ストレス軽減，抗炎症
【コウボク ＋ キジツ】気が鬱滞している症状に用いる，気のめぐりを良くする
【アキョウ】【ガイヨウ】止血
【トウキ ＋ センキュウ】血を増やす。補血。貧血気味の女性などに用いられる
【ハンゲ ＋ ショウキョウ】のどのつかえの改善，嘔気の改善
【シャクヤク ＋ カンゾウ】筋弛緩作用
【ダイオウ ＋ ボウショウ】下剤
【ニンジン ＋ オウギ】健胃作用
【タイソウ ＋ カンゾウ ＋ ショウキョウ】健胃作用：この3生薬を含有する方剤は，胃腸への負担を軽減するので，中〜長期的に服用することもできる。
例：葛根湯にはタイソウ＋カンゾウ＋ショウキョウが含まれているが，インフルエンザの解熱に効果があるといわれ，急性期に使用する麻黄湯にはこれらの生薬は含有されていない。OTC薬の葛根湯の添付文書には「肩こり，筋肉痛，手や肩の痛みに用いる場合，1カ月くらい服用しても症状がよくならない場合は服用を中止し，この文書を持って医師，薬剤師または登録販売者に相談してください」と記載されており，連用される場合もある。麻黄湯の構成生薬は，マオウ，キョウニン，ケイヒ，カンゾウで，このような急性期に用いる薬は構成生薬の数を絞っている傾向にある。
　逆に，構成生薬が8〜10種類を超えるような方剤は，慢性疾患に用いられることが多い。構成生薬の数は急性期の治療薬か慢性疾患の治療薬かをある程度推測することに役立つ。

【オウレン】【オウゴン】味が悪い。
【ブシ】小児に適さない。

参考文献

1) 佐藤英章，他：リンパ管腫に対する越婢加朮湯の応用．小児外科，48(7)：731-734，2016
2) 研究奨励分野 研究班名簿・疾患概要(23年度) リンパ管腫．公益財団法人難病医学研究財団難病情報センター(http://www.nanbyou.or.jp/entry/2395)
3) 礒濱洋一郎：五苓散のアクアポリンを介した水分代謝調節メカニズム．漢方医学，35(2)：90-92，2011
4) 礒濱洋一郎：漢方を科学する―利水作用とアクアポリン―．第20回日本脳神経外科漢方医学会学術集会講演記録集：101-118，2011

事例 05 市販の痛み止めが原因でリチウム中毒に

処方内容

処方せん①

```
アモキサン10mg        1カプセル
    1日1回  夕食後服用  14日分
ワイパックス0.5mg          2錠
リーマス200mg             4錠
    1日2回  朝夕食後  14日分
```

処方せん②

```
アモキサン10mg        2カプセル
ワイパックス0.5mg          2錠
リーマス200mg             2錠
    1日2回  朝夕食後  14日分
マイスリー5mg              1錠
    不眠時  10回分
```

患者情報

- 65歳，女性。気分障害
- [処方せん①] 5年ほど処方の変更がなく状態も安定している。
- [処方せん②] 2週間ごとに定期的に来局していたが，1カ月半ぶりに家族と一緒に来局。リーマスの1日量が減量されていた。

ある日, 薬局店頭 で…

 薬剤師: 1カ月半ぶりですね。お薬の量が変更されていますが…。

 患者: 自分ではよく覚えていないんだけど…。家族によると，私，一人で電車に乗って出かけて，見ず知らずの家の玄関ドアをたたいてしまって…。警察が来たりして，大変な騒ぎだったみたいなの。

 家族: 救急車でかかりつけの病院に運ばれて，そのまま1カ月近く入院となりました。リチウム中毒だそうです。腰が痛いからと市販の痛み止めを買って飲んだのが原因だったみたいです。

さあ，このケースで，あなたなら どうする？？

現場の Question

:・ リーマスが前回から減量された意図は？

◯ 考え方の Point

　炭酸リチウム（リーマス）は，躁病および躁うつ病の躁状態の改善を適応にもち，作用機序の詳細は不明だが，臨床的には気分安定薬に位置付けられている。抗躁作用・抗うつ作用のいずれも有し，特に抗躁作用が優れているとされている。また，自殺予防効果が実証されている唯一の薬でもある。

　通常，躁病および躁うつ病の躁状態の改善が適応であるが，うつ状態に用いられることもある。有効血中濃度は狭く中毒症状が発現しやすいため，添付文書の「禁忌」，「用法・用量」，「慎重投与」，「重要な基本的注意」，「相互作用」，「重大な副作用」の項において，血中濃度上昇に伴うリチウム中毒に対する注意が繰り返し記載されている。

　今回の患者は，市販の非ステロイド性消炎鎮痛薬（NSAIDs）を併用したことによりリチウムの血中濃度が上昇し，中毒症状を発現したと考えられる。

　リチウムは90％以上が腎から尿中に排泄され，5％が便中に，残りが汗に排泄される。一方，NSAIDsはプロスタグランジンの合成を抑制することにより，腎血流量の減少とそれに伴う糸球体濾過量の減少，水分の貯留およびNaなど電解質の代謝に影響を及ぼすとされている。両者の併用によりリチウムの腎臓からの排泄が阻害され，血清リチウム濃度が上昇すると考えられている。炭酸リチウムの添付文書においてもNSAIDsとの併用に注意するよう呼びかけられている。

　また，「日本うつ病学会治療ガイドライン　双極性障害2012」（以下，GL）のリチウムの使用に関する項においても，「原則として，NSAIDsは併用すべきではない」とされている。NSAIDsは処方薬だけでなく，本例のように市販薬においても同様の注意が必要であることはいうまでもない。リチウム服用患者が風邪薬や鎮痛薬の購入を希望する場合，解熱鎮痛成分としてNSAIDsではなくアセトアミノフェン配合の商品を検討すべきであろう。

● NSAIDs以外のリチウム中毒の要因

　リチウムの血中濃度は，腎機能や水分摂取量，電解質量などによって変化しや

表1 リーマスの添付文書で併用によるリチウム中毒の可能性が記載されている薬剤

薬剤名等	機序・危険因子
利尿薬 〔チアジド系利尿薬，ループ利尿薬など〕	利尿薬がナトリウム排泄を促進することにより，腎におけるリチウムの再吸収が代償的に促進される可能性があるため，血清リチウム濃度が上昇すると考えられる。
アンジオテンシン変換酵素阻害薬 〔エナラプリルマレイン酸塩など〕	アンジオテンシン変換酵素阻害薬（エナラプリルマレイン酸塩など）がアルドステロン分泌を抑制し，ナトリウム排泄を促進することにより，腎におけるリチウムの再吸収が代償的に促進される可能性があるため，血清リチウム濃度が上昇すると考えられる。
アンジオテンシンⅡ受容体拮抗薬 〔ロサルタンカリウムなど〕	アンジオテンシンⅡ受容体拮抗薬（ロサルタンカリウムなど）がアルドステロン分泌を抑制し，ナトリウム排泄を促進することにより，腎におけるリチウムの再吸収が代償的に促進される可能性があるため，血清リチウム濃度が上昇すると考えられる。
非ステロイド性消炎鎮痛薬 〔ロキソプロフェンナトリウム水和物など〕	非ステロイド性消炎鎮痛薬がプロスタグランジンの合成を抑制することにより，腎の水分および電解質の代謝に影響する可能性があるため，血清リチウム濃度が上昇すると考えられる。
メトロニダゾール	機序不明。

※すべて併用注意として記載

すい。リチウム服用中に食事や水分摂取量の不足が続いた状態，発熱を伴う病気や，運動あるいは炎天下での活動などで過度に発汗し，水分補給が不十分で脱水を起こしやすい状態ではリチウム中毒が発現する可能性があるため，リチウム服用中の生活上の注意についても患者や家族に十分に説明する必要がある。

さらに，リチウムとの併用薬剤にも注意が必要である。リチウムはNaと同様，近位尿細管で血管側へ再吸収されるため，Naの再吸収に影響を与える利尿薬，ACE阻害薬，AT_1拮抗薬などを併用すると腎排泄が変化を受ける。利尿薬は腎尿細管からのNaの再吸収を抑制することにより，尿量を増加させる。また，ACE阻害薬とAT_1拮抗薬はともに抗アルドステロン作用を示し，結果的にNaの再吸収を抑制して利尿作用を示す。

これらの薬剤とリチウムを併用すると，腎におけるリチウムの再吸収が代償的に促進される可能性があり，血清リチウム濃度が上昇すると考えられる(表1)。

> 押さえておこう

リチウム中毒を引き起こす併用薬や食事などに注意

○ こんなときは──

提案1 リチウム中毒の要因や自覚症状などの情報をわかりやすく提供

　リチウム製剤の添付文書には，「用法・用量に関連する使用上の注意」の項に表2の記載がある。リチウム製剤が最初から長期処方で出された場合には，血中濃度の測定に関して，医師からどのような説明があったか確認すべきである。また，長期間にわたり服用薬剤の用法・用量に変更がなく，患者の状態が安定している場合であっても，お薬手帳などを活用し，定期的・継続的に服用上の注意に関する情報を患者に対して発信していかなければならない。

　リチウムのように治療域が狭く，長期にわたる服用が必要な薬剤においては特に重要である。併用薬剤や食事，初夏から初秋にかけての脱水に対する注意はもちろんのこと，生活環境が変わっていないかも確認し，患者だけでなく家族にもリチウム中毒の要因を理解してもらう。さらに，受診時や薬局で市販薬を購入する際などには必ずお薬手帳を提示し，リチウムを服用していることを伝えてもらう必要がある。

　また，リチウムが過剰になったときの自覚症状も具体的に伝えておく。GLのリチウムの使用に関する項には，「リチウム中毒の初期症状について食欲低下，嘔気，嘔吐，下痢等の消化器症状，振戦，傾眠，錯乱等の中枢神経症状，運動障害，運動失調等の運動機能症状，発熱，発汗等の全身症状を示すことが

表2 リーマスの添付文書での「用法・用量に関連する使用上の注意」

過量投与による中毒を起こすことがあるので，投与初期又は用量を増量したときには維持量が決まるまでは1週間に1回をめどに，維持量の投与中には2～3カ月に1回をめどに，血清リチウム濃度の測定結果に基づきトラフ値を評価しながら使用すること。なお，血清リチウム濃度を上昇させる要因（食事及び水分摂取量不足，脱水を起こしやすい状態，非ステロイド性消炎鎮痛剤等の血中濃度上昇を起こす可能性がある薬剤の併用等）や中毒の初期症状が認められる場合には，血清リチウム濃度を測定すること。［「慎重投与」，「重要な基本的注意(5)」，「相互作用」，「副作用(1)-1 リチウム中毒」の項参照］
(1) 血清リチウム濃度が1.5mEq/Lを超えたときは臨床症状の観察を十分に行い，必要に応じて減量又は休薬等の処置を行うこと。
(2) 血清リチウム濃度が2.0mEq/Lを超えたときは過量投与による中毒を起こすことがあるので，減量又は休薬すること。

（リーマス添付文書より）

ある」と記載されている。

　中毒症状の早期発見のために企業ではさまざまなパンフレットを用意しているが，十分活用されているとはいえない。次頁で紹介するツールなどをより積極的に活用すべきである。

提案2　「気づきシール」で重要な薬剤情報をチェック

　ICT化が急速に進み大量の情報が手に入る今だからこそ，長年の使用により蓄積されてきた薬剤の重要な情報が埋もれてしまわないように，限られた調剤時間のなかで押さえておきたいポイントにすぐに「気づき」，「チェック」できる「気づきシール」(次頁)を調剤棚に貼る。これを毎日目にすることで，薬剤の適正使用について考えながら調剤できる。

たとえば，こんな **服薬指導**

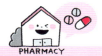

 痛み止めを飲んでリチウムの効果が強く出すぎたので，薬の量が減ったのですね。大変な思いをされましたね。

 今は，ほかの薬は飲んでいません。

 リチウムとの飲み合わせが悪く，リチウムの効果が強く出すぎる薬は，痛み止めのほかにもあります。それから，お薬以外でもリチウムの効果が強く出すぎることがあって，例えば，食事や水分が摂れない状態が続いたときや，発熱のある病気にかかったとき，夏場などで大量の汗をかいて脱水状態になっているときも注意が必要です。お食事がおいしくなかったり下痢をするなどの軽い症状でも気が付いたらご連絡ください。注意点を書いたシールをお薬手帳に貼っておきますので，他の病院を受診したり，ご自分で薬を購入するときは必ず手帳を見せて，リチウムを飲んでいることを伝えてください。

 これまでは薬が変わらなかったので，お薬手帳をもたないこともあったけれど，これからは毎日もつようにして，お医者さんや薬剤師さんに見せるようにするわ。自分でも体調を記入したりして健康管理にも利用するようにしますね。

 今回はリチウムの使い方の注意点について，ご家族の方にもお伝えできてよかったです。

● お薬手帳用シールの例

解熱鎮痛薬併用への注意例

解熱鎮痛薬に注意

ロキソプロフェンなどの解熱鎮痛薬はリチウムと一緒に服用すると，リチウムの作用が増強することが考えられます。

他の科を受診するとき，OTC薬を買うときなどは，医師・薬剤師に，リチウムを服用していることを伝えましょう。

リチウム中毒の初期症状

服用中に注意したい症状

リチウムは血液中の濃度が上がりすぎると，次のような症状（リチウム中毒の初期症状）が現れることがあります。

- 食事がおいしくない（食欲低下，吐き気，嘔吐，下痢など）
- 手足の震え，運動の障害，手足の運動がうまくできない
- 発熱，発汗
- ぼんやりする，意識の混乱　など

このような症状が現れたときには，必ず医師・薬剤師に伝えてください。

● 気づきシールの例

リーマス（炭酸リチウム）

リチウム中毒，血中濃度測定，脱水，Na制限，高温作業，めまい・ふらつき

●企業作成の患者指導せん

リーマス　患者説明パンフレット

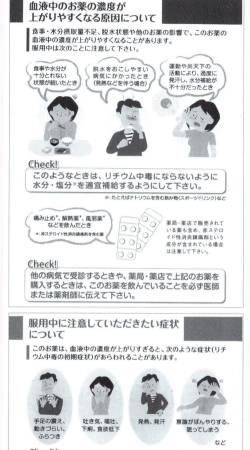

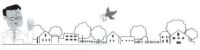

リチウムの血中濃度上昇

　リチウムの適正使用については「PMDAからの医薬品適正使用のお願い」として注意が出されている。2012年4月の「炭酸リチウムによる重篤なリチウム中毒と血中濃度測定遵守について」では、血中濃度測定の頻度として
・投与初期、用量を増量したとき：1～2回／週
・維持量の投与中：1回／月程度
と記載されている。

　また、症例が2例挙げられており、1例では、投与初期に血中濃度測定をせずに増量され、血清リチウム濃度が4.28mEq/Lになっていた。もう1例では、増量後3週間血中濃度を測定しておらず、血清リチウム濃度が3.36mEq/Lになっていた。

　さらに、2012年9月の「炭酸リチウム投与中の血中濃度遵守について」では「血中濃度上昇を起こす可能性がある薬剤(非ステロイド性消炎鎮痛剤等)併用開始等」への注意喚起もなされ、他院での処方や市販薬にも注意が呼びかけられている。また、症例として、経口摂取不良に伴いリチウム濃度が上昇し4.44mEq/Lになっていた例

表　非ステロイド性消炎鎮痛薬の追加後にリチウム濃度が上昇した症例

性別年齢	原疾患合併症	1日投与量(投与期間)	処置及び経過	
男性40歳代	双極性障害歯痛	400mg(約8カ月間)↓600mg(約6カ月間)総投与期間約14カ月間	投与開始日	本剤400mg/日投与開始。
			開始8カ月目[発現6カ月前]	本剤600mg/日に増量。
			開始14カ月目[発現11日前]	口腔外科から智歯の疼痛に対してロキソプロフェンナトリウム水和物60mg/日を頓用処方された。患者は毎食後1錠ずつ内服し、多い時は1日に7錠服薬することもあった。
			[発現日]	頭痛が発現。
			発現5日目	ふらつきと呂律緩慢を訴え救急外来を受診。一般的な採血や頭部CTで特記所見なく、薬剤性の錐体外路症状を疑われ乳酸ビペリデンの筋肉注射を施行され帰宅した。
			発現8日目(中止日)	ふらつきが続き、便失禁もあるため受診。リチウム中毒が疑われ、血中濃度を測定したところ、血中リチウム濃度2.4mEq/Lであったため入院。本剤の投与中止。補液による治療を開始し、順調に改善した。
			不明日	退院
併用薬：ロキソプロフェンナトリウム水和物				

や，NSAIDs追加後にリチウム濃度が上昇し2.4mEq/Lになっていた双極性障害の例が示されている(表)。薬局では，定期的な血清リチウム濃度測定の有無を確認し，血清リチウム濃度を上昇させる要因が認められた場合も血中濃度測定が行われたかを確認しておく必要がある。

　GLのリチウムの使用に関する項においては，「躁病エピソードの場合にはリチウムは1.0mEq/L前後と高い濃度で維持していく必要があり，血中濃度の測定頻度については，投与初期又は用量を増量した時には1週間に1回程度を目途に測定する。また，必ず朝方服用前(最低値：トラフ値)の血清リチウム濃度を測定する」としている。また，リチウム中毒になった場合は，特異的な解毒剤は見出されていないため，投与を中止し，排泄促進，電解質平衡の回復を図ることとされている。

メモ

事例 06 前立腺肥大症患者に禁忌の薬が処方

処方内容

処方せん①〈泌尿器科より〉

```
ハルナールD錠0.2mg                    1錠
    1日1回  朝食後  60日分
```

処方せん②〈他院（内科）より〉

```
エックスフォージ配合錠                 1錠
    1日1回  朝食後  30日分
アムロジン錠5mg                        1錠
    1日1回  夕食後  30日分
フスコデ配合錠                         6錠
    1日3回  毎食後  7日分
```

患者情報

- 72歳，男性
- 前立腺肥大症のため泌尿器科を継続受診中。症状は安定しており，排尿困難はない（処方せん①）。
- 咳が出るため別の日に内科を受診。いつも服用している高血圧の薬のほかに咳止めも処方された（処方せん②）。

ある日，**薬局店頭**で… 処方せん②を受け付けて

 今日はどうされましたか？

 なんだか風邪を引いてしまったみたいで…。咳が出ているので，病院で薬を出してもらいました。

 内科の先生には前立腺肥大症のことを伝えましたか？

 今日は言っていないけど，前に伝えているから…。

さあ，このケースで，あなたなら **どうする？？**

現場の Question

前立腺肥大症に抗コリン作用をもつ薬？

考え方のPoint

●フスコデ配合錠の特徴

　フスコデ配合錠は，急性気管支炎，慢性気管支炎，感冒・上気道炎，肺炎，肺結核に伴う咳嗽を適応とする鎮咳薬であり，有効成分としてジヒドロコデインリン酸塩，dl-メチルエフェドリン塩酸塩，クロルフェニラミンマレイン酸塩が配合されている。ジヒドロコデインリン酸塩単剤に比べて，作用発現までの時間が短く，咳抑制程度も強く持続的である。また，インタビューフォームによると，これら合剤にすることで便秘などの副作用の軽減が認められたとされている。

　ジヒドロコデインリン酸塩は，延髄の咳中枢にあるオピオイド受容体に作用し，求心性インパルスに対する刺激の閾値を上昇させることにより咳反射を抑制する。

　dl-メチルエフェドリン塩酸塩は，アドレナリン神経終末に作用してノルエピネフリンを遊離させ，間接的にアドレナリン作用を現すと同時に，受容体に直接作用することでβ作用を示し，その結果，気管支平滑筋を弛緩させる。

　クロルフェニラミンマレイン酸塩は抗ヒスタミン薬であり，H_1受容体拮抗作用を通じ，ヒスタミンによる気管支平滑筋の収縮を抑制する。また，抗ヒスタミン作用のほか抗コリン作用を有する。

●下部尿路の神経支配

　膀胱と尿道からなる下部尿路は，骨盤神経（副交感神経），下腹神経（交感神経），陰部神経（体性神経）の支配を受け，蓄尿と排尿の相反する機能を担っている。膀胱排尿筋にはムスカリン受容体（主にM_3）とアドレナリンβ_3受容体が優位に存在し，膀胱から続く内尿道括約筋や前立腺平滑筋にはアドレナリンα_{1A}受容体が優位に存在する。外尿道括約筋はニコチン受容体（N）が優位である（図）。

　蓄尿時には，交感神経の興奮によりβ_3受容体を介して膀胱排尿筋が弛緩し，α_{1A}受容体を介して内尿道括約筋が，ニコチン受容体を介して外尿道括約筋が

収縮することにより膀胱に尿が蓄えられる。一方，排尿時には，副交感神経の興奮によりムスカリン受容体を介して膀胱排尿筋が収縮するとともに，交感神経と体性神経の抑制により内尿道括約筋・外尿道括約筋が弛緩することで，蓄えられた尿が排出される。

抗コリン作用を有する薬剤は，ムスカリン受容体遮断により膀胱排尿筋の収縮を抑制するため，排尿障害を引き起こす。

○ こんなときは──

提案 併用禁忌のため処方変更を提案

クロルフェニラミンマレイン酸塩は抗コリン作用をもつ。また，ジヒドロコデインリン酸塩はオピオイドであり，オピオイド受容体を介して排尿反射を抑制し，外尿道括約筋の収縮と膀胱容量の増大をもたらす。dl-メチルエフェドリン塩酸塩はアドレナリン受容体刺激薬であり，αアドレナリン刺激作用により尿道抵抗を増大させる。

したがって，フスコデ配合錠に含まれる成分は，いずれも排尿障害を引き起こすおそれがあり，前立腺肥大症など下部尿路の閉塞性疾患をもつ患者への投与は禁忌となっている。本事例の患者は他施設の泌尿器科に通院しているが，

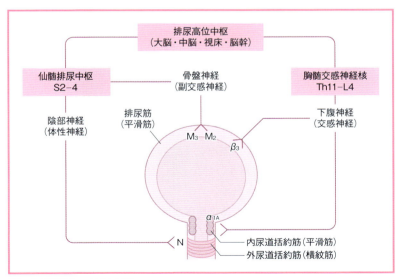

図　下部尿路の神経支配

前立腺肥大症であることを処方医が認識していない可能性がある。

　患者は、医師に一度伝えれば、認識されていると思っていることが多い。これは薬局に対しても同じであるため、重要な事項は薬歴にきちんと記載し、確認を忘れないようにしたい。今回の処方に関しては疑義照会を行い、前立腺肥大症に影響しない薬剤への変更を医師に提案する。

> 押さえておこう

患者から伝えられたことを医師が認識していないことも

たとえば、こんな 服薬指導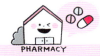

 薬剤師

> この咳止めを前立腺肥大症の人が飲むと、尿が出にくくなったり、症状が悪化する可能性があります。影響のない薬に変更してもらえるよう、こちらから先生にお話ししてみますね。

➡ 処方医に疑義照会し、メジコン錠15mgに処方変更。

　以前、前立腺肥大症の患者への服薬指導時に毎回、OTC薬購入に関する注意を伝えていたが、「もうわかったから同じことを言わないでほしい」と言われたことがあったため、薬歴に【前立腺肥大に使用してはいけないOTC薬については、もう言わないでほしいとの患者からの申し入れあり】と記載され、申し送りがなされた。

　しかし数年後、患者は市販の鼻炎用薬を服用し、尿閉のため救急車で運ばれた。薬剤師は、説明したと思っていても、それを患者が理解していなければ意味がない。毎回の同じ説明は避けなければならないが、重要なことについては理解されているかを患者に確認することも大切である。

前立腺肥大症の病態

前立腺腫大と下部尿路閉塞

　前立腺肥大症では，前立腺上皮細胞と間質細胞の増殖からなる肥大結節が尿道周囲にみられ，前立腺の腫大に伴って下部尿路が閉塞され，さまざまな下部尿路症状（残尿感，頻尿，尿意切迫感，尿勢低下，尿線途絶，尿閉など）が発現する。前立腺の腫大は，加齢に伴うホルモン環境の変化，感染症に起因する慢性炎症，アドレナリン作動性神経の刺激などにより促進されると推測されている。

下部尿路閉塞の症状

　下部尿路閉塞には，
①機械的閉塞：前立腺の腫大により尿道抵抗が増大する
②機能的閉塞：前立腺内の平滑筋が過剰に緊張・収縮することで生じる
がある。下部尿路閉塞を伴う前立腺肥大症における排尿症状（尿勢低下，尿線途絶など）は，尿流が抵抗を受けた結果と考えられるが，手術などで閉塞を解除しても，その1/3では排尿症状が持続する。これは，特に70歳以上では閉塞ではなく膀胱収縮障害により排尿症状が引き起こされているためと考えられる。

　また，下部尿路閉塞は膀胱の伸展・虚血・炎症・酸化ストレスをもたらし，これらにより膀胱機能の変化が誘発されて蓄尿症状（頻尿，尿意切迫感など）を生じる。前立腺の腫大に伴って尿道が伸展することで尿道の知覚が亢進し，脊髄反射を通じて排尿筋の収縮が起きることも蓄尿症状の発生につながる。

　ただし，下部尿路症状を訴える患者では，前立腺腫大を認めるが下部尿路閉塞は証明されないということもまれではない。前立腺肥大症は，前立腺腫大，下部尿路閉塞，下部尿路症状の3つの要素により構成される臨床的な概念であるが，実際の病像ではそれらがすべて認められるとは限らず，また，前立腺の腫大が必ずしも下部尿路閉塞や下部尿路症状と関連しない。

 ## 前立腺肥大症の治療

　前立腺肥大症は，生命予後に影響するほど重篤化することはまれであるが，QOLに与える影響は大きい。下部尿路閉塞の解除と膀胱機能障害の改善を図り，下部尿路症状の軽減を通してQOLを改善することが治療の目的となる。重症例・難治例では経尿道的前立腺切除術（TURP）などの外科的治療が行われるが，軽～中等症では

まず薬物療法が試みられる。

　$α_1$受容体拮抗薬は，前立腺や膀胱頸部の平滑筋の収縮を抑制し，機能的閉塞を軽減して症状を改善する。また，尿道の知覚神経の過剰な興奮を抑制し，脊髄反射による排尿筋収縮を抑制するため，排尿症状だけでなく蓄尿症状にも有効である。

　5α還元酵素阻害薬は，テストステロンを活性型のジヒドロテストステロン（DHT）に変換する5α還元酵素を阻害し，DHTの産生を抑制することにより前立腺腺腫を縮小させる。わが国ではデュタステリドが承認されているが，血清PSA値に影響を及ぼすため，投与前と投与中は定期的なPSA測定と併せて前立腺がんの評価を行うことが必要である。

　そのほかには，抗アンドロゲン薬，漢方製剤，植物エキス製剤などが前立腺肥大症の治療に用いられている。

参考文献
1）日本泌尿器科学会 編：前立腺肥大症診療ガイドライン，リッチヒルメディカル，2011
2）田中千賀子，他 編：NEW薬理学 改訂第6版，南江堂，2012
3）医療情報科学研究所 編：病気がみえるvol.8 腎・泌尿器，メディックメディア，2012
4）荒木麻由香，他：副作用として「排尿障害」が報告されている薬剤．薬局，57(11)：81-89，2006

前立腺肥大に禁忌となっている薬剤

分　類	一般名	主な商品名	禁　忌 （添付文書の記載）
鎮痙薬	チキジウム臭化物	チアトンカプセル	前立腺肥大による排尿障害
	チメピジウム臭化物水和物	セスデンカプセル	
	ピペリドレート塩酸塩	ダクチル錠	
	ブチルスコポラミン臭化物	ブスコパン錠	
	ブトロピウム臭化物	コリオパンカプセル	
	プロパンテリン臭化物	プロ・バンサイン錠	
	N-メチルスコポラミンメチル硫酸塩	ダイピン錠	
	ロートエキス	ロートエキス散	
鎮痛・健胃薬	ロートエキス・ゲンチアナ末	ベルサン	
過敏大腸症治療薬	メペンゾラート臭化物	トランコロン錠	
	メペンゾラート臭化物・フェノバルビタール	トランコロンP配合錠	
抗コリン薬	アトロピン硫酸塩水和物	硫酸アトロピン	
消化性潰瘍用薬	L-グルタミン・水酸化アルミニウム・炭酸水素ナトリウム共沈物・ピペタナート塩酸塩	エピサネートG配合顆粒	
	ジサイクロミン塩酸塩・水酸化アルミニウムゲル・酸化マグネシウム	コランチル配合顆粒	
	プロパンテリン臭化物・クロロフィル配合剤	メサフィリン配合錠	
抗アレルギー薬	アリメマジン酒石酸塩	アリメジンシロップ	前立腺肥大等下部尿路に閉塞性疾患
	クレマスチンフマル酸塩	タベジール錠	
	dl-クロルフェニラミンマレイン酸塩	アレルギン散	
	d-クロルフェニラミンマレイン酸塩	ポララミン錠	
	ジフェンヒドラミン塩酸塩	レスタミンコーワ錠	
	シプロヘプタジン塩酸塩水和物	ペリアクチン錠	
	ヒベンズ酸プロメタジン	ヒベルナ散	
	プロメタジン塩酸塩	ヒベルナ糖衣錠	
	ホモクロルシクリジン塩酸塩	ホモクロミン錠	
	メキタジン	ゼスラン錠	

次頁へ続く

分類	一般名	主な商品名	禁忌（添付文書の記載）
副腎皮質ホルモン・抗アレルギー配合薬	ベタメタゾン・d-クロルフェニラミンマレイン酸塩	セレスタミン配合錠	前立腺肥大等下部尿路に閉塞性疾患
抗アレルギー薬,抗パーキンソン薬	プロメタジンメチレンジサリチル酸塩	ピレチア錠	
抗パーキンソン薬	ピロヘプチン塩酸塩	トリモール錠	前立腺肥大等尿路に閉塞性疾患
	プロフェナミン塩酸塩	パーキン糖衣錠	
	プロフェナミンヒベンズ酸塩	パーキン酸	
	マザチコール塩酸塩水和物	ペントナ錠	
鎮暈薬	ジフェンヒドラミンサリチル酸塩・ジプロフィリン	トラベルミン配合錠	前立腺肥大等下部尿路に閉塞性疾患
中枢・末梢性筋弛緩薬	プリジノールメシル酸塩	ロキシーン錠	前立腺肥大による排尿障害
気管支拡張薬	アクリジニウム臭化物吸入剤	エクリラジェヌエア	前立腺肥大等による排尿障害
	イプラトロピウム臭化物水和物	アトロベントエロゾル	前立腺肥大症
	インダカテロールマレイン酸塩・グリコピロニウム臭化物	ウルティブロ吸入用カプセル	前立腺肥大等による排尿障害
	ウメクリジニウム臭化物・ビランテロールトリフェニル酢酸塩	アノーロエリプタ	
	ウメクリジニウム臭化物	エンクラッセエリプタ	
	オキシトロピウム臭化物	テルシガンエロゾル	前立腺肥大症
	グリコピロニウム臭化物	シーブリ吸入用カプセル	前立腺肥大等による排尿障害
	グリコピロニウム臭化物・インダカテロールマレイン酸塩	ウルティブロ吸入用カプセル	
	チオトロピウム臭化物水和物	スピリーバレスピマット/吸入用カプセル	
	チオトロピウム臭化物水和物・オロダテロール塩酸塩	スピオルトレスピマット	
鎮咳薬	ジヒドロコデインリン酸塩・dl-メチルエフェドリン塩酸塩・クロルフェニラミンマレイン酸塩	フスコデ配合錠	前立腺肥大等下部尿路に閉塞性疾患
	ジプロフィリン・ノスカピン配合剤	アストフィリン配合錠	
	ジプロフィリン・メトキシフェナミン配合剤	アストーマ配合カプセル	
鎮咳・鎮痛・解熱薬	ジプロフィリン・ジヒドロコデイン配合剤	カフコデN配合錠	
非ピリン系感冒薬	サリチルアミド・アセトアミノフェン・無水カフェイン・プロメタジンメチレンジサリチル酸塩	PL配合顆粒	
低血圧治療薬	アメジニウムメチル硫酸塩	リズミック錠	残尿を伴う前立腺肥大

下部尿路機能に影響を与える薬剤

排尿症状を起こす薬剤

分　類	想定される機序
オピオイド	オピオイド受容体を介した排尿反射の抑制
ビンカアルカロイド系薬剤	末梢神経障害
頻尿・尿失禁，過活動膀胱治療薬	抗コリン作用，排尿筋弛緩作用
鎮痙薬	抗コリン作用
消化性潰瘍治療薬	抗コリン作用，排尿筋弛緩作用
抗不整脈薬	抗コリン作用
抗アレルギー薬	抗コリン作用，ドパミン拮抗作用
抗精神病薬	抗コリン作用，排尿筋弛緩作用
抗不安薬	抗コリン作用，α_1受容体刺激作用，中枢性の排尿反射抑制
三環系抗うつ薬	抗コリン作用，α_1受容体刺激作用
抗パーキンソン病薬	抗コリン作用，α_1受容体刺激作用
抗めまい・メニエール病薬	抗コリン作用
中枢性筋弛緩薬	GABA受容体を介した排尿反射の抑制
気管支拡張薬	抗コリン作用，α_1受容体刺激作用，排尿筋弛緩作用
総合感冒薬	抗コリン作用
低血圧治療薬	α_1受容体刺激作用
抗肥満薬	モノアミン吸収阻害作用

蓄尿症状を起こす薬剤

分　類	想定される機序
抗不安薬	外尿道括約筋弛緩作用
中枢性筋弛緩薬	外尿道括約筋弛緩作用
抗がん剤	膀胱直接刺激作用
アルツハイマー型認知治療薬	アセチルコリンエステラーゼ阻害作用
抗アレルギー薬	アレルギー性膀胱炎
交感神経α受容体遮断薬	α_1受容体遮断作用
勃起障害治療薬	尿道平滑筋弛緩作用
狭心症治療薬	尿道平滑筋弛緩作用
コリン作動薬	M_3受容体刺激による排尿筋の収縮

これらの薬剤は，中枢神経系，末梢神経，平滑筋に影響を与えるため，下部尿路機能障害を引き起こす可能性がある。前立腺肥大など下部尿路機能障害がある患者では，これらの服用によって症状の悪化を招くおそれがあり，注意が必要となる。抗アレルギー薬などは多くのOTC薬にも配合されているため，OTC薬購入の際は薬剤師に相談するよう伝えておく。

メモ

事例 07 チラーヂン服用中にメルカゾールの処方

処方内容

グラクティブ錠25mg	1錠
アトルバスタチン錠5mg	1錠
メルカゾール錠5mg	1錠
1日1回　朝食後　30日分	

患者情報

- 75歳，女性。今回よりメルカゾール錠が追加。

〈お薬手帳より〉
- 他院よりチラーヂンS錠が6カ月前に180日分処方され服用中。
- チラーヂンS錠50μg2錠，25μg1錠を同時に朝1回服用の指示。

ある日，**薬局店頭**で…

 薬剤師：今日はメルカゾールが出ていますが，先生からはどのように言われましたか？

 患者：T_4の値が高いので薬を追加すると。

 薬剤師：T_4は甲状腺ホルモンの値ですね。お薬手帳を見るとチラーヂンS錠を服用されているようですが，このことを先生はご存じですか？

 患者：知っています。その病院からの紹介で受診しましたから。

さあ，このケースで，あなたならどうする？？

現場のQuestion

▸ 逆の薬効をもつ薬同士を併用？

○ 考え方のPoint

T_4補充療法の効果判定の指標として，最も重要なのが甲状腺機能低下症状の改善である．具体的には，アキレス腱反射時間，ECG所見，血中コレステロール濃度，基礎代謝率(BMR)，血中T_4・T_3，遊離型T_4・T_3(FT_4・FT_3)，甲状腺刺激ホルモン(TSH)濃度などで判定される．甲状腺機能のスクリーニング検査として1項目だけ行うとしたらTSHの検査が一般的である(表)．

甲状腺からはT_4，T_3など種々のヨードサイロニンが分泌されるが，その大部分はT_4である．T_3は極めて作用効果の大きい甲状腺ホルモンで，生体の正常代謝機能を維持するために不可欠だが，甲状腺ホルモン低下症に対してはT_4を投与し，それから生成されるT_3を補うほうが生理的である．T_4の分泌量は，健康若年成人で約80μg/日/60kg体重といわれている．

甲状腺ホルモンを内服した場合，消化管より70～80%が吸収される．しかし，T_4を吸着してしまうような薬剤(例：アルミニウム含有制酸剤，コレスチラミン，鉄製剤など)を併用していると吸収率が著しく不良となるので，他剤に変更したり内服の時間をずらすなどの対応が必要になる．併用にあたって注意すべき薬剤を以下に示す．

● クマリン系抗凝血薬：ワルファリンカリウムなど

クマリン系抗凝血薬の作用を増強することがあるので，併用する場合は，プロトロンビン時間などを測定しながらクマリン系抗凝血薬の用量を調節するなど，慎重に投与する必要がある．

甲状腺ホルモンがビタミンK依存性凝血因子の異化を促進すると考えられている．

表 甲状腺ホルモンの検査項目と基準値

検査項目	基準値
TSH：甲状腺刺激ホルモン	0.34～4.04μIU/mL
FT_3：トリヨードサイロニン	2.36～5.00pg/mL
FT_4：サイロキシン	0.88～1.67ng/mL

- ●交感神経刺激薬：アドレナリン，ノルアドレナリン，エフェドリン・メチルエフェドリン含有製剤

　交感神経刺激薬の作用が増強されるため，冠動脈疾患をもつ患者が併用すると冠不全のリスクが増大する恐れがある。

　甲状腺ホルモンがカテコールアミン類の受容体の感受性を増大すると考えられている。OTC 薬のかぜ薬などについても注意が必要となるため，お薬手帳などで注意喚起する。

- ●強心配糖体製剤：ジゴキシン，ジギトキシンなど

　血清ジゴキシン濃度は甲状腺機能亢進状態では低下し，甲状腺機能低下状態では上昇するとの報告がある。そのため，強心配糖体製剤の投与量は，甲状腺機能亢進状態では通常より多量に，甲状腺機能低下状態では通常より少量にすることが必要な場合がある。併用する場合には強心配糖体製剤の血中濃度をモニターするなど慎重に投与する。

　強心配糖体製剤の吸収率，分布容積，肝代謝，腎排泄速度などの増減が関与していると考えられている。

- ●血糖降下薬：インスリン製剤，スルホニル尿素系製剤など

　血糖降下薬を投与している患者に甲状腺ホルモンを投与すると，血糖コントロールの条件が変わることがあるので，併用する場合には血糖値その他患者の状態を十分観察しながら両剤の用量を調節するなど慎重に投与する。

　糖代謝全般に作用し血糖値を変動させると考えられている。

- ●フェニトイン製剤

　フェニトインは本剤の血中濃度を低下させることがあるので，併用する場合には甲状腺ホルモンを増量するなど，慎重に投与する。

　甲状腺ホルモンの異化を促進すると考えられている。

○ こんなときは──

提案　薬剤の併用について疑義照会

　チラーヂン S 錠などのホルモン製剤は半年～年単位で長期に処方されるこ

とが多いため，多くの患者を診断している医師は，他院での処方を見落としている可能性があることに留意する。

本症例ではT_4の値が高いため，抗甲状腺薬のメルカゾール錠が追加されているが，チラーヂンS錠を服用していることを医師が把握したうえで処方されているかを疑義照会により確認する必要がある。

たとえば，こんな 服薬指導

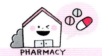

そうですか。先生はご存じなのですね。でも，チラーヂンS錠の処方は6カ月前ですから，先生が見落とされている可能性もないとはいえませんので，一応病院に確認させていただきますね。

〈疑義照会〉

本日はメルカゾール錠が処方されていますが，この方はチラーヂンS錠を125μg（50μg2錠と25μg1錠）服用中です。メルカゾール錠を追加してよろしいでしょうか？

チラーヂンS錠の処方を見落としていました。メルカゾール錠の処方を削除して，チラーヂンS錠25μg1錠の服用を中止するように指導してください。

先生に確認したところ，チラーヂンS錠を飲んでいることが見落とされていたようです。今回T_4の値が高かったのは，チラーヂンS錠の作用による可能性があるため，チラーヂンS錠の25μgの錠剤を中止するようにとのことです。

25μgの錠剤って，どれですか？

（実物を見せて）このピンクの錠剤です。50μgの錠剤は今まで通り服用してください。お薬手帳に先生からの指示を書いておきますので，1カ月後に受診するときには手帳を先生に見せてください。
それから，お食事で昆布などはよく食べますか？
（食事やサプリメントによるヨウ素摂取の確認も忘れずに行う）

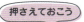

ホルモン製剤の長期投与では併用薬の見落としに注意

  甲状腺ホルモン補充療法

T_4投与方法

T_4投与は1日1〜2回の経口投与が一般的だが，投与にあたっては血中T_4，T_3濃度，さらに甲状腺のT_4分泌の正常な日内変動を維持するように行うのが理想的である。

T_4・T_3濃度の日内変動

健康若年男子と甲状腺機能低下症患者（T_4を朝1回服用）で血中T_4，T_3の著明な日内変動はみられないとの報告がある。一方，放射線ヨード投与による尿中排泄の経時的変化の解析により，甲状腺T_4分泌の日内変動は午前4時に最高値を示し，午後6時に最低値を示すことが多いとされている。この結果より，T_4の1日2回投与の場合は，朝に多く夕に少なめにするのがより生理的だと考えられる。

過剰投与による副作用

甲状腺ホルモンの過剰投与により甲状腺機能が亢進した状態になると，以下のような症状が認められる。
- 循環器症状*：心悸亢進，脈拍増加，不整脈，狭心症
- 代謝促進作用：体温上昇，基礎代謝増加，発汗
- 精神神経症状：振せん，不眠，頭痛，めまい，神経過敏，興奮，不安感，躁うつ
- 胃腸症状：食欲不振，嘔吐，下痢
- 全身症状：筋肉痛，肩こり，皮膚紅潮，脱力感，体重減少，月経障害

*高齢で長期甲状腺機能低下状態にある患者の場合，急に甲状腺機能を正常にすると心筋梗塞を引き起こすことが危惧されるため，最初は低用量から開始する。

解説　甲状腺機能低下症

病態とメカニズム

　甲状腺機能低下症は，甲状腺ホルモンに末梢組織が不応性な特殊例を除けば，血中甲状腺ホルモン濃度が低下して組織中の甲状腺ホルモンが欠乏することで，種々の臨床症状を呈する。甲状腺ホルモンが不足すると，下垂体から甲状腺刺激ホルモン（TSH）が分泌され，甲状腺細胞膜上にある TSH 受容体を刺激する。

　TSH 受容体を刺激された甲状腺細胞はヨードを取り込み，これを原料として甲状腺ホルモンを合成・分泌する。したがって甲状腺機能低下症には，①下垂体が障害されて起こるもの（中枢性下垂体機能低下症）と②甲状腺自体が障害されて生じるもの（原発性甲状腺機能低下症）がある。最も多いのは原発性甲状腺機能低下症で，そのほとんどは慢性甲状腺炎（橋本病）による。

食生活との関連

　甲状腺機能低下症はヨードの過剰摂取によっても引き起こされるため，特に昆布などでヨードを過剰に摂取していないか確認することが重要である。

　また，国立健康・栄養研究所の「健康食品」の素材情報データベースには次のような記載がある。「大豆を長期間多量に摂取すると，甲状腺機能が低下する可能性が示唆されている。健常者37名（22〜76歳，日本）を対象に，酢大豆30g/日を1カ月または3カ月摂取させたところ，いずれも甲状腺ホルモン値に変化はなかったが，甲状腺刺激ホルモンの増加は用量依存的で，甲状腺の腫大がみられ，甲状腺機能が軽度に抑制された」。したがって，食生活が偏っていないか確認することも求められる。

症状

　甲状腺ホルモンが不足すると寒がりになり，立ち居振る舞いや顔貌が年老いた印象になる。あらゆる動作が遅くなり，疲れやすく，話し方もゆっくりで徐脈，便秘がちになる。また，皮膚が乾燥してカサカサとなり，押してもへこまない浮腫や体重増加を生じるほか，コレステロール値も高くなる。さらに，何をするにも億劫になり，精神活動性も低下してうつ病と誤診されることもある。

　これらの甲状腺機能低下症状があり，血中の甲状腺ホルモン（T_3, T_4）濃度が減少し，かつ下垂体からの甲状腺刺激ホルモン（TSH）分泌が亢進していれば原発性甲状腺機能低下症と診断される。

　今回の患者の場合はアトルバスタチン服用中であることから，コレステロール値上昇が甲状腺機能低下による二次性のものではないかの検証も行い，そのうえでス

タチン系薬剤が本当に必要なのかを次回受診時までに医師に確認しておくことが望ましい。

甲状腺機能低下症における症状，症候の出現頻度

	原発性甲状腺機能低下症（％）	下垂体性甲状腺機能低下症（％）
脱　力	98	100
皮膚の乾燥	79	47
皮膚の粗大	70	7
無気力	85	80
言語緩徐	56	67
眼瞼浮腫	86	40
冷　感	95	93
発汗低下	68	80
皮膚の冷え	80	60
舌肥大	60	20
皮膚の蒼白化	50	87
記憶障害	65	67
便　秘	54	33
体重増加	76	47
脱　毛	41	13
呼吸困難	72	73
手足の浮腫	57	0
嗄　声	74	33
食欲不振	40	－
神経過敏	51	53
難　聴	40	26
心悸亢進	23	13
体重減少	9	26
抑うつ	60	73
筋力低下	61	73
知覚障害	56	13
運動緩徐	73	60

〔満間照典：甲状腺機能低下症．現代医療，20（6）：1558-1562，1988〕

甲状腺分泌量に影響する因子

体重
T_4分泌量と体重の間には相関関係があると報告されている。

年齢
若年健康男子と70歳以上の健常人の比較により，高齢者のT_4分泌量は若年者の約60％に低下しているとの成績が報告されている。年齢別のT_4維持量は，体重 kg あたり乳児期で8〜10μg，4〜12歳で4〜6μg，思春期で3〜4μg，成人では2μgとされている。

合併症
甲状腺機能低下症患者で合併症がみられる場合はT_4投与量を加減する必要がある。特に，虚血性心疾患を中心とする心血管障害を合併することが多く，このような症例では甲状腺ホルモンの投与を少量から始め，ゆっくり維持量にもっていくことが必要になる。

甲状腺ホルモンの腸管吸収
T_4の投与量は，腸管からのT_4の吸収に応じて決定する。T_4の腸管吸収は剤形によって異なるが，50％程度といわれている。

ヨウ素を含む食品

「日本人の食事摂取基準2015年版」によると，ヨウ素の1日の推奨量は130μg（18歳以上，男女とも），耐容上限量は3,000μgとされている。日本人における実際のヨウ素摂取量は，昆布製品などの海藻類をあまり含まない食事であれば500μg/日未満だが，そのほかに海藻類を多く含む食事が間欠的に摂取される分が加わるため，平均で1〜3mg/日になると推定されている。海藻類はヨウ素以外にも身体に不可欠な栄養素を含み，「体に良い」とされるものばかりだが，ヨウ素の過剰摂取という面で考えると注意が必要である。

昆布だしのみそ汁，おでん，煮物，昆布の佃煮，昆布茶，健康食品の根昆布…日本の食卓ではあり得ないこともないメニューである。また，ダイエットのために，海藻サラダを毎日のように食べているケースもある。体に良いといわれるものでも

摂り過ぎは禁物であり、更年期症状、脂質異常症などと診断されている人では、ヨウ素過剰摂取による甲状腺機能低下症がその背景にないかを確認することを忘れてはならない。

ヨウ素の食事摂取基準（μg/日）

年齢など	男性				女性			
	推定平均必要量	推奨量	目安量	耐容上限量	推定平均必要量	推奨量	目安量	耐容上限量
0〜5カ月	—	—	100	250	—	—	100	250
6〜11カ月	—	—	130	250	—	—	130	250
1〜2歳	35	50	—	250	35	50	—	250
3〜5歳	45	60	—	350	45	60	—	350
6〜7歳	55	75	—	500	55	75	—	500
8〜9歳	65	90	—	500	65	90	—	500
10〜11歳	80	110	—	500	80	110	—	500
12〜14歳	100	140	—	1,200	100	140	—	1,200
15〜17歳	100	140	—	2,000	100	140	—	2,000
18〜29歳	95	130	—	3,000	95	130	—	3,000
30〜49歳	95	130	—	3,000	95	130	—	3,000
50〜69歳	95	130	—	3,000	95	130	—	3,000
70歳以上	95	130	—	3,000	95	130	—	3,000
妊婦（付加量）					+75	+110	—	—*
授乳婦（付加量）					+100	+140	—	—

＊：妊婦の耐容上限量は、2,000μg/日とする。

店頭で便利なツール

市販薬に配合されているヨウ素含有製剤とこれらの成分を含む主な商品
(2017年9月時点)

〈内用剤〉

成分名	薬効群	主な商品名	1日服用量	ヨウ素量(1日量)
ヨウ化イソプロパミド	総合感冒薬	エスタックイブファイン	6mg	1.58mg
		コルゲンコーワIB「1日2回」Tカプセル	5mg	1.32mg
		新コンタックかぜEX	5mg	1.32mg
		ベンザブロックS	6mg	1.58mg
	鼻炎用薬	ダン鼻炎錠	6mg	1.58mg
		ダンリッチ鼻炎カプセル	5mg	1.32mg
	胃腸薬	マリジンAグリーン	6mg	1.58mg
こんぶ末	胃腸薬	ヂアトミンG錠		0.314mg

〈外用剤〉

成分名	薬効群	主な商品名	含有量	用法・用量
ヨウ素	口腔内殺菌薬	のどぬーるスプレーEXクール	0.5g/100mL 1噴霧0.1mL ヨウ素量0.5mg	1日数回噴霧
		複方ヨード・グリセリン	1.2g/100mL(添加物としてヨウ化カリウムが配合されている)	適宜,適量を塗布
ポビドンヨード	口腔内殺菌薬	イソジンのどフレッシュ	4.5mg/mL (有効ヨウ素として0.45mg) 1噴霧0.07mL ヨウ素量0.0315mg	1回2〜3噴霧 1日数回使用
		フィニッシュコーワ	4.5mg/mL (ヨウ素量として,0.45mg/mL)* 1噴霧0.1mL ヨウ素量0.045mg	
		フィニッシュコーワA	4.5mg/mL (ヨウ素量として,0.45mg/mL)* 1噴霧0.1mL ヨウ素量0.045mg	
		カイゲンのどスプレー	4.5mg/mL (ヨウ素量として,0.45mg/mL)* 1噴霧0.2mL ヨウ素量0.09mg	
	うがい薬	イソジンうがい薬	70mg/mL(有効ヨウ素7mg含有)	1回2〜4mLを水約60mLで薄め,1日数回うがい
ヨウ素 ヨウ化カリウム	口腔内殺菌薬	大正ルゴールビゴン	ヨウ素:0.5g/100g ヨウ化カリウム:1g/100g	適量をとり塗布

*:添加物としてヨウ化カリウムが配合されている

事例 08　C型肝炎患者に複数薬剤処方

処方内容

```
1) ウルソ錠100mg                                6錠
      1日3回　毎食後　28日分
2) ランソプラゾールOD錠15mg                      1錠
      1日1回　寝る前　28日分
3) アジルバ錠20mg                                2錠
   アムロジピンOD錠5mg                           1錠
      1日1回　朝食後　28日分
4) ハーボニー配合錠                              1錠
      1日1回　朝食後　28日分
```

患者情報

- 68歳，男性。C型慢性肝炎。今回，ハーボニー配合錠が処方に追加された。

〈薬歴より〉
- 他院よりクレストール錠2.5mg　1日1回　朝食後が60日分処方され，服用中。
- 食べ過ぎたときに，市販の胃腸薬を飲むことがある。
- 家庭血圧を毎日測定し，血圧手帳に記録している。

ある日，薬局店頭で…

 今日はハーボニー配合錠が出ています。先生からはどのように言われましたか？

 「出されたのはC型肝炎の新しい薬で，明日の朝から毎日忘れずに必ず飲むように」，「28日分出ているけれど，2週間後に受診するように」と言われました。

 これまで飲んでいた薬と一緒に飲むのですね…。クレストールを飲んでいることは先生に伝えてありますか？

 前にお薬手帳を見せました。

さあ，このケースで，あなたならどうする？

現場の Question

∴ ハーボニーとクレストールの併用に問題は？

○ 考え方のPoint

● ハーボニーとの併用で注意すべき薬剤

　ハーボニー（レジパスビル／ソホスブビル配合錠）は，「セログループ1（ジェノタイプ1）のC型慢性肝炎又はC型代償性肝硬変におけるウイルス血症の改善」を効能・効果として2015年7月に承認，8月に薬価収載された。併用に気をつける薬剤として，P糖蛋白質（P-gp）を誘導する薬剤，アミオダロン，制酸剤，H_2ブロッカー，PPIなどが挙げられる。

① P-gpを誘導する薬剤など

　ソホスブビルとレジパスビルはともにトランスポーター〔P-gp，乳がん耐性蛋白（BCRP）〕の基質であることから，これらを阻害／誘導する薬剤との併用により腸管内での吸収が増加／減少する可能性がある。一方，ソホスブビルの主要代謝物であるGS-331007はP-gpおよびBCRPのいずれの基質でもないことが示唆されている。

　腸管内で強力なP-gpを誘導するリファンピシン，カルバマゼピン，フェニトイン，セイヨウオトギリソウ（セント・ジョーンズ・ワート）との併用により，ソホスブビルおよびレジパスビルの血中濃度が低下し，効果が減弱するおそれがあることから，これらとの併用は禁忌である。また，リファブチン，フェノバルビタールは併用注意となっている。

　海外の臨床試験では，レジパスビル単剤とリファンピシン，ソホスブビル単剤とリファンピシンを併用した結果，レジパスビルのAUC，C_{max}はそれぞれ59％，35％減少，ソホスブビルのAUC，C_{max}はそれぞれ72％，77％減少した。さらに，レジパスビルはP-gpとBCRPに対する阻害作用を有するため，P-gpとBCRPの基質となる薬剤（ジゴキシン，ロスバスタチン，テノホビル）は，併用により腸管内での吸収が増加し，血中濃度上昇の可能性があることから併用注意となっている。一方，ソホスブビルやレジパスビルはCYPまたはUGT1A1に対して阻害作用および誘導作用を有さないとされている。

② アミオダロン

　アミオダロンの併用により徐脈などの不整脈が現れる恐れがあり，海外で市

販後に死亡例も報告されていることから，併用は可能な限り避ける。相互作用の詳細や徐脈発現の機序は今のところ不明である。

③**制酸剤，H_2ブロッカー，PPI**

　胃内pHを上昇させる薬剤と併用すると，レジパスビルは溶解性が低下し血中濃度が低下するため，効果が減弱する可能性がある。水酸化アルミニウム，水酸化マグネシウムなどの制酸剤，H_2ブロッカー，PPIは併用注意である。

　海外の臨床試験の結果から，H_2ブロッカーとの併用は本剤と同時に投与するか，本剤投与から12時間の間隔を空けること，また，PPIとの併用は，空腹時に本剤と同時に投与し，本剤投与前にPPIを投与しないことが示されている。なお，胃内pHは食事摂取によっても上昇するが，食事が本剤の薬物動態に及ぼす影響を検討した結果，レジパスビルのAUCやC_{max}の変化は認められず，ソホスブビルは吸収速度が遅くなるものの，AUCやC_{max}の著しい変化は認められなかった。

○ こんなときは──

提案1　併用薬服用のタイミングなどを確認

　PPIのランソプラゾールOD錠が処方され，また，他院で処方されたクレストール錠を服用中で，さらに市販の胃腸薬を飲むことがあることもわかっている。本剤と併用薬の相互作用を考え，ランソプラゾール服用のタイミングや，クレストール服用の把握の有無などを疑義照会により確認する必要がある。

提案2　医療費助成制度での受給を確認

　医療費助成制度の受給者証の交付番号が処方せんに記載されていない場合があるため，まずは同制度の受給者証の交付を受けているかを確認する。なお，本剤の1錠薬価は5万4,796.90円で12週の総額は460万円にのぼる。

提案3　肝発がんに注意しフォロー

　ハーボニーの服用で治療が完全に終了するのではなく，ウイルスが排除された後も少ないながら肝発がんがあるため，定期的な受診が必要であることを説明する。薬局でも次回受診日を確認し，フォローアップしていく必要がある。

提案4　継続的な血圧フォロー

　ハーボニーの国内市販後，「重大な副作用」として「高血圧，脳梗塞・脳出血等の脳血管障害」が添付文書に追加された。

　本例はアジルバ錠とアムロジピンOD錠を服用し，普段から家庭血圧を測定し血圧手帳に記録している。降圧薬を服用していても血圧の高い状態がみられれば，ハーボニーの副作用の可能性を考え，服用は中止せずに，すぐに連絡するよう伝えておく。

押さえておこう

C型肝炎治療で気をつける相互作用をチェック

たとえば，こんな **服薬指導** ──併用薬を中心に──

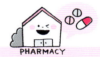

 クレストールを処方した先生は，今回の肝炎治療についてご存じですか？

 肝炎治療で薬を飲むかもしれないとは伝えてありますが…。

 薬の飲み合わせについて先生に確認しますので，しばらくお待ちください。

〈医師に確認〉

 ××さんの処方についてですが，クレストールを服用中とのことですが…。

 クレストールを飲んでいることは，お薬手帳で知っています。併用注意なので，ハーボニー錠を飲み始めたことをクレストールの処方医に伝えるように，××さんには言いました。薬局でも再度伝えて

もらえますか。

では，××さんに伝えて，お薬手帳に併用注意の旨を記載しておきます。それから，ランソプラゾールは引き続き服用するということで，よろしいですか。

ランソプラゾールは寝る前の服用だから，心配ないですよね？

PPIの薬物動態などを考慮し，PPIを併用する際は空腹時に同時投与し，ハーボニーの投与前にはPPIを投与しないように推奨されています。

では，薬の効果のことも考え，しばらくランソプラゾールは中止して様子をみることにしますか。

先生に確認しました。この薬とクレストールを併用する際は注意が必要なので，お薬手帳にそのことを書いておきますね。よろしければ，クレストールを処方した先生に，肝炎治療でハーボニーを飲み始めることをお伝えしましょうか。

連絡してもらえますか。今週，あちらを受診しますので，私からもお薬手帳を見せて伝えます。

それから，新しい薬の効果を考え，ランソプラゾールはしばらく中止することになりました。市販の胃腸薬を飲むことがあるということですが，最近も飲んでいらっしゃいますか？

ここしばらくは飲んでいません。

胃腸薬も新しい薬の効果に影響する可能性がありますので，飲むときはご相談ください。血圧測定はこれまで通り続けて，もし血圧の薬を飲んでも血圧が高いようでしたら，ご連絡ください。

店頭で便利なツール

お薬手帳用シールの例

［ハーボニーと併用薬の注意例］

・**胃酸の分泌を抑える薬剤に注意**

> 制酸剤，H_2受容体拮抗薬，プロトンポンプ阻害薬などの胃酸の分泌を抑える薬と一緒に服用すると，本剤の効果が減弱する可能性が考えられます。

> 他の科を受診するとき，OTC薬を買うときなどは，医師，薬剤師に，本剤を服用していることを伝えましょう。

・**ロスバスタチンの併用に注意**

> 脂質異常症の治療に用いられるロスバスタチンと一緒に服用すると，ロスバスタチンの作用が強く出すぎる可能性があります。

> 他の科を受診するときは，医師，薬剤師に，本剤を服用していることを伝えましょう。

・**セイヨウオトギリソウ含有食品との併用は禁忌**

> セイヨウオトギリソウ（セント・ジョーンズ・ワート）含有食品と一緒に使用すると，本剤の血中濃度が低下し，効果が減弱するおそれがあります。

> 本剤服用中は，セイヨウオトギリソウ（セント・ジョーンズ・ワート）含有食品を摂ってはいけません。

［血圧の管理］

> まれではありますが，本剤の服用により高血圧（収縮期血圧180mmHg以上または拡張期血圧110mmHg以上），脳梗塞・脳出血などの脳血管障害がみられたとする報告があります。家庭での血圧測定を行うとともに，本剤服用前と何か変わった症状がみられた場合には，医師，薬剤師にすぐに連絡してください。

 医療費助成制度

　治療に用いられる薬剤で保険適用となっているものや，治療に必要な初診料，再診料，検査料，入院料などが助成対象となる。また，副作用が抗ウイルス治療に起因し，抗ウイルス治療を継続するために副作用の治療を併用せざるをえない場合は，受給者証の認定期間中に限り，保険適用範囲内の治療は助成対象となる。ただし，抗ウイルス治療を中止して副作用の治療や保険適用外の治療を行う場合は助成対象とならない。

　自己負担限度額は，保険適用分の医療費のうち，自己負担上限額を超えて高額療養費の自己負担限度額までの額が助成対象となる。自己負担限度額（月額）は階層区分が甲の場合は20,000円，乙の場合は10,000円となる。

　C型慢性肝炎で助成を受けるための認定基準は
・IFN 単独療法，IFN/リバビリン併用療法，プロテアーゼ阻害薬/Peg-IFN/リバビリン併用療法：HCV RNA 陽性のC型慢性肝炎で，これらの治療を行う予定または実施中の患者のうち，肝がんの合併のない患者
・IFN フリー治療：HCV RNA 陽性のC型慢性肝炎またはChild-Pugh 分類A（6点以上）のC型代償性肝硬変で，IFNを含まない抗ウイルス療法を行う予定または実施中の患者のうち，肝がんの合併のない患者

となっている。医療費助成の詳細について，各都道府県のホームページなどでしっかり確認しておく必要がある。

解説 IFN フリーの DAAs 療法

　C 型肝炎治療は，従来の IFN（インターフェロン）療法，IFN と DAAs（直接作用型抗ウイルス剤：direct acting antivirals）の併用療法では，IFN を基本とする治療であるため IFN 無効例では治療効果が低いことや，IFN の副作用の問題，IFN 不耐容例は適応外であること，さらにリバビリンの溶血性貧血などの副作用の問題など，C 型肝炎治療にはまだ解決すべき問題が残っていた。

　そこで，IFN やリバビリンを用いない DAAs のみによる治療，いわゆる IFN フリー治療の検討が行われた。単剤では十分な効果が得られなかったため，異なる作用機序の DAAs を組み合わせたところ，高い抗 HCV 効果が認められた。

　DAAs は，HCV が肝細胞の中で増殖・複製するために重要なプロテアーゼ活性（NS3/4A 領域），ウイルスゲノム複製複合体形成（NS5A 領域），RNA 依存性ポリメラーゼ活性（NS5B 領域）の各機能を阻害することで抗 HCV 作用を示す。

　現在 NS3/4A プロテアーゼ阻害薬は第一世代のテラプレビル，第二世代のシメプレビル，バニプレビル，アスナプレビル，パリタプレビル，グラゾプレビルの 6 種類，NS5A 阻害薬はダクラタスビル，レジパスビル，オムビタスビル，エルバスビルの 4 種類，NS5B ポリメラーゼ阻害薬はソホスブビル，ベクラブビルが承認されている（NS3/4A プロテアーゼ阻害薬のうち，テラプレビル，シメプレビル，バニプレビルは Peg-IFN とリバビリンの併用療法）。

　IFN フリーの DAAs 併用療法は，肝硬変，IL28B 遺伝子多型 *，年齢，開始時 HCV RNA 量，IFN 治療の有無などの背景因子により治療効果の差はみられない。IFN 単独や IFN とリバビリンの併用療法などの前治療の無効例，IFN 不適格例・不耐容例などにも使用できる。治療期間が短く副作用も少ないなど，これまでの治療とは異なる特徴をもつ。

＊：IL28B は IFN λ の一種。この IFN λ はサイトカインレセプター（IL-28R）に結合し，IFN 誘導遺伝子の発現レベルを向上させ，抗ウイルス活性を発揮することが報告されている。この遺伝子多型が IFN 治療無効に関係していると報告されている。

　本剤は，レジパスビルが HCV の複製および粒子の形成に必須である HCV 非構造蛋白質（NS）5A を阻害し，ソホスブビルは肝細胞内で活性代謝物のウリジン三リン酸型に変換されるヌクレオチドプロドラッグであり，この活性代謝物が HCV 複製に必須な HCV 非構造蛋白質（NS）5B RNA 依存性 RNA ポリメラーゼを阻害する。これら 2 種類の薬剤が相加的に作用することで抗 HCV 作用を示すとされている。

　同じく IFN フリー製剤でセログループ 1 に適応をもつダクラタスビルとアスナプレビルの併用療法においては，1 日合計 3 錠を 24 週間服用する必要があった（ダクラ

タスビルが1回1錠を1日1回，アスナプレビルが1回1錠を1日2回）．それに対し本剤は1日1回1錠（レジパスビルとして90mgおよびソホスブビルとして400mg）の12週間服用と，服用方法が簡便で服用期間が半分となった．

レジパスビルはT_{max}が約5時間，消失半減期が約46〜50時間と吸収，消失とも穏やかであり，また，ソホスブビルはT_{max}が約0.5時間，消失半減期が約0.4時間と吸収，消失ともに速やかであったが，ソホスブビルの主要代謝物（GS-331007）はT_{max}が約3〜4時間，消失半減期が23〜25時間であるため1日1回投与が可能である．

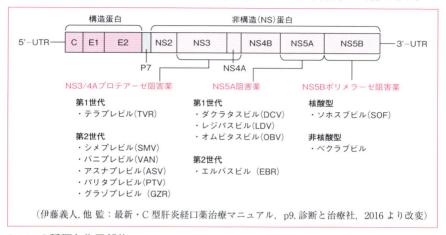

（伊藤義人，他 監：最新・C型肝炎経口薬治療マニュアル，p9，診断と治療社，2016より改変）

DAAsの種類と作用部位

 DAAs療法の今後の課題

　DAAsはHCVに直接作用するため，HCVゲノムの構造変化による薬剤耐性の存在が問題となる．特にNS5A領域のY93H変異はNS5A阻害薬に高度耐性を示すとされている．そのほかNS3/4A領域のD168変異はNS3/4Aプロテアーゼ阻害薬の耐性に，NS5B領域のS282変異はNS5Bポリメラーゼ阻害薬の耐性に関与することが知られている．

　さらに，ダクラタスビル／アスナプレビルの併用療法の治療不成功例では，NS5A多重耐性変異が高頻度に出現する可能性があり，この療法の施行前に耐性変異の有無を確認することが推奨されている．本剤は，ベースラインにNS5A変異を有する症例においても高いSVR12（sustained viologic response：治療終了から12週後にHCVのRNAがない）が得られており，自然界に存在するNS5A変異に対しては高い

奏効率が期待できるとされているが，ダクラタスビル／アスナプレビルの併用療法の治療不成功によりNS5A多重耐性変異を獲得した症例では，本剤の治療によりSVRが得られるかは現在のところ不明である。

今後は患者ごとに治療前の薬剤耐性変異の有無を確認するなど，DAAsの使用にはさらなる検討が必要であるとされている。

患者の高齢化を考えると，今後はIFNを使用せず，副作用が少なくかつ効果の高いDAAsの併用療法がC型肝炎治療の中心になってくる。薬局においてもDAAs治療に用いられる薬剤の処方せんを受け取る機会が今後ますます増えるであろう。DAAsの薬剤の特性などを十分理解したうえで，適切に服薬指導できるようにしたい。

解説 ハーボニーとPPIの相互作用

海外の臨床試験では，ハーボニーとファモチジン40mgを同時投与または12時間の時間差投与で併用したとき，レジパスビルのC_{max}は同時投与で20%減少，時間差投与で17%減少したが，AUC比は同等性の範囲内であった。

また，オメプラゾール20mgとの同時投与でハーボニーのAUCは4%，C_{max}は11%減少したが，オメプラゾール20mgの最終投与から2時間後の食後にレジパスビル単剤を投与したところ，レジパスビルのAUCは42%，C_{max}は48%減少したと報告されている。PPI（オメプラゾールなど）の薬物動態を考えると，本剤をPPIの作用発現時間にずらして併用した場合，レジパスビルの血中濃度を低下させる可能性がある。

解説 C型肝炎治療のフォローアップ

C型肝炎や肝硬変の最終的な治療目標は，肝がんの発生の抑止である。IFN療法やDAAs治療によりHCVの排除が可能となり，肝機能の改善が期待できるため，フォローアップでは主に発がんが問題になるといわれている。

HCVの発がん機序には，ウイルス感染によるがん抑制遺伝子・細胞周期調節異常のほかに，酸化ストレスの亢進やオートファジーの異常などが挙げられる。これらのなかには，ウイルスの排除のみで改善するものとそうでないものが含まれ，ウイルス排除後の発がんを阻止するためには，さまざまな要因への適切な対応が求めら

れている。

　C型肝炎へのIFN治療によってSVR（著効）が達成されると，炎症の鎮静化や長期的な肝線維化の改善が期待でき，肝細胞がんの発症率が低下することについては多くのエビデンスがある。しかし，ウイルス排除から10年以上経過後の発がんも報告されているため，長期にわたって慎重に経過観察する必要がある。特に「高齢」，「線維化進展例」，「男性」の3因子は肝発がんの独立した危険因子であることが明らかとなっており，注意が必要である。

　一方，IFNフリーのDAAs治療によってSVRとなった症例で，IFNと同程度の肝発がん抑制効果が得られるかは現時点でエビデンスがなく，今後のデータの集積，解析が必要であり，SVR達成後も厳重な注意が求められる。

　患者には，DAAs治療でSVRを達成した後も肝発がんのリスクがあることを説明し，血液検査，腫瘍マーカー測定，超音波検査など必要な検査を継続的に受けフォローを受けるように勧める。また，発がんのリスク因子とされる飲酒や糖尿病，肥満などの改善を指導する。

解説　ハーボニーのリスク

　ハーボニーの医薬品リスク管理計画には，「重要な特定されたリスク」として①アミオダロンとの併用，②B型肝炎ウイルス感染の患者又は既往感染者におけるB型肝炎ウイルスの再活性化，③高血圧，④脳血管障害――が，「重要な潜在的リスク」として，重度腎機能障害患者又は透析を必要とする腎不全の患者への投与が記載され，また「有効性に関する検討事項」に薬剤耐性が挙げられている。薬局では定期的なモニタリングを通じ，患者の状態の把握，併用薬の確認，副作用のチェックなどを行い適正使用に努めるとともに，万が一リスクが疑われた場合には，適切に情報収集を行い，企業などに情報提供をする。

　国内第Ⅲ相臨床試験（リバビリン併用群と本剤単独投与群）では，副作用による服用中止はリバビリン併用群2例でみられ，1例は皮疹による投与中止例，1例は心停止による死亡例だった。死亡例は，肝硬変で併存疾患（サルコイドーシス，糖尿病，肺線維症），脾摘の既往もあり，副作用発現時にはウイルス性消化管感染症を併発していた。本剤単独群で最も高頻度で発現した副作用は鼻咽頭炎の29％，ほかは頭痛が7％，全身倦怠が5％，皮膚瘙痒が4％であった。本剤単独の12週間治療では，副作用による投与中止例はなく，重篤な副作用もなかったが，発売後の2016年7月に，重大な副作用として高血圧，脳血管障害が添付文書に記載された。

ハーボニーの服薬サポートツール

　メーカーではさまざまなサポートツールを用意している。「ご案内キット」には服薬日記などが入っており，その中の「ご登録はがき」を送ると「服薬カレンダー」（ボトルのままセットできるポケットや，飲み忘れを防ぐためのチェックシートの入ったポケットなどが付いている）が患者に届けられ，また，「継続サポート」として治療の継続を促すための情報が2週間ごとに届けられる。

　そのほか，服薬アプリ「C肝服薬サポート」には，服薬時間や通院日を知らせてくれるアラーム機能や，服薬の記録や通院状況を確認できるカレンダー機能，服薬時の応援メッセージ表示機能が付いている。これらを有効に活用し，薬局でも患者の服薬をしっかりサポートしていくことが重要である。

 ## ハーボニーとウルソの併用

　ウルソデオキシコール酸や強力ネオミノファーゲンシーを用いた肝庇護療法は，ウイルス排除が目的ではなく，肝炎を沈静化し肝組織の線維化進展を抑えることを目的とする。このためC型慢性肝炎での肝庇護療法の適応は，AST，ALT値が異常を示す患者で，IFNなどの抗ウイルス療法が施行できない患者，抗ウイルス療法でウイルス排除ができなかった患者，抗ウイルス療法を希望しない患者などである。

　一方，ハーボニーの国内第Ⅲ相試験において，投与期間中にALTが正常化した患者の割合およびALTの推移を検討した結果によると，ベースライン時にALTが正常範囲上限を上回った患者の割合は61.0％（194/318例）であり，その大半では投与期間中にウイルス複製の抑制と一致してALTの正常化を認め，投与終了時に186例でALTを測定したところ，82.8％（154例）でALTの正常化を認めた。これらの点を考慮し，ハーボニーとウルソデオキシコール酸の併用については，担当医師の判断によるところが大きいようである。

事例 09 便秘の患者へのPPI処方で下剤の効果が減弱

∴ 処方内容

前回

酸化マグネシウム錠330mg	3錠
	毎食後　30日分

今回

酸化マグネシウム錠500mg	3錠
	毎食後　30日分

∴ 併用薬

ロキソプロフェン錠60mg　　2錠
　　分2　30日分
ランソプラゾールOD錠15mg　1錠
　　分1　30日分

∴ 患者情報

- 60歳，女性。

ある日，**薬局店頭**で…

 整形外科で痛み止めをもらうようになってから，便秘がひどくなっている気がするのですが…。

薬剤師：そうですか。痛み止めと一緒に飲んでいる胃薬が原因で，下剤の効果が落ちている可能性があります。胃薬をほかのものに変えてもらえるか，先生に確認しますね。——今，ほかの薬剤師が確認中ですので，その間に少しお話しできますか？　お通じは，どのくらいの間隔ですか？　朝ご飯は食べていますか？　野菜，キノコ，海藻などの食物繊維の多い食事や油は摂れていますか？　お茶はどのくらい飲んでいらっしゃいますか？　排便を我慢することがありますか？

さあ，このケースで，あなたなら **どうする？？**

現場の Question

:: PPI併用で酸化マグネシウムの作用が低下？

◯ 考え方のPoint

本事例は，整形外科で処方されたプロトンポンプ阻害薬（PPI）により酸化マグネシウムの作用が低下し，便秘が悪化している可能性が高い。薬剤師のアプローチとしては，PPIを変更できるか医師に確認する必要がある。

実際には胃酸分泌抑制薬の変更ができない場合もあるが，そのときは酸化マグネシウムの増量や下剤の変更などを提案する。ただ，本事例で酸化マグネシ

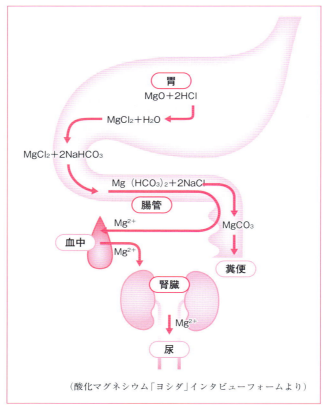

（酸化マグネシウム「ヨシダ」インタビューフォームより）

図　酸化マグネシウム（MgO）の体内動態

ウムを増量する場合は，NSAIDsの副作用により腎機能障害や高マグネシウム血症を起こすリスクも否定できないため，注意しなくてはならない。

　薬局では患者の生活習慣をよく聴き取り，患者との会話から便秘の原因を推察したうえでアドバイスを行う。便秘治療の目的は下剤で便を出すことではなく，下剤を使わずに規則正しく排便できるようにすることである。

● **酸化マグネシウムの作用機序**

　緩下剤の酸化マグネシウムは，服用後に胃内酸性下で塩化マグネシウムとなり，腸管内で炭酸水素マグネシウムとなって作用を発揮する(図)。この炭酸水素マグネシウムが腸管内の浸透圧を高めて腸内に水分を引き寄せ，腸の内容物を軟化させるとともに，腸内容物が膨張し，腸管に刺激を与えて排便を促す。

　そのため，H_2ブロッカーやPPIの服用により胃酸分泌が抑制された状態では緩下作用が減弱すると考えられる。もちろん無酸症や胃全摘の患者の場合においても同様の注意が必要といえる。

こんなときは——

提案1 便秘の原因を確認

　便秘は一般に，排便が3日以上ない状態，あるいは排便が毎日あっても残便感がある場合とされている。ただ，排便がない期間が2日であっても，お腹が張ってつらい場合は便秘と考えて対応する。便秘の訴えに対しては，便の状態をブリストルスケールで確認するとともに，排便の頻度や，便が細くなってすっきり出ないなどの症状の有無を確認したい。

　器質性便秘の可能性も検討し，例えば，便に血が混ざっていないか，黒色便ではないかといった確認もさりげなく行う。また，便秘がひどい場合は，腹痛や頭痛，動悸などの症状の有無も忘れずに確認する。

　機能性便秘は原因や症状が多岐にわたるため，対策にあたっては便秘の原因を把握する必要がある。表に示す通り，慢性の便秘は大きく3つのタイプに分けられる。そのほかにも便秘や下痢を繰り返す過敏性腸症候群や，食事量の減少による食事性の便秘などもある。

表 慢性の便秘のタイプ別の特徴と対策

タイプ	原因・特徴	対応・対策
弛緩性便秘	・運動不足，筋力の低下，食事量の不足，偏食，不規則な生活などが原因。食物繊維の不足も要因の一つ。 ・腸の蠕動運動や緊張感が低下している。腸の内容物が腸を通過するのに時間がかかり，その間に水分の吸収が増加して便が硬くなる。 ・便は大きくて，カチカチ。腹痛はあまり感じない。女性や高齢者に多い。	**腸に適度な刺激を与える** 十分な食物繊維と水分の摂取，運動や腹部のマッサージなどによって，適度な刺激を与える。 **生活習慣の見直し** 決まった時間にトイレに行く習慣をつけ，排便を我慢しない。 **刺激性の下剤** 穏やかな作用のものを，少量から始める。症状が長引き，下剤の服用量が増えている場合は，受診を勧める。 整腸薬（乳酸菌製剤）や食物繊維のサプリメントなども活用する。
直腸性便秘	・便意の我慢，便秘薬の使いすぎなどが原因。 ・肛門付近に達した便や便秘薬による刺激を受け続けているうちに，直腸が刺激に慣れてしまい，反応が鈍くなっている。	
痙攣性便秘	・ストレス，緊張，過労などによって，自律神経のバランスが乱れている。腸の緊張状態が高まって過敏になっている。 ・便は小さくて，コロコロ。腹痛を伴ったり，下痢と便秘を繰り返したりするものもある。ガスもたまりやすい。 ・20～30代の女性に多い。	**ストレスの緩和・軽減を心がける** 十分な睡眠，気分転換など。 **腸に刺激を与え過ぎない** 食物繊維を摂り過ぎないようにし，消化の良いものを食べる。腹筋運動やマッサージなどは逆効果になることがある。 **刺激性の下剤は使わない** 刺激性の下剤で症状が悪化することがあるため，店頭では，炭酸ガスを発生させるタイプの排便坐剤や整腸薬で対応する。症状が長く続いているときは受診を勧める。自律神経調整薬や抗不安薬などで改善することもある。

提案2　生活習慣についてアドバイス

　正常な排便を行うには生活習慣の改善も必要となる。食物繊維の摂取や適度な運動の必要性や、ストレスや腸内環境、水分摂取などに関する情報提供を行う。

押さえておこう

便秘治療の目的は規則正しい排便

事例09

たとえば、こんな 服薬指導

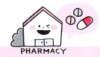

 先生に確認したところ、胃薬を胃の粘膜を守る薬に変更して便秘の様子をみるのがよいとのことです。整形外科の先生に確認してほしいとのことですが、整形外科に次回行くのは、いつですか？

 明後日に行くことになっていますが…。

 では、酸化マグネシウムの作用が弱くなる可能性があることをお薬手帳に書いておきますね。できたら整形外科の処方せんも、こちらの薬局にお持ちいただけますか？

 飲み合わせの問題があるのね。そうですね、こちらに持ってきます。

 トイレに行きたくないからといって水分を控えると便秘になったりしますから、水分摂取には気をつけてください。それから…。

店頭で便利なツール

栄養機能食品の成分含有量

栄養成分 下限値／ 上限値	栄養機能表示	摂取をするうえでの注意事項
n-3系脂肪酸 0.6g/2.0g	n-3系脂肪酸は，皮膚の健康維持を助ける栄養素です。	本品は，多量摂取により疾病が治癒したり，より健康が増進するものではありません。一日の摂取目安量を守ってください。
亜鉛 2.64mg/15mg	亜鉛は，味覚を正常に保つのに必要な栄養素です。 亜鉛は，皮膚や粘膜の健康維持を助ける栄養素です。 亜鉛は，蛋白質・核酸の代謝に関与して，健康の維持に役立つ栄養素です。	本品は，多量摂取により疾病が治癒したり，より健康が増進するものではありません。亜鉛の摂り過ぎは，銅の吸収を阻害する恐れがありますので，過剰摂取にならないよう注意してください。一日の摂取目安量を守ってください。乳幼児・小児は本品の摂取を避けてください。
カリウム 840mg/2,800mg	カリウムは，正常な血圧を保つのに必要な栄養素です。	本品は，多量摂取により疾病が治癒したり，より健康が増進するものではありません。一日の摂取目安量を守ってください。 腎機能が低下している方は本品の摂取を避けてください。
カルシウム 204mg/600mg	カルシウムは，骨や歯の形成に必要な栄養素です。	本品は，多量摂取により疾病が治癒したり，より健康が増進するものではありません。一日の摂取目安量を守ってください。
鉄 2.04mg/10mg	鉄は，赤血球を作るのに必要な栄養素です。	
銅 0.27mg/6.0mg	銅は，赤血球の形成を助ける栄養素です。 銅は，多くの体内酵素の正常な働きと骨の形成を助ける栄養素です。	本品は，多量摂取により疾病が治癒したり，より健康が増進するものではありません。一日の摂取目安量を守ってください。乳幼児・小児は本品の摂取を避けてください。
マグネシウム 96mg/300mg	マグネシウムは，骨や歯の形成に必要な栄養素です。 マグネシウムは，多くの体内酵素の正常な働きとエネルギー産生を助けるとともに，血液循環を正常に保つのに必要な栄養素です。	本品は，多量摂取により疾病が治癒したり，より健康が増進するものではありません。多量に摂取すると軟便（下痢）になることがあります。一日の摂取目安量を守ってください。乳幼児・小児は本品の摂取を避けてください。
ナイアシン 3.9mg/60mg	ナイアシンは，皮膚や粘膜の健康維持を助ける栄養素です。	本品は，多量摂取により疾病が治癒したり，より健康が増進するものではありません。一日の摂取目安量を守ってください。
パントテン酸 1.44mg/30mg	パントテン酸は，皮膚や粘膜の健康維持を助ける栄養素です。	
ビオチン 15μg/500μg	ビオチンは，皮膚や粘膜の健康維持を助ける栄養素です。	
ビタミンA 231μg/600μg	ビタミンAは，夜間の視力の維持を助ける栄養素です。 ビタミンAは，皮膚や粘膜の健康維持を助ける栄養素です。	本品は，多量摂取により疾病が治癒したり，より健康が増進するものではありません。一日の摂取目安量を守ってください。 妊娠三カ月以内または妊娠を希望する女性は過剰摂取にならないよう注意してください。
ビタミンB1 0.36mg/25mg	ビタミンB_1は，炭水化物からのエネルギー産生と皮膚や粘膜の健康維持を助ける栄養素です。	本品は，多量摂取により疾病が治癒したり，より健康が増進するものではありません。一日の摂取目安量を守ってください。
ビタミンB2 0.42mg/12mg	ビタミンB_2は，皮膚や粘膜の健康維持を助ける栄養素です。	
ビタミンB6 0.39mg/10mg	ビタミンB_6は，たんぱく質からのエネルギーの産生と皮膚や粘膜の健康維持を助ける栄養素です。	

栄養成分 下限値/ 上限値	栄養機能表示	摂取をするうえでの注意事項
ビタミンB₁₂ 0.72μg/60μg	ビタミンB₁₂は、赤血球の形成を助ける栄養素です。	本品は、多量摂取により疾病が治癒したり、より健康が増進するものではありません。一日の摂取目安量を守ってください。
ビタミンC 30mg/1,000mg	ビタミンCは、皮膚や粘膜の健康維持を助けるとともに、抗酸化作用をもつ栄養素です。	
ビタミンD 1.65μg/5.0μg	ビタミンDは、腸管でのカルシウムの吸収を促進し、骨の形成を助ける栄養素です。	
ビタミンE 1.89mg/150mg	ビタミンEは、抗酸化作用により、体内の脂質を酸化から守り、細胞の健康維持を助ける栄養素です。	
ビタミンK 45μg/150μg	ビタミンKは、正常な血液凝固能を維持する栄養素です。	本品は、多量摂取により疾病が治癒したり、より健康が増進するものではありません。一日の摂取目安量を守ってください。 血液凝固阻止薬を服用している方は本品の摂取を避けてください。
葉酸 72μg/200μg	葉酸は、赤血球の形成を助ける栄養素です。 葉酸は、胎児の正常な発育に寄与する栄養素です。	本品は、多量摂取により疾病が治癒したり、より健康が増進するものではありません。一日の摂取目安量を守ってください。 葉酸は、胎児の正常な発育に寄与する栄養素ですが、多量摂取により胎児の発育がよくなるものではありません。

(http://www.caa.go.jp/policies/policy/food_labeling/health_promotion/pdf/health_promotion_170606_0001.pdf より)

マグネシウムの食事摂取基準(mg/日)

性別	男性				女性			
年齢など	推定平均 必要量	推奨量	目安量	耐容 上限量*	推定平均 必要量	推奨量	目安量	耐容 上限量*
0～5(月)	—	—	20	—	—	—	20	—
6～11(月)	—	—	60	—	—	—	60	—
1～2(歳)	60	70	—	—	60	70	—	—
3～5(歳)	80	100	—	—	80	100	—	—
6～7(歳)	110	130	—	—	110	130	—	—
8～9(歳)	140	170	—	—	140	160	—	—
10～11(歳)	180	210	—	—	180	220	—	—
12～14(歳)	250	290	—	—	240	290	—	—
15～17(歳)	300	360	—	—	260	310	—	—
18～29(歳)	280	340	—	—	230	270	—	—
30～49(歳)	310	370	—	—	240	290	—	—
50～69(歳)	290	350	—	—	240	290	—	—
70以上(歳)	270	320	—	—	220	270	—	—
妊婦(付加量)					+30	+40	—	—
授乳婦(付加量)					—	—	—	—

＊：通常の食品以外からの摂取量の耐容上限量は成人の場合350mg/日、小児では5mg/kg体重/日とする。それ以外の通常の食品からの摂取の場合、耐容上限量は設定しない。

〔厚生労働省:日本人の食事摂取基準(2015年版)より〕

酸化マグネシウムと胃酸分泌抑制薬の併用

　H_2ブロッカーとPPIは胃酸分泌抑制薬に分類され，消化性潰瘍の治療に用いられる。胃酸を抑える効果はPPIのほうが強力で，1日1回の服用で効果が持続する。一方，H_2ブロッカーは，効果は持続しないが即効性が期待できる。

　排便コントロールに必要な酸化マグネシウムの1日投与量は，酸化マグネシウム単独投与群よりPPI併用群で有意に多いと報告されている。また，pH4.5におけるマグネシウム濃度はpH1.2におけるマグネシウム濃度の約1/40に低下するとの報告がある。H_2ブロッカーやPPIと併用した場合は酸化マグネシウムが溶解せず，第1段階の塩化マグネシウムが生成されないため，その後の反応が進まず緩下作用が減弱すると考えられる。

pHによる酸化マグネシウムの溶解度の比較

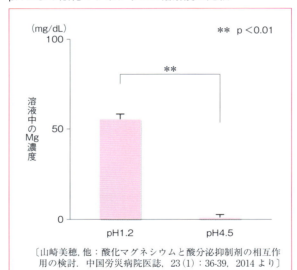

〔山崎美穂，他：酸化マグネシウムと酸分泌抑制剤の相互作用の検討．中国労災病院医誌，23(1)：36-39，2014 より〕

マグネシウムの濃度と役割

　通常，血清中のマグネシウム濃度は1.8〜2.3mg/dL（1.6〜1.9mEq/L）程度であり，4.9mg/dLを超えると高マグネシウム血症の症状が現れてくる。一方，マグネシウムの摂取量が低下すると，腎臓からのマグネシウムの再吸収が亢進し，骨からマグネシウムが遊離し恒常性が保たれるが，恒常性が保たれないと低マグネシウム血症となり，吐き気，嘔吐，眠気，脱力感，筋肉の痙攣，ふるえ，食欲不振が引き起こされる。また，マグネシウム不足が長期にわたると，骨粗鬆症や糖尿病のような生活習慣病のリスクが上昇する。

　マグネシウムは天然のカルシウム拮抗薬ともいえ，血圧低下作用なども知られている。栄養機能食品（1日当たりの摂取目安量に含まれる栄養成分量：下限値96mg，上限値300mg）の機能表示は，「マグネシウムは，骨や歯の形成に必要な栄養素です。マグネシウムは，多くの体内酵素の正常な働きとエネルギー産生を助けるとともに，血液循環を正常に保つのに必要な栄養素です」となっている。

高マグネシウム血症の症状

血清 Mg 濃度	症　状
4.9mg/dL 以上 （4mEq/L 以上）	悪心・嘔吐，起立性低血圧，徐脈，皮膚潮紅，筋力低下，傾眠，全身倦怠感，無気力，腱反射の減弱など
6.1〜12.2mg/dL （5〜10mEq/L）	ECG 異常（PR，QT 延長）など
9.7mg/dL 以上 （8mEq/L 以上）	腱反射消失，随意筋麻痺，嚥下障害，房室ブロック，低血圧など
18.2mg/dL 以上 （15mEq/L 以上）	昏睡，呼吸筋麻痺，血圧低下，心停止など

（酸化マグネシウム「ヨシダ」インタビューフォームより）

酸化マグネシウム使用時の留意点

　2015年「国民健康・栄養調査」によれば，摂取量は20歳以上の男性が268mg，女性が238mgで，食事摂取基準（「店頭で便利なツール」参照）に照らすと充足率はかなり低く，マグネシウム不足が予測される。生活習慣病予防などの面から，積極的なマグネシウム摂取が求められる。

　一方，医療用医薬品の酸化マグネシウムについては，投与により高マグネシウム血症が現れ，呼吸抑制，意識障害，不整脈，心停止に至ることがあるとの注意喚起がなされている。医薬品・医療機器等安全性情報 No.328 では症例数が下表のようにまとめられている。

　高マグネシウム血症の症状として，悪心，嘔吐，血圧低下，徐脈，皮膚潮紅，筋力低下，傾眠などの症状に注意する。マグネシウムは尿中に排泄されるため，腎機能障害については十分注意を払う必要がある。

酸化マグネシウム投与による高マグネシウム血症の症例数
（2012年4月～2015年6月）

		報告症例数	因果関係が否定できない症例数
総　数		29 (4)	19 (1)
年　齢	高齢者 (65歳以上)	21 (3)	14 (0)
	65歳未満	7 (1)	5 (1)
	不明	1 (0)	0 (0)
使用目的	便秘	22 (3)	13 (1)
	便秘以外	2 (1)	2 (0)
	不明	5 (0)	4 (0)
腎機能障害の有無	有	12 (0)	8 (0)
	無	5 (1)	3 (0)
	不明	12 (3)	8 (1)
投与量	2g/日を超える	5 (0)	4 (0)
	2g/日以下	15 (4)	11 (1)
	不明	9 (0)	4 (0)

（　）内はうち死亡数

（医薬品・医療機器等安全性情報 No.328 より）

便秘の原因となる疾患と薬

　器質性便秘をもたらす疾患としては，腹膜炎，腸閉塞，腸捻転，潰瘍性大腸炎，子宮筋腫，甲状腺機能低下症，糖尿病などがある。器質性便秘の場合，便秘以外にも血便や嘔吐，めまい，激痛などの症状が発生することがある。

　薬の副作用による便秘は薬物性便秘と呼ばれ，さまざまな薬剤が原因になり得る。特に高齢者では，服用している薬の量も多いため注意が必要となる。

薬物性便秘の原因薬剤の例

・咳止め薬	・抗がん薬	・カルシウム拮抗薬
・血圧降下薬	・不整脈薬	・抗てんかん薬
・抗うつ薬	・向精神薬	・抗生物質
・鎮痙薬		など

 ## 便秘対策と食物繊維摂取

　食物繊維不足は弛緩性便秘の大きな要因の一つである。食物繊維は腸の中で次のような働きをもつ。
・食物繊維が便のカサを増す
・大腸の蠕動運動を促進する
・腸内の有害物質を吸着する
・腸内の善玉菌を増やし悪玉菌を減らす

　食物繊維の摂取目標量は，成人男性で1日あたり20g以上，女性で18g以上である〔日本人の食事摂取基準（2015年版）〕。不溶性食物繊維と水溶性食物繊維をバランスよく摂取することで便秘を予防・改善できる。不溶性：水溶性は2：1くらいがよいとされている。便秘の状態で不溶性の食物繊維を摂りすぎると，未消化の食物繊維が腸にとどまり，便秘をかえって悪化させることがある。また，痙攣性便秘の場合は，市販の便秘薬や食物繊維の摂取などの対策が逆効果になることがある。

不溶性食物繊維と水溶性食物繊維

　不溶性食物繊維は野菜や穀類，豆類などに含まれており，水に溶けず，人の消化酵素でほとんど消化されない。水分を吸収して膨らみ，蠕動運動を活発にするなどの重要な役割を担っている。

　水溶性食物繊維は，昆布などの海藻類や果物，コンニャクなどに含まれており，大腸内で発酵・分解され，善玉菌を増やすなどの整腸作用をもつ。

解説 便秘と生活習慣の関わり

運動，ストレス

　運動不足で引き起こされる便秘として，弛緩性便秘と痙攣性便秘がある。弛緩性便秘は主に，大腸が不活発になり蠕動運動が正常に行われないために起こる。蠕動運動を活発にするには腹筋や副交感神経の働きが必要であるため，運動不足で腹筋が衰えたり，副交感神経の活性化が不十分になると便秘になりやすい。痙攣性便秘は，自律神経の乱れによって大腸の機能が正常に働かなくなることで引き起こされる。自律神経をコントロールするには適度な運動を繰り返す必要がある。

　また，便秘対策のマッサージとして，へその右側あたりから時計回りで円を描くように下腹部をなでたり，腹部を温めるのもよい。

　ストレスで大腸が緊張し痙攣しているような状態になると，痙攣性便秘が発生する。そのとき，大腸は動きが鈍っているのではなく，逆に動きが過度になっている。ストレスに起因する胃腸の不調を改善するには生活を改善し，自律神経を正常にすることが第一である。

腸内環境

　健康な腸内には100種類以上，総数100兆個もの腸内細菌が棲み着き，善玉菌，悪玉菌，日和見菌が混在している。この腸内細菌のバランスが崩れ，悪玉菌が優勢になると腸の動きが鈍くなり便秘の原因となることもある。

　乳酸菌やビフィズス菌などが善玉菌といわれ，弱酸性の環境で増殖する。腸内環境を整えるためには，納豆，ヨーグルト，すぐきの漬物など発酵食品を摂取するとよい。また，善玉菌の増殖につながるオリゴ糖なども役に立つ。

水分不足

　口から摂取された食物は胃と小腸で消化・吸収され，その残りが大腸に運ばれる。大腸に到達した食物の残りは，最初は水分を多く含んだ液体状で，その後，腸管を通るうちに腸壁から水分が吸収され，直腸に到達するまでの間に固形物となる。健康な状態であれば，このまま排便される。

　水分の80％は小腸で吸収され，残り20％のほとんどが大腸で吸収される。体内の水分が不足すると，体外に排出する水分を減らそうとするため便の水分は少なくなり，便が硬くなってしまい，肛門から出る際に排便しにくくなり便秘になる。さらに，腸内に残された便はますます水分を奪われ，さらに硬くなり排便が困難になる。

事例 10 ビスホスホネート系薬剤が高齢者に長期投与

処方内容

```
ボナロン錠35mg                                    1錠
    1週1回  起床時   12日分
ワンアルファ錠1.0μg                                 1錠
    1日1回  朝食後服用  84日分
```

患者情報

- 90歳, 女性
- 上記は手首の骨折を機に処方され, 継続して服用し4年半になる。
- 併用薬（他の薬局で調剤）は,
  メバロチン10mg 1錠 1日1回 朝食後
  コンドロイチン点眼液 1% 5mL 1日3回
- 今回の検査結果はYAM83%〔同年代128%（ΣGS/D 2.37）〕
- 受診の間隔や過去の薬歴より, きちんと継続して服用している。
- 杖をついて歩行しているが, 円背はない。

ある日, <u>薬局店頭</u>で…

 今日も, いつもと同じお薬です。お薬の飲み残しはありませんか？

 きちんと飲んでいますよ。でもね, 時々胸やけがするので…。胃薬でも飲もうかしらと思っています。

 そうですか。お薬を飲むときにむせたり, 水や液体が飲みにくいということはありますか？

 ええ, そうなの。あまり多くの水は飲めないから…。朝, 起き抜けの薬はつらいわね。

さあ, このケースで, あなたなら どうする？？

現場の Question

剤形を変更する必要性は？
長期継続投与時の留意点は？

患者は自分で来局できており，円背もなく服薬後30分座位を保つことが可能であることが観察できる．本人が来局できないときは，薬の投与が長期継続されるなかで患者の体調に変化がみられ，ビスホスホネート（BP）系薬剤が適さない状態になっているかもしれない．来局した家族などに対しては，患者の様子などの情報収集を行うのを忘れてはならない．

● 高齢者の使用する剤形

高齢者の場合，液体と固形を一緒に飲むことが難しく，また，嚥下障害が現れる可能性がある．この患者も90歳と高齢であり，水でむせるということから，嚥下機能が低下してきている可能性もある．そのような患者の場合，ゼリー剤は適した剤形といえる．

● 長期継続投与のリスク

もう一つのポイントは，BP系薬剤の服用が4年半継続していることである．発現頻度は低いものの，BP系薬剤の長期服用により顎骨壊死や非定型大腿骨骨折の有害事象リスクが上昇することが指摘されており，「骨粗鬆症の予防と治療ガイドライン2015年版」では，BP系薬剤の継続投与に関して表の提案がなされている．

表 BP系薬剤長期投与に関するガイドラインでの記載

> ビスホスホネート治療開始後3〜5年で対象例の骨折リスクを評価し，高リスク（大腿骨近位部骨密度がTスコアで≦−2.5の場合や椎体または大腿骨近位部の骨折がある場合），中等度リスク（大腿骨近位部骨密度＞−2.5で椎体や大腿骨近位部骨折がない場合），低リスクの3群に分けて検討し，高リスク群ではビスホスホネートを継続し，中等度リスク群では休薬のリスクとベネフィットを症例ごとに検討した上で休薬を考慮し，低リスク群では治療の必要性がなくなっているため中止する．

（骨粗鬆症の予防と治療ガイドライン作成委員会 編：骨粗鬆症の予防と治療ガイドライン2015年版，ライフサイエンス出版，2015）

また，非定型大腿骨骨折に関しては「完全骨折が起こる数週間から数カ月前に大腿部痛や鼠蹊部痛が認められているとの報告もある」と添付文書に記載されていることから，大腿部や鼠蹊部に痛み（鈍痛）がないか確認することを忘れてはならない。

一方，BP系薬剤の効果に関しては，成分が骨基質に取り込まれた後に吸着部分に骨代謝が起こるまで残存するため，投与を中止した後も作用は持続すると考えられる。骨親和性の高いアレンドロネートを① 5年間の使用後さらに5年間治療を継続した場合，② 5年間の使用で治療を中断した場合——を比較した結果から，5年で治療を中止しても骨折リスク上昇に結び付かない可能性を示唆した報告がある。

また，休薬開始時の骨密度を3群に分けて検討した結果，骨密度が最も大きく回復していた群において，休薬中の骨折発生率が他の群より低かったという報告もある。骨折の有無や骨代謝マーカーの状態を考慮する必要があるが，一定の骨密度まで回復した場合に休薬を検討することが大切である[1]。

> 押さえておこう

嚥下機能低下の可能性や有害事象のリスクを考慮

○ こんなときは――

提案1　ゼリータイプへの剤形変更を検討

アレンドロネートにはゼリー剤がある。ゼリー剤は，錠剤と比較して粘膜などへの付着性が低く，口腔乾燥状態にある患者などに適している。この特徴を考慮し，ゼリー剤への変更を検討する。

提案2　休薬についての検討：お薬手帳を処方医への連絡手段として活用

患者の検査結果データや様子から考え，一度休薬を検討してみてもよいと思われる。ただ，第2中手骨は皮質骨優位であることから，海綿骨の多い部分と異なり，この部位の骨密度は薬剤の治療効果の判定に不適である点に注意が必要である。

いたずらに治療の中断について患者に伝えるのではなく，患者のリスク評価や休薬の検討の提案を，医師に投げかけるべきである。提案の際はガイドラインのコピーなどを添えてみてはどうだろうか。

たとえば，こんな 服薬指導

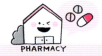

ゼリータイプの薬もあるので，そのほうが飲みやすいと思います。一度試しませんか？

ゼリーみたいに食べればいいのかしら？

軟らかくはなく，寒天ゼリーに近いものです。実物を持ってきますので，お待ちください——。
飲み方は，まず少量の水を飲んで口を潤してから，この薬の上の部分を切り取って，ゼリーの下の空気部分を押すと1回分が出てくるので，これをスルッと飲み込みます。飲み込んだ後は噛んだりしないで，水を飲んでください。うまく飲めるといいですね。
ステッキを使うと歩くのは楽ですか？ 太ももや足の付け根に痛みはありますか？

足の付け根は痛くないけど，転ばないように杖があったほうが楽なので…。

この薬も5年近くお飲みですよね。もしかしたら，朝起きてすぐ飲む薬は少しお休みできるかもしれません。先生宛てに簡単なメモ（図）を書いておきますから，一度相談されてはいかがでしょうか？

××先生御机下
　いつもお世話になっております。当薬局をご利用いただいております○○様のご処方に関して，先生の今後の治療方針についてお伺いいたしたくメモを書かせていただきました。
　○○様のビスホスホネート系薬剤での治療を開始して4年半が経過いたしております。ビスホスホネート系薬剤の継続に関して，「骨粗鬆症の予防と治療ガイドライン2015年版」では別紙のような提案がなされております。○○様のリスクなどご検討いただき，今後の薬剤の継続などについてご教示いただきたくよろしくお願いします。

図　医師への確認例

店頭で**便利な**ツール

日本人における骨密度のカットオフ値（g/cm²）

〈女性〉

部　位	機　種	骨密度 （YAM ± SD）	YAMの80%に 相当する骨密度値	骨粗鬆症の カットオフ値[*1]
腰　椎 （L1～L4）	QDR	0.989±0.112	0.791	0.709
	DPX	1.152±0.139	0.922	0.805
	DCS-900	1.020±0.116	0.816	0.730
腰　椎 （L2～L4）	QDR	1.011±0.119	0.809	0.708
	DPX	1.192±0.146	0.954	0.834
	DCS-900	1.066±0.126	0.853	0.751
	XR	1.040±0.136	0.832	0.728
	1X	1.084±0.129	0.867	0.758
大腿骨頸部	QDR	0.790±0.090	0.632	0.565
	DPX	0.939±0.114	0.751	0.654
	DCS-900	0.961±0.114	0.769	0.676
Total hip	QDR	0.875±0.100	0.700	0.625
	DPX	0.961±0.130	0.769	0.636
	DCS-900	0.960±0.114	0.768	0.675
橈　骨	DCS-600	0.646±0.052	0.517	0.452
	XCT-960[*2]	405.36±61.68	324.29	283.75
	pDXA	0.753±0.066	0.602	0.527
	DTX-200	0.476±0.054	0.381	0.333
第2中手骨	CXD[*3]	2.741±0.232	2.193	1.919
	DIP[*3]	2.864±0.247	2.291	2.005

〈男性〉

部　位	機　種	骨密度 （YAM ± SD）	YAMの80%に 相当する骨密度値	骨粗鬆症の カットオフ値[*1]
橈　骨	DCS-600	0.772±0.070	0.618	0.540
	DTX-200	0.571±0.065	0.457	0.400
	DIP[*3]	2.984±0.294	2.387	2.089

* 1　脆弱性骨折のない場合のカットオフ値（YAM 70%または－2.5SD）を示す
* 2　XCT-960：mg/cm³
* 3　CXD，DIP：mmAl

〔Osteoporosis Japan, 21（1）, 12, 2013 より〕

原発性骨粗鬆症診療で測定に健康保険が適用される骨代謝マーカー

	検　体	マーカー名	略　語	測定法	保険診療報酬点数
骨吸収マーカー	血　清	Ⅰ型コラーゲン架橋 N-テロペプチド	NTX	EIA	160点
		Ⅰ型コラーゲン架橋 C-テロペプチド	CTX	EIA，ECLIA	170点
		酒石酸抵抗性酸ホスファターゼ -5b	TRACP-5b	EIA	160点
	尿	デオキシピリジノリン	DPD	EIA，CLEIA	200点
		Ⅰ型コラーゲン架橋 N-テロペプチド	NTX	EIA，CLEIA	160点
		Ⅰ型コラーゲン架橋 C-テロペプチド	CTX	EIA	170点
骨形成マーカー	血　清	骨型アルカリホスファターゼ	BAP	EIA，CLEIA	165点
		Ⅰ型プロコラーゲン -N-プロペプチド	P1NP	RIA（intact P1NP）	168点
				ECLIA（total P1NP）	170点
骨マトリックス関連マーカー	血　清	血清低カルボキシル化オステオカルシン	ucOC	ECLIA	167点

EIA：enzyme immunoassay
ECLIA：electrochemiluminesent immunoassay（電気化学発光免疫測定法）
CLEIA：chemiluminescent enzyme immunoassay（化学発光酵素免疫測定法）
RIA：radioimmunoassay（放射性免疫測定法）
DPD，NTX，VTX，ucOC は CKD ステージ 3 以上の腎機能障害の影響を受ける。

骨粗鬆症について知っておきたい12項目

①健康寿命の延伸のために、骨粗鬆症対策は重要
②椎体骨折の場合、円背になりADLの低下や、内臓を圧迫することによる胃食道逆流症など内科的疾患が引き起こされる
③椎体骨折が起こっていても、2/3は自覚症状がない。身長が低くなっていないか確認することが重要
④大腿骨頸部骨折は年間15万人。そのうち25%が寝たきりに、20%が1年以内に死亡
⑤骨粗鬆症の人が一度骨折すると、他の部位にも骨折を引き起こしやすくなる。ドミノ骨折に注意
⑥副腎皮質ステロイドを3カ月以上使用中あるいは使用予定の人に骨粗鬆症対策が行われているか検討
⑦骨粗鬆症の食事対策は、カルシウムだけでなく蛋白質やビタミンB群、葉酸の摂取も重要
⑧紫外線によるビタミンDの合成も重要。紫外線対策もほどほどに
⑨糖尿病治療や慢性腎疾患(CKD)対策も骨粗鬆症の予防に重要
⑩喫煙やアルコール、カフェインの過剰摂取も骨粗鬆症のリスクを高める
⑪治療の中断率は高い。服薬継続が重要
⑫治療のゴールについて検討し、休薬も考えること

解説 骨粗鬆症の検査

　骨粗鬆症の診断には、問診や骨密度測定、腰椎などのX線撮影、尿や血清中の骨代謝マーカーの測定が行われる。

　骨量の低下は、全身の骨において一様に始まるわけではない。海綿骨量の豊富な部位のほうが骨代謝の影響を受けやすいので、腰椎と大腿骨あるいは中手骨などを比べた場合、海綿骨が多い腰椎のほうが骨量の低下は早く始まり、各部位でのYAMは必ずしも一致しない。したがって、骨量測定の結果をみるときには、どの部位で測定されたかを確認することが大切である。

　骨粗鬆症の早期発見のために閉経前後の骨量低下をみる場合には、腰椎の測定が第1選択となる。一方、すでに脊椎の骨折を有する高齢者などにおいては、次に起こりやすい大腿骨頸部骨折を予知するために、大腿骨の骨量測定が優先されるべきといえる。

YAM (young adult mean：若年成人平均値)

骨量は成人に向けて増加し最大骨量を得た後，減少していく。そのため，骨粗鬆症の診断基準ではYAM（腰椎では20〜44歳，大腿骨近位部では20〜29歳）に対する割合が用いられている。原発性骨粗鬆症の診断基準では，①腰椎または大腿骨近位部の脆弱性骨折がある場合，②その他の脆弱性骨折があってYAM80％未満の場合，③脆弱性骨折がなくてもYAMの70％以下の場合——は骨粗鬆症と診断されている。

 ## 骨密度・骨量の評価

DXA (dual energy x-ray absorptiometry：デキサ)

微量の2種類のX線を利用してミネラル量を測る方法で，全身を調べることができる。腰椎や股関節など骨折の起こりやすい部分の骨密度を測定することが多い。

QUS (quantitative ultrasound：超音波検査)

骨に超音波を当てて，骨を通り抜ける超音波の量や速さを測定して骨量の評価を行う。かかとの骨に超音波を当てるこの方法が，検診などはでよく行われる。

MD (microdensitometry)

両手とアルミニウムスケール（楔形のアルミブロック）を一緒にX線で撮影し，人差し指の根元の骨とアルミの撮影画像の濃淡を比較分析し，骨密度を測る方法。X線撮影装置があれば測定可能なため，多くの施設で利用されている。一方で，測定精度の向上と骨量の指標のための解析に要する時間の短縮のために各種の改良が行われ，digital image processing（DIP法）やcomputed x-ray densitometry（CXD法）が使用されている。

簡便なため，この検査が普及しているが，あくまで腰椎または大腿骨近位部でのDXAによる測定が困難な場合であり，骨粗鬆症の薬剤の治療効果を判定することには不向きとされている。

参考文献

1) Bauer D, et al.：Fracture prediction after discontinuation of 4 to 5 years of alendronate therapy: the FLEX study. JAMA Intern Med, 174(7)：1126-1134, 2014

事例 11　尿酸値上昇で降圧薬が変更に

処方内容

処方せん①

```
1）コディオ配合錠EX　　　　1錠
　　クレストール錠2.5mg　　 1錠
　　　1日1回 朝食後　56日分
2）フェブリク錠10mg　　　　 1錠
　　　1日1回 朝食後　56日分
```

処方せん②

```
1）イルベタン錠100mg　　　 1錠
　　クレストール錠2.5mg　　 1錠
　　　1日1回 朝食後　56日分
```

患者情報

- 67歳，女性。高血圧と脂質異常症の治療中で，血圧もコレステロールも安定。
- 血清尿酸値が高いとのことで，フェブリク錠が追加になった。その後，尿酸値が高かったのはコディオ配合錠が関係しているのではないかとのことで，フェブリク錠が中止になり，コディオ配合錠がイルベタン錠に変更になった。

ある日，**薬局店頭**で…

 ［処方せん①を受け付けて…］　今回はフェブリクというお薬が追加になっていますが，先生からお聞きになっていますか？

 ええ，尿酸値が高いので新しい薬を追加すると言われました。

 どのくらいの値だったんですか？

 聞いてもわからないので，聞かなかったけど…。

 そうですか…。尿酸値が高くなると，痛風などの発作が心配ですが，それ以外にも——。

 ［処方せん②を受け付けて…］　お薬が変わっていますが…。

 ええ，尿酸値が高くなったのは薬のせいかもしれないから，血圧の薬を変えて，尿酸値を下げる薬は飲まなくていいと言われたの。

 そうでしたか…。

さあ，このケースで，あなたなら どうする？？

現場のQuestion

∵ 尿酸値の上昇は，服用中の薬による影響？

◯ 考え方のPoint

　新しく薬が追加になったとき，その処方理由が服用中の薬の副作用であることは意外に多い．薬が追加になったときには，必ずその薬が追加になった背景を探り，薬剤師として適切な対応を取るべきである．

　コディオ配合錠EXはバルサルタン（80mg）とヒドロクロロチアジド（12.5mg）の配合剤で，添付文書の「重要な基本的注意」に，「ヒドロクロロチアジドは高尿酸血症を発現させるおそれがあるので，定期的に血清尿酸値のモニタリングを実施し，観察を十分行うこと」と記載されている．

　利尿薬が尿酸値を上昇させることは副作用としてよく知られており，利尿薬が繁用されていた時代には，アロプリノールが必ず併用されていたほどである．その併用の是非はともかくとして，以前はよく知られていた副作用が，その薬の使用が減るとともに忘れられることがないようにしたい．

　本来なら処方せん①を受けたときに疑義照会すべきだったが，残念ながら，気づかないまま調剤されてしまった．このことに関して，患者にどのように対応すべきか意見が分かれるところであるが，やはり患者に詫びるべきと考える．

● 尿酸値上昇の仕組み

　核酸代謝最終産物の尿酸は，糸球体で濾過されると近位尿細管で再吸収（分泌前再吸収相）を受け，その後，分泌・再吸収され，濾過された90％が再吸収を受けるとされる．この過程において複数の尿酸トランスポーターの関与が知られており，尿酸の再吸収機構ではURAT1，GLUT9という尿酸トランスポーターが関与している．URAT1は交換輸送体で，URAT1を介する尿酸の取り込みは，細胞内の乳酸やニコチン酸などとの交換輸送として行われ，ヒトの血清尿酸値の80％はURAT1が担っているとされている．

　URAT1はニコチン酸との交換輸送であることから，ニコチン酸が多くなると再吸収が促進され，尿酸の血中濃度が上昇する．ナイアシン（ニコチン酸とニコチン酸アミドからなる）は尿酸値を上昇させる可能性がある．

こんなときは

提案1　薬による影響の有無を確認

「高尿酸血症・痛風の治療ガイドライン」によるとARBの尿酸値への影響はないとされているが，ARBのなかには添付文書で尿酸値の上昇について記載されているものがある。

ただし，ARBのなかでイルベサルタンとロサルタンは，URAT1の作用を阻害することで尿酸排泄を増加させ，血清尿酸値を低下させることが知られている。高血圧の患者で尿酸値が軽度高値の場合は，治療薬を主作用以外に尿酸低下作用の副効用を期待して使用を検討すれば，多剤併用を回避できる可能性がある。同種同効薬については主作用だけでなく，主作用以外の作用や代謝経路などを考えて使い分けが提案できるようにしておくことが薬剤師の役割である。

また，疾病と尿酸値について検討することも必要で，例えば，糖尿病が悪化していると多尿になり，尿酸値が下がることも覚えておきたい。

提案2　サプリメントなどによる尿酸値上昇の可能性がないか確認

核酸を含むサプリメントも尿酸値を上昇させる可能性がある。さらに，腎機能の低下，悪性腫瘍，急激なダイエットなどでも尿酸値は上昇するので，薬によって引き起こされているとだけ考えず，尿酸値を上げるほかの要因がないかを確認する。

たとえば，こんな 服薬指導

尿酸値が上がったのはお薬のせいかもしれないのに，前回は気がつかずに申し訳ありませんでした。
お薬が変更されたので尿酸値は下がると思いますが，念のために確認させてください。何かサプリメントなどは服用されていますか？

ええ，飲んでいますよ。美肌効果があるからと勧められて，核酸などを…。

そうですか。尿酸は体の中で核酸から作られるので，念のため核酸はお飲みになるのを避けた方がよいと思います。

ARBのなかには尿酸値に影響するものも

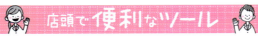

添付文書に尿酸値の上昇が記載されている糖尿病，高血圧，脂質異常症の治療薬

	薬効分類	一般名（商品名）［尿酸値上昇の頻度］
高血圧治療薬	サイアザイド系利尿薬	トリクロルメチアジド（フルイトラン錠）［5％以上または頻度不明］ ベンチルヒドロクロロチアジド（ベハイド錠）［頻度不明］ メフルシド（バイカロン錠）［0.1〜5％未満］
	サイアザイド系類似薬	インダパミド（ナトリックス錠）［0.1〜5％未満］ トリパミド（ノルモナール錠）［0.1〜5％未満］ メチクラン（アレステン錠）［頻度不明］
	降圧薬配合剤	ベンチルヒドロクロロチアジド・レセルピン・カルバゾクロム（ベハイドRA配合錠）［頻度不明］
	ACE阻害薬	キナプリル塩酸塩（コナン錠）［5％以上または頻度不明］ シラザプリル（インヒベース錠）［0.1％未満］ デラプリル塩酸塩（アデカット錠）［0.1〜5％未満］ トランドラプリル（オドリック錠／プレラン錠）［0.1〜5％未満］ ペリンドプリルエルブミン（コバシル錠）［0.1〜5％未満］ リシノプリル（ゼストリル錠／ロンゲス錠）［0.1〜5％未満］ ベナゼプリル塩酸塩（チバセン錠）［0.1〜5％未満］
	ARB	アジルサルタン（アジルバ錠）［0.1〜5％未満］ イルベサルタン（アバプロ錠／イルベタン錠）［0.1〜5％未満］ オルメサルタン　メドキソミル（オルメテック錠）［0.1〜0.5％未満］ カンデサルタン　シレキセチル（ブロプレス錠）［0.1〜5％未満］ バルサルタン（ディオバン錠・OD錠）［0.1〜5％未満］ ロサルタンカリウム（ニューロタン錠）［0.1％未満］ テルミサルタン（ミカルディス錠）［0.5％未満］
	ARB・Ca拮抗薬配合剤	イルベサルタン・アムロジピンベシル酸塩（アイミクス配合錠LD・配合錠HD）［0.5％未満］ オルメサルタン　メドキソミル・アゼルニジピン（レザルタス配合錠LD・配合錠HD）［0.1〜1％未満］ カンデサルタン　シレキセチル・アムロジピン（ユニシア配合錠LD・配合錠HD）［0.1〜5％未満］ テルミサルタン・アムロジピンベシル酸塩（ミカムロ配合錠AP・配合錠BP）［0.1〜0.5％未満］ バルサルタン・アムロジピンベシル酸塩（エックスフォージ配合錠・OD錠）［0.5％以上］ アジルサルタン・アムロジピンベシル（ザクラス配合錠LD・配合錠HD）［0.1〜5％未満］
	ARB・利尿薬配合剤	イルベサルタン・トリクロルメチアジド（イルトラ配合錠LD・配合錠HD）［5.7％］ カンデサルタン　シレキセチル・ヒドロクロロチアジド（エカード配合錠LD・配合錠HD）［7％］

事例 11

	薬効分類	一般名（商品名）［尿酸値上昇の頻度］
高血圧治療薬	ARB・利尿薬配合剤	バルサルタン / ヒドロクロロチアジド（コディオ配合錠 MD・配合錠 EX）［1％ 以上］ ロサルタンカリウム・ヒドロクロロチアジド（プレミネント配合錠 LD・配合錠 HD）［0.1 〜 5％ 未満］ テルミサルタン・ヒドロクロロチアジド（ミコンビ配合錠 AP・配合錠 BP）［0.5％ 未満］
高血圧治療薬	Ca 拮抗薬	シルニジピン（アテレック錠）（尿酸値の変動）［0.1 〜 5％ 未満］ アゼルニジピン（カルブロック錠）［0.1 〜 1％ 未満］ アラニジピン（サプレスタカプセル・顆粒）［0.1 〜 5％ 未満］ ニソルジピン（バイミカード錠）［0.1 〜 5％ 未満］ ニトレンジピン（バイロテンシン錠）［0.1 〜 5％ 未満］ バルニジピン塩酸塩（ヒポカカプセル）［0.1％ 未満］ マニジピン塩酸塩（カルスロット錠）［0.1 〜 5％ 未満］ エホニジピン塩酸塩エタノール付加物（ランデル錠）［0.1 〜 5％ 未満］
	β 遮断薬	アテノロール（テノーミン錠）［0.1％ 未満］ セリプロロール塩酸塩（セレクトール錠）［0.1 〜 5％ 未満］ ニプラジロール（ハイパジールコーワ錠）［0.1％ 未満］ ビソプロロールフマル酸塩（メインテート錠）［0.1％ 未満］ ピンドロール（カルビスケン錠）［頻度不明］ プロプラノロール塩酸塩（インデラル錠）［0.1％ 未満］ ベタキソロール塩酸塩（ケルロング錠）［0.1 〜 5％ 未満］ ビソプロロール（ビソノテープ）［1 〜 5％未満］
	α，β 遮断薬	カルベジロール（アーチスト錠）［0.1 〜 5％ 未満］ ベバントロール塩酸塩（カルバン錠）［0.1 〜 1％ 未満］
	アルドステロン拮抗薬	エプレレノン（セララ錠）［1％ 以上］
	直接的レニン阻害薬	アリスキレンフマル酸塩（ラジレス錠）［1％ 以上］
脂質異常症治療薬	フィブラート系薬	ベザフィブラート（ベザトール SR 錠）［0.1 〜 5％ 未満］ ペマフィブラート（パルモディア錠）［0.3 〜 1％ 未満］
	HMG-CoA 還元酵素阻害薬	ピタバスタチンカルシウム（リバロ錠・OD 錠）［0.1％ 未満］ フルバスタチンナトリウム（ローコール錠）［0.1 〜 5％ 未満］ プラバスタチンナトリウム（メバロチン錠・細粒）［0.1 〜 1％ 未満］
	イオン交換薬	コレスチラミン（クエストラン粉末）［0.1 〜 5％ 未満］
	小腸コレステロールトランスポーター阻害薬	エゼチミブ（ゼチーア錠）［1％ 未満］
	胆汁酸排泄促進	プロブコール（シンレスタール錠）［0.1 〜 5％ 未満］
糖尿病治療薬	ビグアナイド系経口血糖降下薬	メトホルミン塩酸塩（メトグルコ錠 / グリコラン錠）（1％ 未満）/［頻度不明］
	チアゾリジン系薬・ビグアナイド系薬配合剤	ピオグリタゾン塩酸塩・メトホルミン塩酸塩（メタクト配合錠 LD・配合錠 HD）［頻度不明］
	食後過血糖改善剤	ミグリトール（セイブル錠・OD 錠）［0.1 〜 5％ 未満］
	選択的 DPP-4 阻害薬	アナグリプチン（スイニー錠）［0.1 〜 5％ 未満］ シタグリプチンリン酸塩水和物（グラクティブ錠 / ジャヌビア錠）［0.1 〜 2％ 未満］ テネリグリプチン臭化水素酸塩水和物（テネリア錠）［0.1 〜 1％ 未満］ サキサグリプチン水和物（オングリザ錠）［0.5％未満］
	速効型インスリン分泌促進薬	ミチグリニドカルシウム（グルファスト錠）・ミチグリニドカルシウム水和物（グルファスト OD 錠）［0.1 〜 5％ 未満］
	速効型インスリン分泌促進薬・食後過血糖改善薬配合剤	ミチグリニドカルシウム水和物・ボグリボース（グルベス配合錠）［0.1 〜 5％ 未満］ アログリプチン安息香酸塩 / メトホルミン塩酸塩（イニシンク配合錠）［頻度不明］
	速効型食後血糖降下剤	ナテグリニド（スターシス錠 / ファスティック錠）［0.1 〜 5％ 未満］

解説　尿酸値へ影響を与える薬とサプリメント

　薬のなかには血清尿酸代謝に悪影響を及ぼすものもある。ループ利尿薬やサイアザイド系利尿薬は，急激な細胞外液の低下により近位尿細管での尿酸の再吸収が促進し，腎臓からの排泄を低下させることがよく知られている。配合剤で利尿薬が使用されることが多くなってきているため，電解質への影響はもちろん，利尿薬の副作用として尿酸値の上昇，高血糖，血清脂質増加，光線過敏症などへの注意を忘れてはならない。そのほか，βブロッカーやαβブロッカー，少量のサリチル酸(1〜2g)では腎からの尿酸排泄が低下し，尿酸値は軽度に上昇する。

　尿酸値への影響を考えるとき，尿酸値を上昇させる薬剤を知り，副作用による尿酸値の上昇の可能性を考えることは重要であるが，尿酸値の低下作用についても注意が必要である。

　サリチル酸は大量投与(3g以上)，また極小量投与(100mg)で尿細管への尿酸排泄を増加させて尿酸値を低下させるので，痛風発作が起きたときの痛み止めとして使用すると，尿酸値を下げることになり痛風発作の遷延化につながる。

　鎮痛作用をもつ量のアスピリンは血清尿酸値を低下させるので，アスピリンは痛風発作時の痛み止めとして使用を避けることが大切である。休日に発作が起こり，市販薬での対応を余儀なくされた際にアスピリンを服用するようなことがないように，発作時の注意点については日ごろから十分に説明し，お薬手帳にもコメントを記載して患者の理解を促すことが大切である。

　このように，尿酸低下作用のある薬剤を高尿酸血症の患者に対して新たに開始する場合は，痛風発作への影響も視野に入れて対応することが重要である。

　サプリメントでは，核酸製剤(DNAやRNAが含まれているもの)やナイアシンなどの使用は避けるべきである。高尿酸血症の患者に対して，プリン体が含まれるビールやレバーなどの高プリン体食を控えるように説明することがよくあるが，サプリメントに対しても同様に注意が必要である。例えば，核酸のある商品は1日摂取量の目安4粒中にプリン体90mgを含有し，このプリン体の量はメーカーによって多少異なるが，ビール大びん2本半〜3本程度に相当する。

● 高尿酸血症
①尿酸は抗酸化作用が強く，活性酸素を抑えて老化や発がんなどのリスクから体を守るという重要な役割も果たしている。ただし，この作用は少量の尿酸でよく，詳細は不明な部分が多い。
②尿酸は水溶性であるが水に溶けにくい物質であり，37℃では6.8mg/dLで飽和とな

り，7.0mg/dLを超えるとわずかな誘因でナトリウムと結合し，関節や臓器に尿酸塩として析出・沈着しやすくなる。

③女性は，エストロゲンが腎からの尿酸排泄を促進するため，閉経後に血清尿酸値が上昇する。痛風発作と診断された女性のなかには外反母趾が含まれていたとの報告もあるので注意。血清尿酸値が7.0mg/dL以下であっても，血清尿酸値の上昇とともに生活習慣病のリスクは高くなる。特に女性は，男性よりも低い血清尿酸値でリスク増加が認められているので，注意が必要。

④高尿酸血症は痛風や腎障害，尿路結石症の病因であるだけでなく，メタボリックシンドロームや高血圧，脂質異常症，糖尿病などの生活習慣病や慢性腎臓病（CKD）と密接な関連があり，虚血性心疾患や脳血管障害などの動脈硬化性疾患を引き起こす可能性があるといわれている。URAT1は腎尿細管以外に血管平滑筋や血管内皮にも発現していることが知られており，URAT1を介して血管内皮細胞などに取り込まれた尿酸が炎症を促進し，動脈硬化を引き起こす可能性が指摘されている。

⑤痛風，高尿酸血症の患者では，尿路結石の合併率が高い。尿路結石の予防には，十分な水分摂取と尿のpH管理が不可欠。通常より1Lぐらい多めに，あるいはコップ3～4杯ぐらい余分に，などと説明されることが多い。尿酸の溶解度は，pH5では15mg/dL，pH7では200mg/dLとなる。

⑥激しい運動，発汗，下痢によっても尿酸値は上昇する。

⑦腎機能の低下，悪性腫瘍，急激なダイエットなどでも尿酸値が上昇する。

事例 12 複数診療科の処方でスルピリドが重複

処方内容

処方せん①［心療内科］

1) ゾルピデム酒石酸塩錠5mg　　　　　　　1錠
　　レンドルミンD錠0.25mg　　　　　　　　1錠
　　　　1日1回　寝る前　28日分
2) ドグマチール錠50mg　　　　　　　　　　1錠
　　　　1日1回　朝食後　28日分

処方せん②［循環器科］

1) プラバスタチンNa錠5mg　　　　　　　　1錠
　　ビソプロロールフマル酸塩錠2.5mg　　　1錠
　　　　1日1回　朝食後　42日分
2) ピルシカイニド塩酸塩カプセル50mg　　　3C
　　スルピリド錠50mg　　　　　　　　　　3錠
　　　　1日3回　毎食後　42日分

（他薬局で調剤。お薬手帳に記載）

患者情報

- 74歳，女性
- ［処方せん①］睡眠が浅くなり，寝つきも悪いために受診し，睡眠薬を服用開始。胃の調子が悪くなり，食欲が落ちて痩せてきたことからドグマチールが追加，継続服用中。
- ［処方せん②］循環器科で以前より1) が処方されているが，最近不整脈が起きるため，2) が新たに処方されたとのこと。

ある日，薬局店頭で…

薬剤師：お薬は前回と変わりありませんね。体調はいかがですか？ 循環器科の薬は増えたようですが…。

患者：今は寝つきも悪くないし，食事もとれるようになってきて調子はいいです。ただ，不整脈が時々あるので，循環器科の薬が増えました。

薬剤師：循環器科から出たスルピリド錠は，心療内科でもらっているドグマチール錠と同じ成分のお薬です。先生にお薬手帳は見せてありますか？

患者：循環器科の先生には見せたけど，心療内科には見せていませんね。

さあ，このケースで，あなたなら どうする？

> 現場の **Question**

スルピリド重複による過量投与のリスクは？

考え方のPoint

● スルピリドの適応

　スルピリドはベンズアミド系の薬剤で，選択的ドパミン D_2，D_3受容体遮断作用を有する。1日150mgで胃・十二指腸潰瘍に，1日150〜300mg（600mgまで増量可）でうつ病・うつ状態に，1日300〜600mg（1,200mgまで増量可）で統合失調症に用いられる。

　胃・十二指腸潰瘍に対しては，視床下部交感神経中枢に作用し，交感神経の興奮により起こる血管攣縮を抑制して，胃粘膜血流の停滞を改善する。また，潰瘍の防御因子である胃粘膜成分を増加させ，抗潰瘍作用を示す。

　胃のD_2受容体はコリン作動性神経に存在しアセチルコリンの遊離を抑制していることから，スルピリドはD_2受容体遮断作用により，ドパミンによるアセチルコリンの遊離の抑制を除去して胃排出促進作用を示す。また，化学受容器引き金帯のD_2受容体を遮断することから制吐作用を有する。

　抗うつ作用の機序は明らかではないが，低用量のスルピリドが側坐核における前シナプス性D_2自己受容体遮断を介してドパミン機能を増強させ，抗うつ作用を示す可能性が考えられている。

　また，統合失調症では脳内のドパミン伝達の過剰により症状が引き起こされていると考えられている（ドパミン仮説）。高用量のスルピリドは後シナプス性D_2受容体遮断作用により，統合失調症の陽性症状（幻覚，妄想，思考障害など）を改善する。

● スルピリド過量投与による症状

　ドパミンD_2受容体遮断作用による副作用で注意したいのが，高プロラクチン血症と錐体外路症状（extrapyramidal symptoms：EPS）である。プロラクチンは乳汁分泌促進ホルモンで，漏斗下垂体ドパミン経路で調整されており，D_2受容体が刺激されることによって分泌が抑制される。スルピリドのD_2受容体遮断作用は，この抑制を解除するため，プロラクチンの分泌が促進され，高プロラクチン血症につながることがある。

錐体外路症状は，不随意運動を主とした運動障害であり，特にスルピリドの過量投与時に注意が必要となる。黒質線条体においてD_2受容体を65％以上遮断すると抗精神病作用が現れ，78％以上遮断するとEPSが出現することが示されている。EPSはパーキンソン症候群，アカシジア，ジストニア，遅発性ジスキネジアに分類される。

①パーキンソン症候群

　筋固縮，寡動，構音障害，嚥下障害，姿勢調節障害，振戦などがみられる。薬剤性パーキンソニズムの場合，特発性パーキンソニズムと症状は似ているが，振戦は両側性が一般的で，静止時振戦がみられないことがあるなどの違いがある。中年以降に発症しやすく，脳器質疾患の存在や加齢など個人の脆弱性も発症に影響するとされる。

②アカシジア

　静坐不能（じっとして座っていられない）を示し，下肢の異常感覚（ムズムズ感やソワソワ感）や，歩き回る，足踏みするなどの運動亢進症状がみられる。強い不安・焦燥感を伴い，希死念慮や攻撃的行動の誘因となることもある。

③ジストニア

　不随意的で継続的な筋収縮による異常姿勢や筋硬直である。

　急性ジストニアは，抗精神病薬投与後3日以内に生じ，若年男性に多い。眼球上転，頸部・躯幹の捻転がみられ，まれではあるが咽頭ジストニアで呼吸困難が生じ命に関わる場合もある。また，疼痛や行動上の障害を伴うため，服薬拒否の要因となることもある。一方，遅発性ジストニアは，抗精神病薬服用の数カ月後に発症し，姿勢保持や意思に基づく円滑な動作ができなくなり，歩行を含めた日常生活動作に困難を来す。

④ジスキネジア

　抗精神病薬の長期投与後にみられる遅発性のケースがほとんどで，頸部・顔面・口周囲の多様な不随意運動（口すぼめ，舌の動き，口唇の動き）や，上下肢の不規則な動きなどが出現する。一度発症すると不可逆的な場合がある。

○ こんなときは――

提案1　処方変更の検討

　スルピリドは胃・十二指腸潰瘍にも適応を有するため，心療内科だけでな

く，内科などからも処方されることがある。今回の循環器科からの処方も，胃薬として出されたと考えられる。

心療内科では患者がお薬手帳を見せていなかったことから，医師は循環器科の処方について把握していない可能性が高い。疑義照会で薬剤が重複していることを伝え，処方変更について検討する。

提案2 お薬手帳を提示するよう指導

本事例のような処方の重複や，相互作用のある薬剤の処方などを避けるため，患者には，薬局だけでなく医療機関でも受診時に必ずお薬手帳を提示するよう指導する。

また，疑義照会の結果を手帳に記載し，次回受診時に見せるよう指導することで，他の医療機関への情報提供のツールとしてお薬手帳を活用する。

押さえておこう

複数診療科受診の患者ではお薬手帳の活用は必須

たとえば，こんな 服薬指導

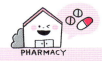

心療内科の先生は循環器科の薬が追加になったことをご存じないのですね。では，先生に重複している薬のことを伝えて，どうするか相談してみましょう。

〈医師に疑義照会〉
→ スルピリドは服用量が多くなればパーキンソン症状などが生じる可能性が考えられる。循環器科から出ているスルピリドは服用せずに，心療内科から処方されている分だけを服用するよう患者に伝えてほしいとの回答。

先生にお話ししたところ，多く飲むと副作用が現れる心配があるので，循環器科のスルピリドはやめて，心療内科のドグマチールを飲んでくださいとのことでした。お薬手帳にも先生の指示を書いておきますので，次回の循環器科の診察のときに見せるようにしてください。
今回のような薬の重複を避けるためにも，受診のときには必ずお薬手帳を先生にお見せください。

ドパミン神経系

　ドパミンは運動，情動，報酬などに関わる神経伝達物質であり，脳内には，中脳辺縁系，黒質線条体系，中脳皮質，漏斗下垂体系の主に4つのドパミン神経系が存在する。ドパミン神経細胞の変性による疾患としてレビー小体型認知症やパーキンソン病が知られている。

　中脳辺縁系は幻覚や妄想と関連しており，遮断すると抗精神病作用が得られる。また，黒質線条体系は錐体外路系運動を調節しており，遮断によって錐体外路症状が現れる。

　中脳皮質系は陰性症状（無為，自閉，抑うつなど），認知症状と関連し，遮断により陰性症状の悪化や認知機能の低下が起きる。また，漏斗下垂体系はプロラクチンの分泌を調整しており，遮断によって高プロラクチン血症を引き起こす。

　抗精神病薬は，中脳辺縁系のD₂受容体を適度に遮断し抗精神病作用を現すことを目的としているが，中脳辺縁系以外の系も遮断してしまうため，上記のような望ましくない症状も引き起こす。

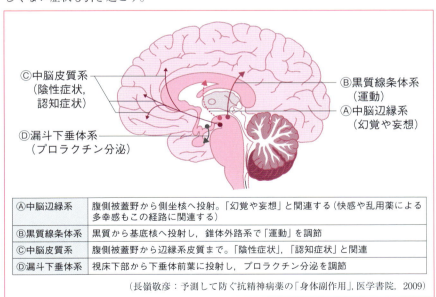

ドパミン神経の4つの経路

解説　スルピリドの副作用

①高プロラクチン血症

　プロラクチンは下垂体ホルモンであり，主に乳腺の発育と乳汁分泌に関与している。ドパミンは，脳下垂体前葉のプロラクチン分泌細胞表面にあるD_2受容体に作用してプロラクチンの分泌を抑制しているが，抗精神病薬によって漏斗下垂体系のD_2受容体が遮断されてしまうと，この分泌抑制が解除され，高プロラクチン血症が引き起こされる。黒質線条体でのD_2遮断率が72％以上になるとプロラクチン値の上昇が認められるとされている。

　血清プロラクチン値の上昇により，月経異常（無月経など），無排卵，乳汁分泌，女性化乳房，勃起障害，射精障害などが現れる。さらに，女性ではエストロゲン，男性ではテストステロンが減少することから，長期的には骨密度の低下をもたらし，骨粗鬆症の原因ともなる。また，プロラクチン分泌性の下垂体腫瘍（プロラクチノーマ）の患者では，プロラクチン分泌がさらに促進され，病態が悪化する恐れがあるため，スルピリドの投与は禁忌である。

　下垂体は血液脳関門の外側に位置しており，脳内移行性の高い薬剤は下垂体への影響は少ないと考えられる。しかし，スルピリドは脳内移行性が悪いため下垂体への影響が大きく，高プロラクチン血症のリスクが高いと考えられる。

　また，副作用は性機能に関わるものであるため，患者が主治医に話すことを躊躇し，副作用発現に気付かれないままに処方や服用が継続されたり，あるいは，患者が自ら得た情報から副作用と自己判断し服薬中止に至る可能性もあるため，注意が必要である。

②悪性症候群

　悪性症候群は抗精神病薬の最も重篤な副作用であり，発生率は低いが重症例では死亡する可能性がある。悪性症候群の認識の普及や早期診断により重症例は減少しているが，死亡率は以前より低下しているものの約10％である。

　症状としては，高体温，発汗，頻脈，頻呼吸，血圧異常などの自律神経症状，筋硬直，振戦などの錐体外路症状，無動，混迷，せん妄などの意識障害，高CK血症がみられる。

　発生機序は完全には解明されていないが，中枢性ドパミン受容体遮断説やドパミン・セロトニン不均衡説などが提唱されている。抗精神病薬の投与初期や増量時，抗パーキンソン病薬の急激な中止・減量時に発症しやすい。低栄養，脱水，精神症状の悪化がみられる場合にリスクが高まるとされるため，これらの薬剤を服用中の患者に対しては，夏季は特に脱水，熱中症への注意を呼びかける。

③ QT 延長

　抗精神病薬などの投与後に，心電図でQT延長を認めることがある。心拍で補正したQT間隔（QTc）が薬剤投与後に25％以上延長するか，500msec以上となる場合に異常QT延長ありと診断される。QTcが過度に延長すると，torsade de pointes（TdP）と呼ばれる心室頻拍が出現することがあり，TdPが心室細動を引き起こすと突然死を招く恐れがある。

　抗精神病薬がQT延長を起こすオッズ比は，クロルプロマジン換算量で1,000mg/日までは1.4，1,001〜2,000mg/日で5.4，2,001mg/日以上では8.2と，用量依存的に起こりやすくなるという報告がある。また，QT延長を起こすことが知られている薬剤（イミプラミン，ピモジドなど）との併用ではリスクがさらに高まるため，注意が必要である。

　心室細動などによる心臓突然死で年間7万人以上が亡くなっており，その70％以上は自宅で発生している。心臓突然死のリスクが高い患者の場合は，その家族にも自宅近くにAED（自動体外式除細動器）の設置があるかを確認しておいてもらい，使い方もあらかじめ知っておくように伝えるのも重要である。

参考文献

1) 長嶺敬彦：予測して防ぐ抗精神病薬の「身体副作用」，医学書院，2009
2) 長嶺敬彦：抗精神病薬の「身体副作用」がわかる，医学書院，2006
3) 染矢俊幸，他 編：そこが知りたい精神科薬物療法Q&A，星和書店，2005
4) 日本神経精神薬理学会：統合失調症薬物治療ガイドライン，2015
5) 2011年度合同研究班：QT延長症候群（先天性・二次性）とBrugada症候群の診療に関するガイドライン（2012年改訂版），2012

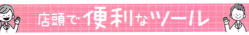

錐体外路症状，錐体外路障害，パーキンソニズムの主な原因医薬品

薬効分類		一般名
全身麻酔剤		ドロペリドール
催眠鎮静剤，抗不安剤		タンドスピロン
抗てんかん剤		バルプロ酸ナトリウム
精神神経用薬	フェノチアジン系	フルフェナジン，クロルプロマジン，レボメプロマジン，クロルプロマジン・プロメタジン配合剤，ペルフェナジン，プロクロルペラジン，プロペリシアジン
	ブチロフェノン系	ハロペリドール，スピペロン，チミペロン，ブロムペリドール
	ベンザミド系	スルトプリド，スルピリド，ネモナプリド，チアプリド
	非定型	ペロスピロン，オランザピン，リスペリドン，クエチアピン
	三環系抗うつ剤	アモキサピン，アミトリプチリン，イミプラミン，クロミプラミン，ノルトリプチリン，ロフェプラミン，トリミプラミン
	四環系抗うつ剤	マプロチリン，ミアンセリン
	その他の抗うつ剤	トラゾドン，ミルナシプラン，パロキセチン，フルボキサミン
その他の中枢神経系用薬		ドネペジル
眼科用剤		ベルテポルフィン
血圧降下剤		マニジピン，メチルドパ，レセルピン，ジルチアゼパム
消化性潰瘍薬		ラニチジン，スルピリド
その他の消化器官用薬		ドンペリドン，メトクロプラミド，イトプリド，オンダンセトロン
その他の泌尿生殖器官及び肛門用薬		プロピベリン
ビタミンAおよびD剤		ファレカルシトリオール
無機質製剤		塩化マンガン・硫酸亜鉛配合剤
他に分類されない代謝性医薬品		シクロスポリン
抗悪性腫瘍剤	アルキル化剤	イホスファミド
	代謝拮抗剤	カペシタビン，テガフール，テガフール・ウラシル，テガフール・ギメラシル・オテラシル配合剤，ドキシフルリジン，フルオロウラシル
その他のアレルギー用薬		オキサトミド
主としてカビに作用するもの		ボリコナゾール
その他の生物学的製剤		インターフェロンアルファ-2b（遺伝子組換え）
		インターフェロンアルファ（NAMALWA）
合成麻薬		フェンタニル
		フェンタニル・ドロペリドール配合剤

（厚生労働省：重篤副作用疾患別対応マニュアル　薬剤性パーキンソニズム，2006より改変）

事例 13　高齢者の独り暮らしで軟膏の塗布が困難

処方内容

```
デルモベート軟膏0.05%                           15g
サトウザルベ軟膏10%                             15g
    混合
    1日1回　右膝に塗布，1週間で終了
アンテベート軟膏                                50g
ヒルドイドソフト軟膏0.3%                        50g
    混合
    1日2回　体に塗布
ザイザル錠5mg                                   1錠
    1日1回　寝る前　30日
```

患者情報

- 87歳，女性。娘さんが来局。
- 右膝の赤みのため，前回より皮膚科を受診。
- 今回，アンテベート軟膏とヒルドイドソフト軟膏の混合，ザイザル錠が追加された。

ある日，**薬局店頭**で…

 膝の赤みはどうですか？

 だいぶ良くなりました。新しい皮膚もできてきているので，薬はあと1週間だけ塗ったらやめていいそうです。

 よかったですね。でも，今回は新しい薬が出ていますが…。

 ええ。皮膚が乾燥しているみたいで，体のあちこちがかゆいと言って…。先生は塗り薬だけのつもりだったようですが，本人が「背中に塗るのが難しいから」と飲み薬も希望しました。
私としては，あまり薬を増やしたくないんだけど…。独りで背中に薬を塗る良い方法はないですか？

さあ，このケースで，あなたならどうする？？

現場の Question

:: 独りで薬を使用するのが難しい場合の対応は？

◯ 考え方のPoint

● **増加する独居高齢者**

　総務省の人口推計によれば，わが国の65歳以上の高齢者人口は2015年9月現在で3,384万人，総人口に占める割合は26.7％と，ともに過去最高となっている。また，80歳以上の人口が1,000万人を超え，社会の高齢化が進んでいる。

　このような高齢社会の到来に伴い，独り暮らしの高齢者が増加しており，2010年の国勢調査では高齢者人口に独り暮らしの高齢者が占める割合は男性11.1％，女性20.3％に上る。適切な介護者が身近にいない高齢者も多いことがうかがえる。

● **高齢者への薬物療法での留意点**

①加齢による皮膚の変化

　高齢になると乾燥肌が多くなり，その結果，瘙痒から睡眠が障害を受けたり，貼付剤の吸収が減弱したり，副作用が出現したりと，さまざまな問題が引き起こされるため，高齢者のスキンケア対策は重要である。

②服薬管理能力の低下

　高齢者では理解力の低下や嚥下障害，運動動作機能の低下などにより服薬管理能力が低下することがあり，これがアドヒアランス低下につながりやすい。加齢による精神的・身体的機能の変化は個人差が大きいため，同居家族の有無などの療養環境を含め，患者個々の服薬管理能力を把握したうえでの服薬支援が必要となる。

　嚥下障害による錠剤・カプセルの服用困難，筋力低下や手指の機能障害による薬の取り出し困難，視覚障害や聴覚障害，認知症による服薬管理能力の低下などがないかを念頭に置いて，患者に接するように努める。

● こんなときは——

提案1 薬の使用状況と療養環境を確認

軟膏を塗布するときに患部まで手が届くか，など，処方された薬を患者が独りで使用できるか確認する。

また，家族は同居しているか，同居していなくても近くに住んでいて介助ができるか，ヘルパーの訪問はあるか，など，患者が薬を使用するときに介助を受けられる状況にあるかも確認しておく。

提案2 服薬補助具の使用を検討

手の届きにくい背中などに独りで軟膏を塗るための服薬補助具が市販されている。腕を動かせるようであれば，そのようなツールの使用を検討する。

> 押さえておこう

薬の使用環境に応じた解決策を提案

たとえば，こんな 服薬指導

 お母様が薬を塗るのを手伝ってくれるご家族は，一緒にお住まいですか？

 いいえ，母は独り暮らしです。私は近くに住んではいますが，仕事もあるので，頻繁に様子をみに行くのは難しくて…。

 そうでしたか。お母様は腕を少し上げたり動かしたりするのはできますか？

 それはできます。

 では，独りで背中に軟膏を塗るための道具が市販されていますので，お使いになってみてはいかがでしょうか。

解説　服薬支援の方法

　服薬支援が必要なのは高齢者だけでなく，疾病や外傷によっても服薬に影響する障害が発生する。例えば，脳血管障害などによる片麻痺患者は片手しか使えないため，分包紙を開封したり容器のふたを開けたりするような，片手で物を押さえながらもう片方の手で行う作業は難しい。

　また，関節リウマチ患者は，疾患の進行により関節の変形や筋肉の萎縮を来すと握力や指の力が低下する。そのため，分包紙の開封や薬のPTPシートからの取り出しが難しくなり，また，手や腕の可動範囲が狭まるため口や患部まで手が届かず，薬の服用・使用が難しくなる。

　どんなに優れた薬でも服用できなければ効果は発揮されない。薬剤師は服薬するうえで何に困っているのかを具体的に聴き取り，患者の状態をよく確認して，必要な服薬支援を行わなければならない。認知症などで服薬管理能力が低下し，アドヒアランスの低下がみられる場合は，患者の服用状況をよく確認したうえで，調剤方法の工夫や服薬支援を継続的に行っていく。

服薬支援の工夫例

剤形，困っていること		使用できるツール，工夫
内服薬		・PTPシートから薬を取り出すためのツール ・薬を一包化。分包紙を開封できない場合は，レターオープナーを使ったり，分包紙に切れ目を入れておく
外用剤	軟膏のチューブや点眼剤の容器のふたを開けられない	・小さなふたでも楽に開けられるツール ・本体を固定するツール ・処方量によっては，薬剤師があらかじめふたを開け，軽く閉め直しておく
	点眼剤がさしにくい	・点眼補助具 ・点眼時に手を安定させる「げんこつ法」などの手技を指導する
	湿布が貼りにくい 軟膏が背中に塗りにくい	・手の届きにくい部位に独りで湿布を貼るためのツール ・背中に軟膏を独りで塗るためのツール

解説　嚥下障害への対応

　嚥下障害があると，服薬時に誤嚥や残留（飲み込んだ薬が咽頭や食道に付着して残ってしまう）などの問題が起こることがある。誤嚥は誤嚥性肺炎の原因となるため，注意が必要である。誤嚥防止のためには貼付剤や坐剤，吸入剤などへの剤形変更や，服用回数の多い製剤から徐放性製剤への変更などにより，誤嚥の機会を減らすことを検討する。唾液を飲み込むことができるのであれば，口腔内崩壊錠に切り替えてもよい。

服薬時には，薬をゼリーやプリンに包み込んだり，オブラートを使用したりして飲み込む。姿勢は座位を保つのがよいが，困難な場合は椅子のリクライニングで上半身を30°以上起こす。顎が上がっていると誤嚥しやすいので，飲み込むときはうなずくように顎を引く。舌や頬，唇に麻痺がある場合は，薬が健側を通過するよう，クッションなどをあてて健側に体を傾けて服用するとよい。

　残留を防ぐには服薬後すぐに水を飲む必要があるが，嚥下障害があるとむせてしまい，飲みにくいことがある。その場合は，水にとろみをつけて飲むとよい。また，カプセル剤は濡れると咽頭や食道の粘膜に付着しやすいため，錠剤への剤形変更も一案である。

 ## スキンケア対策

　スキンケアといっても，単に保湿剤などを塗布すればよいわけではなく，さまざまな視点からの注意が大切である。

①食事
　高齢になると乾燥肌からくる皮膚トラブルが多くなる。必須脂肪酸（n-3系やn-6系の脂肪酸）や亜鉛，ビタミンA，ビタミンB群，ビタミンC，蛋白質などの栄養素が不足すると乾燥肌になるため，これらの栄養素がきちんと摂れているかを確認することが大切である。

②入浴
　身体を洗浄する際にナイロンタオルを使用したり，ボディーシャンプーを原液のまま使用するのは皮膚によくない。皮膚トラブルを防ぐため，体はこすらずに泡で優しく洗う。殺菌石鹸は常在菌にまで影響を与えるため，必要でない場合は使用を控える。一方，保湿剤入り入浴剤は，保湿剤を塗りにくい背中などへの効果が期待できるので，使用が勧められる。また保湿剤は，皮膚が水分を含んでいる入浴後10分以内に塗布するとよい。入浴はぬるめの温度で体を洗い過ぎない。

③湿度管理
　空気の乾燥などが問題となるため，加湿器を使用したり，室内に濡れたものを干すなどして湿度管理を行う（昔は湿度が高かったが今は湿度が低い時代）。

参考文献
1) 総務省：統計からみた我が国の高齢者（65歳以上），2015
2) 内閣府：平成27年版高齢社会白書
3) 倉田なおみ，他 編：服薬支援とアドヒアランス Q&A，じほう，2011

店頭で便利なツール

外用剤を自分で塗るためのツール

軟こうぬりちゃん (旭電機化成)	背中ぬりっこ (旭電機化成)	セヌールⅡ 塗るまごの手 (ユースキン製薬)	軟膏棒 (三和堂)
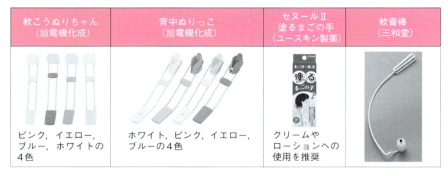			
ピンク，イエロー，ブルー，ホワイトの4色	ホワイト，ピンク，イエロー，ブルーの4色	クリームやローションへの使用を推奨	

状況に応じた服薬支援の例

患者の状況	服薬行動に関する状況	服薬支援の例
□ 運動機能障害筋力低下 リウマチ 脳卒中片麻痺	□ 薬をつかめない □ シートから出せない □ 袋を開封できない □ 半錠にできない □ 点眼薬のキャップがはずせない □ 点眼薬がうまくさせない □ 貼付剤の開封口の開閉ができない □ 湿布がうまく貼れない □ 軟膏を終わりまで取り出せない □ 軟膏容器の先端に穴があけられない □ 坐薬が挿入できない	□ 一包化 □ 調剤方法の工夫 □ 自助具の利用(袋オブラート，軟膏を搾り出す自助具，点眼用自助具)
□ 寝たきり	□ 残薬がある □ 飲み間違いがある	□ 一包化 □ 服薬カレンダー等利用 □ 介護者・看護者への服薬指導 □ 自助具の利用(嚥下補助ゼリー，オブラート，薬杯)
□ 嚥下障害	□ 飲み込めない(嚥下反射遅れ，薬の咽頭への送り込み困難，麻痺) □ 誤嚥しやすい □ 服薬時の姿勢が保てない	□ 小さいサイズの錠剤や散剤への変更 □ とろみをつける □ つぶし □ 経管投薬 □ 自助具の利用(嚥下補助ゼリー，服薬用カップ，オブラート)
□ 視覚障害	□ ほとんど見えない □ あまり見えない □ 薬袋の字は少し読める □ 点字が読める	□ 一包化　　　　□ 触知型シール □ 見やすい字　　□ 点字・知覚シール □ 自助具の利用
□ 聴覚障害	□ ほとんど聞こえない □ 大きな声であれば聞き取れる	□ 書面　　　　□ 手話 □ 自助具の利用(補聴器，音声伝達器)
□ 失語症	□ 構音障害あり　□ 失語症あり □ 嚥下障害を伴う	□ 書面 □ 剤形の検討
□ 理解力の低下 認知症など	□ 服薬の理解力がない □ 服薬の理解力は少しある	□ 一包化 □ 服薬カレンダー・管理箱等の利用 □ 介護者・看護者への服薬指導

(日本薬剤師会：薬局薬剤師のための在宅療養者への服薬支援，2007 より)

事例 14 アドヒアランスが悪い長期喘息治療患者

処方内容

処方せん

テオドール錠100mg	2錠
1日2回　朝食後・寝る前　30日分	
キプレス錠10mg	1錠
1日1回　寝る前　30日分	
レルベア 200 エリプタ 30吸入用	1本
1日1回　夕1吸入	外用

患者情報

- 44歳，女性。大人になってから喘息にかかった。
- 吸入し忘れが多く，2014年12月にアドエア 500 ディスカスからレルベアに変更。その後もたびたび受診が遅れ，医師に怒られていた。
- 2015年11月から夜の咳込みがひどくなり，テオドールとキプレスが追加になり現在に至る。

ある日，**薬局店頭**で…

 薬剤師：調子はどうですか？

 患者：最近は夜の咳もなく落ち着いています。

 薬剤師：そうですか。動悸や吐き気，口内炎などの症状もないですか？

 患者：大丈夫です。

 薬剤師：前回の受診から2週間ほど間が空きましたが，お薬は大丈夫でしたか？

 患者：飲み忘れの薬が残っていたので。仕事が忙しくて，なかなか…。

さあ，このケースで，あなたならどうする？？

現場のQuestion

患者のアドヒアランスを高めるには？

考え方のPoint

この患者は病気に対する意識が低く，症状がなくなる→薬を中断→症状がひどくなる→受診…を繰り返していた。たびたび受診が遅れたことで医師から再注意を受け，吸入忘れを防ぐ目的で1日2回のアドエアから1日1回のレルベアに変更になった。しかし，その後も状況はあまり変わらず，風邪をきっかけに症状が悪化し，キプレスとテオドールを併用するようになった。

喘息の長期管理時の薬物療法は，発作や気道過敏性，非可逆的気道閉塞の予防が目的である。しかし，日常生活に支障がないと，治療を自己判断で中断してしまう患者も多い。

気管支喘息は気道の炎症性の慢性疾患であり，喘息症状がなくても気道過敏性が残存している場合が多い。気管支喘息の炎症は中枢気道（気管から始まる内径2mm以上の気道）のみならず，末梢気道（気道内径2mm未満の気管支）から肺胞まで広範囲に及ぶ。末梢気道は中枢気道と比較して症状に乏しいため，炎症が残っていても気づかずに放置してしまう可能性がある。

● **喘息の薬物療法の進め方**

喘息の薬物治療の目標は，可能な限り呼吸機能を正常化し，喘息発作を抑制して，健常人と変わらない日常生活を送れるようにすることである。気管支喘息の病態は気道の好酸球性炎症なので，治療は吸入ステロイド薬を中心とし，そこに気管支拡張薬，抗アレルギー薬（抗ロイコトリエン薬）などを追加していく。

最近，喘息患者において長時間作用性抗コリン薬（Long Acting Muskarinic Antagonist；LAMA）が，吸入ステロイド薬（ICS）やICS/長時間作用性β_2刺激薬（Long Acting β_2 Agonist：LABA）配合剤に対する追加投与で有用であると報告されている。気管支喘息にCOPDを合併した場合は，長時間作用性抗コリン薬やテオフィリン薬などの気管支拡張薬の追加を検討する。シムビコートとアドエアは気管支喘息とCOPDの両疾患に有効である。

治療目標を達成するために重要なのは，症状がコントロールされた状態を維

持することであり，その状態が3カ月以上持続していれば，治療のステップダウンを試みる。

こんなときは──

提案 喘息日記とピークフローメーターを活用

この患者は病気や薬，吸入方法について教育指導してきたが，なかなか改善に至らなかった。そこで，患者に自分の症状を知ってもらうために，喘息日記とピークフローメーターの使用を提案してみる。

喘息日記をつけ続けることで，患者は自身の喘息の状態を季節，時間，随伴症状，天候，治療内容，日常生活などとの関わりのなかで客観的に評価できる。また，主治医にとっても患者が普段の生活のなかでどのようにコントロールしているかを把握したり，薬の吸入時間や量を決めるのに役立つ。

ピークフローメーターは呼吸機能を測る器具で，呼気の最大瞬間風速（風量）を調べることで気管支の狭さの程度がわかる。主観的な自覚症状のみならず客観的なピークフロー（peak expiratory flow：PEF）値をモニタリングすることで，喘息症状の増悪を早期に把握できるようになる。できれば毎日，起床時と寝る前の1日2回測定してもらいたいが，アドヒアランスが悪い患者の場合では継続するのが難しいと思われる。最低限，休日の1〜2日の朝晩定時や調子が悪いと感じる日に測定するように指導する（など，患者が何なら実行できそうかを考え提案する）。

たとえば，こんな 服薬指導

 薬剤師

喘息は，気管支に慢性の炎症が起こっています。発作がなくても気道は過敏な状態が続いているので，調子が良くても治療を続けることが大事です。でも，体が元気だと，もう治っていると思ってしまいますよね。
提案なのですが，しばらく喘息日記とピークフロー値測定をやってみませんか？

 患者

はぁ…，それは何ですか？

息を力いっぱい吐き出したときの息の強さの最大値をピークフロー値といって，ピークフローメーターという器具で測ります。気道が炎症で狭くなっていると値が低くなり，呼吸機能が悪くなっているということになります。
それから，喘息日記をつけると，どんなときに発作が起こりやすいかなど，自分の症状を把握できるようになります。先生が薬の効果を確認したり，使う薬を決定するときなどにも役立ちますよ。

でも，続けられるかしら？　忙しいし…。

1週間のうちで休日の1～2日や調子が悪いと感じる日だけでもいいからためしてみませんか。

うーん…ピークフローメーターって高いの？

こちらでも取り寄せられますが，インターネットでも1,000円台からいろいろな種類が売られています。喘息日記はこちらで用意しておきますよ。

じゃあ，やってみようかしら。インターネットで見てみるわ。

そうですか。では，喘息日記は次回までに用意しておきますね。
それから，吸入薬はとても大事な薬です。もし吸入を忘れてしまったことに気付いたら，その時点で吸入してかまいません。次の日は，いつもと同じ時間に吸入してください。ただ，1日1回1吸入なので回数は守ってください。

忘れたら，そのときに吸入していいのね。わかりました。

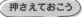

患者自身の客観的評価がアドヒアランス向上につながる

参考文献

1) 日本アレルギー学会喘息ガイドライン専門部会 監,「喘息予防・管理ガイドライン2015」作成委員作成:喘息予防・管理ガイドライン2015. 協和企画, 2015
2) 濱崎雄平, 他 監, 日本小児アレルギー学会作成:小児気管支喘息治療・管理ガイドライン2012. 協和企画, 2011
3) 特集 吸入薬の正しい理解とデバイスの使い方. 調剤と情報, 20(3), 2014
4) 特集 もっと知りたい!吸入療法. 薬局, 64(1), 2013
5) 特集 吸入療法―気管支喘息・COPD―. 薬局, 59(6), 2008
6) グラクソ・スミスクライン:レルベア200エリプタインタビューフォーム(第6版, 2015年12月改訂)

店頭で便利なツール

● 吸入薬各成分の特徴

ベクロメタゾンプロピオン酸エステル（BDP）
・プロドラッグであり，気道や血液中でエステラーゼによる加水分解を受け，活性体である17-BMPとなる。
・気道内滞留時間は約5時間と比較的長い。
・BDP-HFAの平均粒子径は1.1μmと小さい。到達部位は肺胞まで。

フルチカゾンプロピオン酸エステル（FP）
・脂溶性が高いので，ステロイド受容体への親和性が高く，気道滞留時間が長い。そのため吸入半減期も長い。
・FP-DPIの平均粒子径は5μmと大きいため，中気管支までしか到達しない。それに対し，FP-HFAの平均粒子径は2.8μmと細気管支まで到達するため，臨床的な治療効果に差があると考えられる。

ブデソニド（BUD）
・平均粒子径が2.6μmと小さく，細気管支まで到達する。
・BUDは気道組織に吸収された後，比較的速やかに全身循環に吸収されるが，一部は細胞内の脂肪酸とエステル結合し，細胞内に貯蔵され，結果として気道内に長く留まる。
・妊婦に用いても奇形発生率に影響を与えず，小児の発育に影響を与えないというエビデンスがあり，安全性は確立している。

シクレソニド（CIC）
・プロドラッグであり，肺内でエステラーゼにより加水分解され活性代謝物に変換される。さらに脂肪酸と結合し抱合体を形成することで，肺細胞内に長く留まる。そのため1日1回投与が可能になった。
・平均粒子径が1μmと小さく，肺内到達率が52％と高い。
・口腔内付着率が低いことに加え，肺で活性化されるプロドラッグになっているため，嗄声・口腔カンジダなどの副作用が少ない。

モメタゾンフランカルボン酸エステル
・グルココルチコイド受容体に対する親和性が高く，優れた局所抗炎症作用を

- 示す。
- 平均粒子径が2μmと小さく，肺内到達率が40％と高い。
- デバイスにツイストヘラーを使用。キャップ開閉のみで1回吸入量が装填され，残量不足状態での誤使用を防ぐためにロックアウト機能も装備している。

サルメテロールキシナホ酸塩（SM）
- 作用発現は遅いが（吸入後15～20分），脂溶性の長い側鎖をもち$β_2$受容体に長く留まるため，作用時間が長い。12時間以上効いている。
- 長期投与による気管支拡張作用の減弱や，短時間作用性吸入$β_2$刺激薬の効果減弱は認められない。

ホルモテロールフマル酸塩
- $β_2$刺激薬の作用発現時間および持続時間は，各薬剤の脂溶性の差によると考えられる（脂溶性の高さ：サルメテロール＞ホルモテロール＞サルブタモール）。ホルモテロールはサルメテロールとサルブタモールの中間的な脂肪親和性を有し，細胞膜内で貯蔵部位を形成し，持続的に$β_2$受容体を刺激する。
- 特性として親水性領域も有するため，SABAと同様，速やかに$β_2$受容体上に拡散・結合し，効果発現が5分以内と早い。
- 強力な部分アゴニスト（strong partial agonist）であり，$β_2$受容体との結合でほぼ完全な気管支平滑筋弛緩が得られる。
- 効果発現が早いという特性から，シムビコート維持療法中に症状が出現した場合，SABAを追加吸入するよりもシムビコートを追加吸入する方（SMART療法）が急性増悪の頻度が低下したとの報告もある。

チオトロピウム臭化物
- 長時間持続型の選択的ムスカリン受容体拮抗薬であり，5種のムスカリン受容体のうち，気道に存在するとされるM_1，M_2，M_3受容体に対し，ほぼ同程度の親和性で可逆的に結合する。
- 特性は受容体からの解離速度の差である。アセチルコリン遊離抑制に関与しているM_2受容体からの解離が比較的速やかであるのに対し，気道平滑筋収縮を伝達するM_3受容体からの解離半減期が34.7時間ときわめて長い。このことが気道収縮抑制効果の持続に関与している。

※ビランテロールトリフェニル酢酸塩（VT），フルチカゾンフランカルボン酸エステル（FF）を除く

●気管支喘息吸入治療薬一覧

分類	商品名 成分	デバイス	回数計	空打ち	用法	振とう	吸入	吸入後の息止め
ステロイド	オルベスコ シクレソニド	エアゾール	無	3回	1日1回	無	ゆっくり	5〜10秒
ステロイド	キュバール ベクロメタゾン	エアゾール	無	2回	1日2回	無	ゆっくり	5秒
ステロイド	フルタイド フルチカゾン	ディスカス	◯	なし	1日2回	無	早く深く	無理しない程度
ステロイド	フルタイド フルチカゾン	ロタディスク	無	なし	1日2回	無	早く深く	無理しない程度
ステロイド	フルタイド フルチカゾン	エアゾール	無	なし	1日2回	あり	ゆっくり	数秒間
ステロイド	アズマネックス モメタゾン	ツイストヘラー	◯	なし	1日2回	無	強く深く	軽く息を止める
ステロイド	パルミコート ブデソニド	タービュヘイラー	◯	2回	1日2回	無	深く	記載なし
ステロイド	パルミコート ブデソニド	吸入懸濁液	無		1日1〜2回	あり		
ステロイド+β刺激薬	レルベア フルチカゾン ビランテロール	エリプタ	◯	なし	1日1回	無	強く深く	3〜4秒
ステロイド+β刺激薬	シムビコート ブデソニド ホルモテロール	タービュヘイラー	◯	3回	1日2回	無	強く深く	口を離して ゆっくり吐く
ステロイド+β刺激薬	アドエア フルチカゾン サルメテロール	エアゾール	◯	4回	1日2回	あり	ゆっくり	数秒間
ステロイド+β刺激薬	アドエア フルチカゾン サルメテロール	ディスカス	◯	なし	1日2回	無	早く深く	無理しない程度
ステロイド+β刺激薬	フルティフォーム フルチカゾン ホルモテロール	エアゾール	◯	4回	1日2回	あり	ゆっくり 深く	3秒
β刺激薬	セレベント サルメテロール	ディスカス	◯	なし	1日2回	無	早く深く	軽く息を止める
β刺激薬	セレベント サルメテロール	ロタディスク	無	なし	1日2回	無	早く深く	軽く息を止める
β刺激薬	サルタノール サルブタモール	エアゾール	無	なし	成人1回2吸入, 小児1回1吸入 1日4回まで	あり	ゆっくり	数秒間
β刺激薬	アイロミール サルブタモール	エアゾール	無	4回		あり	大きく	数秒間
β刺激薬	ベロテック フェノテロール	エアゾール	無	2回	1回1〜2吸入 1日4回まで	無	深く	数秒間
β刺激薬	メプチン プロカテロール	エアゾール	◯	2回	成人1回2吸入, 小児1回1吸入 1日4回まで	あり	ゆっくり 深く	数秒間
β刺激薬	メプチン プロカテロール	スイングヘラー	◯	なし		無	早く深く	数秒間
β刺激薬	メプチン プロカテロール	吸入液			成人1回 0.3〜0.5mL 小児1回 0.1〜0.3mL			
β刺激薬	メプチン プロカテロール	吸入液ユニット						
抗コリン	スピリーバ チオトロピウム	レスピマット	◯	4回	1回2吸入, 1日1回	無	ゆっくり 深く	10秒
抗コリン	アトロベント イプラトロピウム	エアゾール	無	2回	1回1〜2吸入, 1日3〜4回	無	大きく	数秒間

HFA-134a:1,1,1,2-テトラフルオロエタン　　HFA-227:1,1,1,2,3,3,3-ヘプタフルオロプロパン
ドライパウダー製品は,強く吸う必要があることが多い
エアゾル製剤ではゆっくり深く吸う
アルコール臭のするものでは,小児が吸入する際にはむせてしまうことがあるので注意が必要

事例 14

うがい	平均粒子径（μm）	肺内到達率	効果発現	備　考
○	1	52%		・1日1回の吸入でよい ・粒子径が小さく，肺への到達率が高い
○	1.1	40〜55%		粒子径が小さく，肺への到達率が高い
○	5.2	15〜17%		・複数のデバイスがあるため，患者の条件に合わせて使用が可能 ・ロタディスクでは，平らに持つようにして吸入する
○	5.2	11〜16%		
○	3.1	29%		
○	2	40%		薬剤の残量がゼロになるとキャップが開かなくなる
○	2.6	30%		まっすぐに立てて回す
○				ネブライザーが必要
○	FF4 Vl2.2		15分	・持続性のフルチカゾンに変更しており，1日1回の使用でよい ・デバイス操作が簡便
○	BUD2.4 FM2.5	40%	1分	・発作時にも同一薬剤の使用が可能であるため，1デバイスの持ち歩きで治療が可能 ・まっすぐに立てて回す ・維持療法は最大1回4吸入1日2回の全8吸入まで吸入可能 ・発作発現時は，1吸入して数分経過しても発作が続く場合は，さらに追加で吸入する。1回の発作に最大6吸入まで使用可能 ・1日の吸入回数は，維持と頓用合わせて通常8吸入とするが，一時的であれば12吸入まで増量可能
○	3.1	30%	5分程度	
○	FP4.4 SM4.4	15〜17%	15分	使用方法がフルタイドと同様であるため，切り替えが簡易的である
○	2.1〜4.7		1分	・フルチカゾンの粒子径を小さくすることができ，声がれなどの副作用リスクを減少できている ・エアゾール製剤であるため，吸気に力が要らない
無			15分程度	・β₂受容体に対しての選択性が高い。効果が12時間程度持続する ・ロタディスクでは，平らに持つようにして吸入する
無				
無				通常，効果が3時間以上持続するのでその間は吸入を控える
○				
			1〜3分	・成人には2〜5分間たって効果が不十分な場合はさらに1〜2吸入する。 ・小児に対しては，他のβ₂刺激薬吸入薬が無効な場合で，入院中など医師の厳重な管理・監督下にある場合を除き投与しないこと
				エアゾール製剤であるため，吸気に力が要らない
○				デバイスは水平に持ち，ボタンを押す
○				
○				ネブライザーが必要
無				閉塞隅角緑内障の患者，前立腺肥大などによる排尿障害のある患者に対して使用禁忌である
○				緑内障の患者，前立腺肥大などによる排尿障害のある患者に対して使用禁忌である

（宮川医院ホームページ，各製品のインタビューフォームより）

解説　喘息治療薬の種類と特徴

吸入ステロイド薬（ICS）

　ステロイド薬は細胞質内のステロイド受容体（GR）に結合し，ステロイド・GR複合体を形成し活性化する．ステロイド・GR複合体は核内へ移行し，複数の標的遺伝子DNAまたは転写制御因子に結合し，遺伝子転写を抑制または活性化する．その結果，炎症に関与するケミカルメディエーターやサイトカインなどの産生を調節し，抗炎症作用を発揮する．

　喘息治療におけるステロイド薬の作用としては，
①炎症細胞の肺・気道内への浸潤抑制，炎症細胞自体の遊走および活性化抑制
②血管の透過性抑制
③気道分泌抑制
④気道過敏性の抑制
⑤サイトカイン産生の抑制
⑥β_2刺激薬の作用促進
⑦マスト細胞以外の細胞においてアラキドン酸の代謝を阻害し，ロイコトリエンおよびプロスタグランジンの産生抑制
などが挙げられる．

長時間作用性β_2刺激薬（LABA）

　β_2刺激薬は強力な気管支拡張薬であり，気道平滑筋のβ_2受容体に結合し，アデニル酸シクラーゼを活性化して細胞内cAMPを増加させる．その結果，プロテインキナーゼA（PKA）が活性化し，気管支平滑筋が弛緩する．また，気道の線毛運動を活発化させ，気管支分泌液の排泄を促進する．それにより呼吸機能を有意に改善するばかりでなく，喘鳴，息切れ，胸苦しさ，咳嗽，morning dip（明け方から起床時にかけての症状悪化）などの喘息症状を全般的に改善し，長期的にコントロールを維持する．そのほか，運動誘発喘息の予防にも有効性が示されている．

　口腔内に付着した薬剤が全身に移行するのを防ぐため，吸入後にうがいをするように指導する．いずれの剤形も安全性は高いが，副作用として振戦，動悸，頻脈などがみられ，頻度は，経口剤＞貼付剤＞吸入剤の順で出現する．重大な副作用としては血清カリウム値の低下があり，虚血性心疾患や甲状腺機能亢進症，糖尿病のある症例には特に注意して用いる．

ICS/LABA 配合剤

　LABA の単剤使用で喘息発作入院や喘息死のリスク上昇が報告されているため，LABA は ICS と併用する必要がある．ICS と LABA には相乗効果があるため，低～中用量の ICS でコントロール不十分な喘息患者では，ICS を増量するよりも吸入 LABA を加えるほうがコントロールの改善が得られる．

　ICS は β_2 受容体数を増加させ，受容体の脱感作を抑制する．一方，LABA はステロイド受容体を活性化し，核内への移行を促進して抗炎症作用を増強させる．

ロイコトリエン受容体拮抗薬（LTRA）

　LTRA は，気道の収縮反応，血管透過性の亢進，気道粘膜の浮腫，気道過敏性の亢進を抑制し，気管支拡張・気道炎症抑制，気道リモデリングの抑制により，気管支喘息の症状と肺機能を改善する．特に，中用量の吸入ステロイド薬を使用しても喘息が完全にコントロールされない症例に対し，併用薬として有用である．

　アレルギー性鼻炎合併喘息，運動誘発喘息，アスピリン喘息の長期管理に特に有用で，長時間の使用でも効果の減弱がみられない．小児の呼吸器ウイルス感染症に関連した喘息症状悪化に対する抑制効果，感冒罹患時の間欠投与にも効果がある．

テオフィリン徐放性製剤

　c-AMP 分解酵素のホスホジエステラーゼ（PDE）を阻害して気管支拡張作用を示す．長時間作用性気管支拡張薬としての効果に加え，リンパ球や好酸球の気道への浸潤抑制，T 細胞の細胞増殖反応やサイトカイン産生能抑制，好酸球アポトーシス誘導などの抗炎症作用や，histone deacetylase（HDAC）再活性化によるステロイド感受性の回復作用が報告されている．

　単剤での臨床的効果は ICS よりも劣るが，低～中等度 ICS との併用により，ICS の使用量増加とほぼ同等の効果が得られる．β_2 刺激薬とは作用機序が異なるため，併用により効果を高めることができる．

長時間作用性抗コリン薬（LAMA）

　気道は主に副交感神経により平滑筋の緊張が保たれており，神経末梢から遊離されたアセチルコリンがムスカリン M_3 受容体に作用すると気道が収縮する．抗コリン薬はムスカリン受容体を阻害して，気管支収縮抑制作用を示す．

　喘息予防・管理ガイドライン 2015 において，新規治療薬として長時間作用性抗コリン薬のチオトロピウム・ソフトミストインヘラー（スピリーバレスピマット）が追加され，ステップ 3～4 での使用が推奨されている．ただし ICS などで症状の改善が

得られない場合，あるいは患者の重症度から必要と判断された場合のみ，ICSなどと併用して使用する。β_2刺激薬との併用によりβ_2刺激薬単独よりも気管支拡張効果が増強される。前立腺肥大および緑内障の患者には禁忌である。

短時間作用性β_2刺激薬（SABA）

急性発作時には優れた薬剤であり，変調（ピークフロー値の低下，喘鳴，咳が止まらない，など）を感じたら早めに吸入するほど効果が高いといわれている。一定の吸入回数を超えてもなお症状が残存する場合には，直ちに医療機関を受診するように指導する。

効果がすぐに感じられ，患者が依存に陥りやすいので，連用・過剰使用に注意する。また，口腔内に付着した薬剤が全身に移行するのを防ぐため，吸入後にうがいをするように指導する。

吸入ステロイド薬の効果とステロイド受容体（GR）との親和性

効果
① 喘息症状を軽減する
② QOLおよび呼吸機能を改善する
③ 気道過敏性を軽減する
④ 気道の炎症を制御する
⑤ 急性増悪の回数と強度を改善する
⑥ 治療後長期の吸入ステロイド薬の維持量を減少する
⑦ 喘息にかかる医療費を節減する
⑧ 気道壁のリモデリングを抑制する
⑨ 喘息死を減少させる

GRとの親和性

フルチカゾンフランカルボン酸エステル（FF）	2,989
モメタゾンフランカルボン酸エステル（MF）	2,244
フルチカゾンプロピオン酸エステル（FP）	1,775
ベクロメタゾンプロピオン酸エステル（BDP）	1,345
シクレソニド活性代謝物（CIC）	1,212
ブデソニド（BUD）	855
デキサメタゾン（DEX）	100

GRとの親和性は，デキサメタゾンの親和性を100として相対的に表され，異なる種類のICS間の薬効力学を比べる唯一の指標となる。高いGR親和性は，抗炎症効果を発揮するのに必要なステロイド濃度が低くて有利だが，GRは全身のほとんどの細胞に分布しているため，副作用を増幅させる可能性があり安全性が問題となる場合もある。

〔レルベア製品特性．HealthGSK.jp（https://www.healthgsk.jp/products-info/relvar/product-characteristics.html）より〕

気管支喘息の定義・病態

　気管支喘息は気道の慢性炎症性疾患であり，可逆性の気道狭窄と気道過敏性の亢進，繰り返し起こる咳，喘鳴，呼吸困難を特徴とする．

　気道に炎症が起こると，気道のマスト細胞からヒスタミンやロイコトリエンが放出され，血管平滑筋・気道平滑筋・気道粘膜の杯細胞への刺激によって気道粘膜腫脹，気道平滑筋の収縮，気道分泌亢進が起こる（即時型アレルギー反応）．さらにマスト細胞から炎症性サイトカイン IL-5 などが放出され，好酸球が気道粘膜に遊走するため，好酸球性の炎症反応が起こる（遅発型アレルギー反応）．炎症が繰り返し起こると，好酸球やTリンパ球の浸潤が持続し，気道壁の線維化が起こり，平滑筋や基底膜が肥厚して気道が狭窄したまま元に戻らなくなる〔リモデリング（非可逆性の構造変化）〕．その結果，非可逆的な気流制限と持続的な気道過敏性の亢進をもたらし，喘息が難治化する原因になると考えられる．

　喘息にはアトピー型と非アトピー型の2つのタイプがあり，小児では約90％，成人では約50％がアトピー型といわれている．アトピー型喘息では，アレルゲンに対する特異的IgE抗体がマスト細胞表面に結合した状態で存在し，ここにアレルゲンが結合するとマスト細胞が活性化し一連の炎症反応が引き起こされる．

　65歳以上の高齢者喘息では，COPDの合併頻度が約24.7％と報告されている．高齢者では純粋な気管支喘息やCOPDはむしろ少なく，予後が悪いと思われるオーバーラップ症候群（気管支喘息とCOPDの合併）が高い比率を占めている．これは，気道の知覚神経が常に炎症性メディエーターにより刺激され，遠心路からのアセチルコリン過放出があるため，気道平滑筋が一定の収縮状態を呈しているためである．

　喘息治療は薬剤によるコントロールが中心となるが，薬剤のみに頼らず，感作アレルゲン（ダニが最も重要．ほかに真菌，ゴキブリ，動物，花粉など）の回避や，受動・能動喫煙，過労なども含めた増悪因子の回避・除去に努めることも重要である．

 ## 呼吸器関連合併症

　日本では，喘息にアレルギー性鼻炎が合併する頻度は80％前後で，逆に，アレルギー性鼻炎患者の10～20％には喘息の合併がみられる．両者は合併率が高いだけでなく，非合併例よりも重症度が高くコントロールも悪いなど関連は非常に強い．両者は並行して経過し，アレルギー性鼻炎の治療によって喘息患者の症状や気道過敏性が改善することが報告されている．また，機序は不明だが，副鼻腔炎の影響が下

気道へも波及して，副鼻腔気管支症候群と呼ばれる状態に進展し，喘息症状が悪化し通常の治療に反応しにくくなることがある。鼻ポリープがあるとアスピリン喘息を起こしやすいこともよく知られている。

吸入デバイスと粒子径

　薬剤の粒子径が気道への粒子沈着や肺内到達率に影響を及ぼすことが，治療効果と安全性に深く関与する。粒子径2.0 〜 5.0μmの粒子は中枢気道へ，粒子径0.8 〜 3.0μmの粒子は末梢気道から肺実質へ到達すると報告されている（Aerosol Consensus Statement, 1991年）。

　一般的に，pMDIの薬剤はDPI製剤に比べて粒子径が小さく，肺内到達率が高い。しかし，粒子径が小さすぎると，肺胞まで到達した薬剤が体循環に移行する可能性も考えられる。一方，粒子径5μm以上の大きな粒子は，慣性衝突により咽頭部や声門，口腔内に沈着し，口腔内刺激感，嗄声，口腔カンジダなどの原因になる。

　粒子の気道沈着には，衝突による沈着と，重力による沈降がある。粒子径，気道径，気流速度がエアゾル粒子の沈着部位と量を規定する。呼吸細気管支から肺胞にかけ，気流がなくなるところでは拡散による沈着が起こる。拡散は粒子径1μm以下の場合，ブラウン運動によって起こる現象である。粒子の気道内滞在時間が長いほど沈着は増加し，「吸気時間と息止めの維持を長く保つことの根拠」になる。

デバイス別吸入指導のポイント

ネブライザー
　マウスピースを使用する場合は，口呼吸で安静換気を行う。マスクを使用する場合は，顔にマスクをできるだけ密着させる。患児が啼泣すると吸気流速が強くなり，薬剤が口腔・咽頭部に沈着してしまうため，泣かないよう落ち着いて吸入できる環境づくりを指導する。ステロイドの吸入後は，顔面に付着した薬剤をふき取り，水分摂取かうがいをさせる。

pMDI（pressurized metered-dose inhaler：加圧定量噴霧式吸入器）
　薬剤は比較的大きい粒子で存在し，吸気により吸い込まれるうちにだんだんと細かい粒子に変わる。オープンマウス法（噴霧口から4cmほど空ける）とクローズドマ

ウス法があり、前者が推奨される。高齢者や小児ではオープンマウス法は呼吸との同調が困難なので、クローズドマウス法で行うとよい。いずれも吸入補助器具（スペーサー）使用よりも治療効果が弱く局所副作用も多いので、pMDIではスペーサー使用が推奨される。pMDIには溶解製剤と懸濁製剤があり、多くは懸濁製剤だが、キュバールとオルベスコは溶解製剤で粒子径が細かいため、噴霧口からの間隔を空けなくても同じ効果が得られる。

自然に息を吐き出してから（吸気流速に影響されないので）、3秒間かけてゆっくり大きく吸入することで、薬剤の効果を得ると同時に副作用の発現が防止できる。吸入後はゆっくり5つ数えるまで息を止める（肺の中に拡散して沈着するため、息止めをしないと効果がかなり落ちる。息止めの指導は忘れてはならない）。

肺内沈着率は、懸濁型MDIは10〜30％、溶液型は30〜40％であり、残りは口腔内に沈着する。したがって、吸入後のうがいが重要である。

ドライパウダー定量噴霧器（DPI）

吸気によって薬剤を吸い込むため、噴霧に同期させる必要はないが、吸気流速で薬剤がエアゾル化されるため、薬剤が肺内に到達するためには、ある程度の吸気速度が必要で、一般的には5歳以上で吸入可能である。吸入時間が極端に短いと吸入効率が低下するため、「深呼吸時のように息をしっかり吐き出してから、力強く深く吸う」ように指導する。ソバをすするときのようにスッと速く吸うとよい。

肺内沈着率は、正しく操作されたMDIの沈着率と同等である。一方、粒子径サイズが大きいため口腔内沈着率は高く、吸入後のうがいが重要である。製薬企業では練習用器具（規定の吸気速度以上で笛が鳴るなど）を用意しているので、それらを用いて正しく吸入できるかチェックするとよい。

【吸気流速の見極め】
・ディスカス、タービュヘイラー：30L/分以上（シムビコートは60L/分以上が望ましい）
・ハンディヘラー、ツイストヘラー：20L/分以上
・ディスクヘラー：30L/分以上（十分な効果には60L/分以上が望ましい）

解説　副作用を気にする患者への指導

　全身性ステロイド薬は全身を循環してから気管支に到達するが，これに対しICSは，気管支に直接到達するため1/1,000の量で効果が期待できる。ICS吸入時に消化管のほうに行ってしまった薬剤も吸収はされるが，肝臓で代謝されるため，全身性副作用の心配はほとんどない。

　局所性副作用として，口腔カンジダと嗄声がみられる。口腔カンジダはうがいで予防できるため，口腔内のみでなく中・下咽頭までしっかりうがいするように指導する。「吸入後直ちに，コップ半分程度の水で，上を向いてのうがいと含みうがいの両方を2回以上行う」が推奨されている。

　嗄声の主な原因は，声帯の張力をコントロールする喉頭筋にステロイドが付着することによるステロイド筋症といわれている。嗄声の予防には，うがいのほかに食前吸入を行ったり，吸入前に水を飲んでのどを湿らせたりするとよい。また，ドライパウダーは乳糖などをキャリアにしているため，粒子径が大きく声帯に付着しやすいことから，エアロゾルに比べて嗄声の発生頻度が高いといわれている。

　嗄声が出現したときは，うがいなどが正しく行われているか確認するとともに，pMDI製剤ならばスペーサーの使用や，粒子径のより細かい製剤（オルベスコ，キュバールなど）への変更を考慮する。

解説　レルベアの特徴

　レルベアは，新規の長時間作用性β_2刺激薬（Long Acting β_2 Agonist：LABA）ビランテロールトリフェニル酢酸塩（VI）と，新規の吸入ステロイド薬（Inhaled Corticosteroid：ICS）フルチカゾンフランカルボン酸エステル（FF）を含む配合吸入粉末剤である。

　FFはグルココルチコイド受容体との親和性が高く，気管支上皮細胞に30時間後も留まるため，持続的な抗炎症効果が期待できる。また，VIは吸入後早期に気管支拡張効果を示し，効果の持続時間が長い。

　レルベアでは新規ドライパウダー吸入器エリプタが使用されており，1アクションで吸入が可能である。朝・夜いずれの投与でも呼吸機能改善効果が24時間続くが，1日1回なるべく同じ時間帯に吸入するようにする。また，過度の使用によりVIがβ_1受容体を刺激し，不整脈や心停止などの重篤な副作用が発現する危険性があるので，1日1回を超えて使用しないよう指導する。喘息予防・管理ガイドライン2015にお

いて，ICS/LABA 配合剤はステップ 2 ～ 4 の持続型喘息患者に対する長期管理薬に位置づけられている。

 ## ピークフロー（PEF）値測定

　元気なときの数値を 100％とし，80％が症状の良し悪しの目安になる。1 日の数値の変動の差が大きいときは，気管支が敏感で喘息症状が出ている可能性がある。
● 自己最良値の
　100 ～ 80％（グリーンゾーン）：安全でとても良い状態
　80 ～ 50％（イエローゾーン）：要注意ゾーン。喘息症状がある
　50％未満（レッドゾーン）：要警戒。安静にしていても喘息症状がみられる

 ## 吸入補助器具（スペーサー）

　スペーサー内でエアゾルをいったん貯留することで，気化が進み粒子が微細化するため，肺に沈着させるのに最適な微粒子が多く作られ，吸入効率が良くなる。また，噴霧と吸入を同調させる必要がなくなるので，噴霧後の霧散を心配することなく，落ち着いて吸入できる。幼児，高齢者，喘息増悪時，COPD・喘息合併例ではスペーサーの使用を考慮した方がよい。
　スペーサーを使用する場合に注意する点は，
①スペーサー内に薬剤を噴霧した後は，速やかに吸入する。
②1 回に複数回の吸入が必要なときは，30 秒以上の間隔を空けて再度一連の操作を行う。
③静電気を生じさせないように取り扱う（スペーサー内に生じる静電気によって，肺内到達可能な粒子径の薬剤もスペーサー内に沈着する。擦らずに洗浄後も自然乾燥させる。特にプラスチックのスペーサーは静電気が生じやすい）。
主なスペーサー：エアロチャンバー・プラス（プラスチック），ボアテックス（アルミニウム）

事例 15 タバコをやめられないCOPD患者

処方内容

> テオドール錠100mg　　　　　　　　　　　2錠
> ムコダイン錠500mg　　　　　　　　　　　4錠
> 　　　1日2回　朝食後，寝る前　70日分
> ウルティブロ吸入用カプセル　　　　　1カプセル
> 　　　1日1回　1回1吸入　70日分

併用薬

[脳神経外科]
- アロチノロール塩酸塩錠10mg　　1錠
　　　1日1回　朝食後
- マイスリー錠5mg　　　　　　　　1錠
　　　1日1回　寝る前
- ノイロトロピン錠4単位　　　　　4錠
　　　1日2回　朝夕食後
- メチコバール錠250μg　　　　　　2錠
　　　1日2回　朝夕食後

[外科]
- ムコスタ錠100mg　　　　　　　　3錠
　　　1日3回　毎食後
- ランソプラゾールカプセル15mg　1カプセル
　　　1日1回　夕食後
- マグミット錠330mg　　　　　　　1錠
　　　1日1回　朝食後

[皮膚科]
- ディフェリンゲル0.1％　　　　　15g
　　　1日1回　寝る前　顔
- アスタットクリーム1％　　　　　40g
　　　1日1回　両足全体
- リンデロンVGローション　　　　50mL
　　　1日2回　頭

[整形外科]
- ボルタレンゲル1％　　　　　　　50g
　　　1日2回　腰

患者情報
- 77歳，男性
- COPDで内科を受診中。
- 喫煙については，前回来局時には「禁煙している」と話していた。

ある日，**薬局店頭**で…

 内科の薬はいつも通りですね。調子はいかがですか？

 息苦しさはないし，悪くないよ。でもCTとレントゲンを撮ったら，肺の左のほうに痰が増えていると言われて…。自分でも，痰の出る回数が増えたなとは感じているよ。

 禁煙は続けていますか？

 5カ月くらいは禁煙していたんだけど，口寂しくてね。ついつい，また吸い始めてしまったんだ。今は1日5本くらい吸っているかな。

さあ，このケースで，あなたなら どうする？？

現場の Question

:: 喫煙を続けるCOPD患者へのアプローチは？

○ 考え方のPoint

　COPDは患者の約90％に喫煙歴があり，その発症率は年齢や喫煙の曝露量に伴い上昇する。高齢の喫煙者では約50％に，60 pack-year（1日のタバコの箱数×年数）以上の重喫煙者では約70％にCOPDが認められる。また，COPD患者ではタバコ煙による気道や肺の炎症反応が増強しており，禁煙後も炎症は持続することが知られている。喫煙は呼吸機能を低下させ，喫煙者では非喫煙者に比べてCOPDの増悪頻度が高い。また，喫煙指数（喫煙本数／日×喫煙年数）の高い患者ほど生命予後が不良である。

　禁煙は呼吸機能の低下を抑制し，増悪頻度を低下させ，生命予後も改善することが知られている。COPDの発症予防と進行抑制にはタバコ煙からの回避が最も重要であるため，患者には積極的に禁煙を勧める。禁煙には図のようなプロセスがあり，いったん禁煙を実行しても喫煙を再開してしまうことが多い。禁煙を達成するまで，何回でも諦めずにチャレンジすることが大切である。

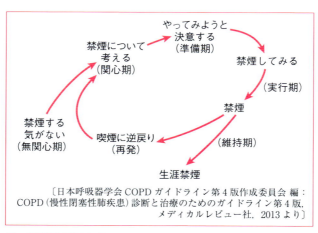

〔日本呼吸器学会COPDガイドライン第4版作成委員会 編：COPD（慢性閉塞性肺疾患）診断と治療のためのガイドライン第4版，メディカルレビュー社，2013より〕

図　禁煙のプロセス

◯ こんなときは──

提案1 禁煙成功のコツをアドバイス

　喫煙者が禁煙するまでの行動変容は，①無関心期，②関心期，③準備期，④実行期，⑤維持期──の5段階に分けられる。患者の禁煙に対する準備状態を評価し，それに応じた指導を行う。禁煙に向け気持ちが低下しているようなら，禁煙の重要性や効果を再確認してもらう。禁煙に失敗した場合は，次のチャレンジへの準備として，今回の再喫煙を防げた可能性のある方法を検討し，今後の対処に活かすのもよい。

　また，喫煙の害に関する知識を提供するだけでは禁煙という行動変容につながりにくいため，行動科学的アプローチが必要となる。すなわち，喫煙欲求をコントロールする方法として，①喫煙と結びついている今までの生活行動パターンを変える，②喫煙のきっかけとなる環境を改善する，③喫煙の代わりにほかの行動を実行する──などがあり，これらについてのアドバイスも行う。

提案2 禁煙補助薬の検討

　禁煙できないのは患者の意志の問題だけでなく，ニコチン依存が関与している。喫煙習慣の本質はニコチン依存という薬物依存症であり，精神依存と身体依存を有する。タバコを中止したときに現れる不安，イライラ，集中困難などはニコチン離脱症状であり，禁煙後2〜3日後に最も強く現れ，5〜7日後には弱くなる。

　禁煙補助薬には，OTC薬のニコチンガム，OTC薬・医療用のニコチンパッチ，医療用のバレニクリンがある。離脱症状を軽減して禁煙に導くために，ニコチン製剤によるニコチン置換療法も考慮する。ニコチン製剤の使用はプラセボに比べて禁煙成功率が高く，行動療法との併用により禁煙成功率はさらに上昇することが期待できる。また，禁煙をサポートするためのさまざまなウェブサイトがあるので，それらを紹介するのもよい。

> 押さえておこう

行動科学的アプローチとニコチン置換療法で禁煙をサポート

たとえば，こんな 服薬指導

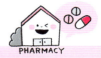

 5カ月も頑張ったのはすごいですね。1回で禁煙できる人はなかなかいません。痰が増えてきたようですし，COPDを進行させないためには禁煙するのが一番ですので，もう一度チャレンジしませんか。

 タバコが良くないのはわかっているんだけどね。吸わないと何となく落ち着かなくて，つい手が出てしまうんだよなぁ。

 吸いたくなったときには，タバコの代わりに冷たい水を飲んだり，糖分の少ないガムを噛んだりしてみてください。歯磨きをしたり，散歩や軽いストレッチをするのもいいですよ。
　それから，どんなときにタバコを吸っているか考えてみて，喫煙と関係している行動を変えるのも効果があるようです。例えば，食後に吸うことが多いなら，食後はすぐに席を立ったりしてみてください。禁煙を続けられるか心配なら，ニコチンパッチやガムを使う方法もありますよ。

参考文献

1) 日本呼吸器学会COPDガイドライン第4版作成委員会 編：COPD（慢性閉塞性肺疾患）診断と治療のためのガイドライン第4版，メディカルレビュー社，2013
2) 日本循環器学会，他 編：禁煙治療のための標準手順書第6版，2014
3) 2009年度合同研究班報告：禁煙ガイドライン（2010年改訂版）
4) ファイザー：チャンピックス錠インタビューフォーム，2016年4月改訂（第12版）

メモ

店頭で便利なツール

禁煙補助薬の特徴

	OTC薬（第[2]類医薬品） ニコチンガム	OTC薬（第1類医薬品） ニコチンパッチ	
商品名	ニコレット 　アイスミント，クールミント，フルーティミント，ミント ニコチネル 　ミント，スペアミント，マンゴー	ニコチネルパッチ 20，10	
成分量	ニコチン2mg	【20】ニコチン35mg 【10】ニコチン17.5mg	
用法・用量	タバコを吸いたいと思ったとき，1回1個をゆっくりと間をおきながら，30〜60分間かけて噛む。 1日4〜12個から開始。1日最大24個。 1カ月ほどしたら，1週間ごとに1日使用個数を1〜2個ずつ減らす。1日1〜2個となった段階で中止。 ＊使用開始時の1日の使用個数の目安 　禁煙前の1日喫煙本数　　1日の使用個数 　　20本以下　　　　　　　4〜6個 　　21〜30本　　　　　　　6〜9個 　　31本以上　　　　　　　9〜12個	1日1回1枚を起床時から就寝時まで貼付。 最初の6週間はニコチネルパッチ20，次の2週間はニコチネルパッチ10を貼付。 禁煙時のイライラなどの症状がなくなり，禁煙継続に自信がある場合は，ニコチネルパッチ10を使用しなくてもよい。	
使用期間	3カ月を目途。	8週間を超えて継続投与しない。	
主な副作用	のどの痛み，嘔気，口内炎，腹部不快感		
利　点	・突然の喫煙欲求に対処できる ・口寂しさを補うことが可能 ・食欲抑制効果により体重増加の軽減が期待できる ・処方せんなしで購入できる	・使用法が簡単 ・安定した血中濃度の維持が可能 ・食欲抑制効果により体重増加の軽減が期待できる ・処方せんなしで購入できる	
欠　点	・噛み方の指導が必要 ・歯の状態や職業によっては使用しにくい場合がある	・突然の喫煙欲求に対処できない ・汗をかく，スポーツをする人は使いにくい	

事例 15

OTC薬（第1類医薬品）		医療用医薬品
ニコチンパッチ		バレニクリン
シガノン 　CQ1透明パッチ，CQ2透明パッチ	ニコチネル TTS 　30，20，10	チャンピックス錠 　0.5mg，1mg
【CQ1透明パッチ】ニコチン 78mg 【CQ2透明パッチ】ニコチン 36mg	【30】ニコチン 52.5mg 【20】ニコチン 35mg 【10】ニコチン 17.5mg	それぞれバレニクリン 0.5mg，1mg
1日1回1枚を起床時に貼付し，就寝前に剥がす。 最初の6週間はシガノンCQ1透明パッチ，次の2週間はシガノンCQ2透明パッチを貼付。 禁煙時のイライラなどの症状がなくなり，禁煙継続に自信がある場合は，シガノンCQ2透明パッチを使用しなくてもよい。	1日1回1枚，24時間貼付する。 最初の4週間はニコチネル TTS30，次の2週間はニコチネル TTS20，最後の2週間はニコチネル TTS10 を貼付。 最初の4週間に減量が必要になった場合は，ニコチネル TTS20 を貼付する。	第1～3日目は0.5mgを1日1回食後， 第4～7日目は0.5mgを1日2回朝夕食後， 第8日目以降は1mgを1日2回朝夕食後に経口投与
8週間	10週間を超えて継続投与しない。	12週間 ただし，12週間の治療で禁煙に成功した患者に対しては，必要に応じてさらに12週間投与可。
発疹，発赤，はれ，不眠		嘔気，不眠症，異常な夢，頭痛，鼓腸
	・条件を満たせば健康保険が適用される	・使用法が簡単 ・ニコチンを含まない ・離脱症状だけでなく喫煙による満足感も抑制 ・条件を満たせば健康保険が適用される
	・医師の処方せんが必要	・突然の喫煙欲求に対処できない ・自動車の運転などの危険を伴う機械操作に従事している人は使えない ・医師の処方せんが必要

解説 COPDの病態

　COPDは，呼吸機能検査で正常に復すことのない気流閉塞を示す肺の炎症性疾患である。中枢気道，末梢気道，肺胞領域，肺血管に病変がみられ，中枢気道病変は喀痰症状を，末梢気道病変と肺胞領域にみられる気腫性病変は気流閉塞を，肺血管病変は肺高血圧症を引き起こす。

　気流閉塞は，通常は進行性で，末梢気道病変と気腫性病変（肺弾性収縮力の低下）がさまざまな割合で複合的に作用することにより生じる。これらの病変は，タバコ煙などの有害物質を長期に吸入曝露することで生じる炎症が原因である。

　臨床的には，徐々に生じる労作時の呼吸困難（息切れ）や慢性の咳・痰が特徴である。咳と痰はCOPDの早期から，呼吸困難はある程度進行してから，持続的あるいは反復性に生じる。ただし，これらの症状に乏しい場合もあり，また，これらは非特異的な症状であるため，加齢や風邪によるものとして見過ごされることも多い。

　また，COPDの炎症は肺局所だけでなく全身性に波及する。COPDは全身性炎症を背景として，栄養障害，骨粗鬆症，骨格筋機能障害，心・血管疾患，抑うつ，糖尿病などさまざまな全身性の影響（systemic effects）をもたらすことが知られている。これらの併存症は患者の重症度やQOLに影響することから，COPDは全身性疾患として捉える必要がある。

解説 COPDの管理目標

　「COPD（慢性閉塞性肺疾患）診断と治療のためのガイドライン第4版」では，COPDに対する管理目標は，①症状およびQOLの改善，②運動耐容能と身体活動性の向上および維持，③増悪の予防，④疾患の進行抑制，⑤全身併存症と肺合併症の予防と治療，⑥生命予後の改善——とされている。管理目標達成のために，病態の評価と経過観察，危険因子の回避，安定期の管理を行う。

　薬物療法は，症状およびQOLの改善，運動耐容能と身体活動性の向上および維持，増悪の予防に有用であり，気管支拡張薬（抗コリン薬，β_2刺激薬，ホスホジエステラーゼ阻害薬）がその中心となる。効果と副作用のバランスから吸入薬の使用が推奨され，単剤の使用で治療効果が不十分な場合は，薬剤の増量ではなく，他剤の併用により気管支拡張の上乗せ効果が得られる。

安定期COPDの管理のアルゴリズム

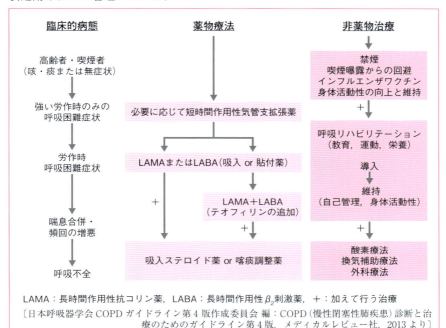

〔日本呼吸器学会COPDガイドライン第4版作成委員会 編：COPD（慢性閉塞性肺疾患）診断と治療のためのガイドライン第4版，メディカルレビュー社，2013より〕

解説　ニコチン置換療法

①ニコチン製剤

　ニコチンには依存性があるため，禁煙すると離脱症状が現れる。ニコチン置換療法は，喫煙の代わりにニコチンを薬剤の形で補給し，離脱症状を緩和しながらニコチン補給量を段階的に減らして，最終的に中止するものである。ニコチン製剤には，離脱症状としての食欲亢進を抑制する効果があり，禁煙後の体重増加の遅延・抑制も期待できる。

・ニコチンガム

　1個あたり2mgのニコチンを含有し，噛むことでニコチンが口腔粘膜から吸収される。1日4～12個から始め（1日最大使用個数は24個），1カ月ほど経ったら1週間ごとに1日の使用量を1～2個ずつ減らしていき，1日の使用個数が1～2個となった段階で使用を中止する。血中濃度の上昇が速く，突然の喫煙欲求に対処できるので，

禁煙が安定する3〜6カ月ごろまでは"お守り"として持っておくとよい。

正しい噛み方をしないと十分な効果が得られない。①15回ゆっくり噛む，②ピリッとした味を感じたら頬と歯茎の間に約1分置く，③ピリッとした味がなくなれば再び噛む，④これを30〜60分繰り返す——という手順をしっかりと説明することが重要である。普通のガムのように速く噛んでしまったり，唾液を飲み込むと，ニコチンが口腔粘膜から吸収されずに嚥下される。その場合，肝臓で代謝されて効果が減弱するだけでなく，副作用（吐き気，胸やけ，口腔や咽頭の刺激感など）が出やすくなるため，注意が必要である。

薬剤師からは，唾液は飲み込まずにティッシュペーパーなどに出すように助言する。また，口腔内が酸性になっていると十分な効果を得られないことがあるため，コーヒーや炭酸飲料を飲んだ直後には使用しない。

・ニコチンパッチ

経皮吸収型のニコチン製剤であり，持続的に安定した血中濃度を維持できる。義歯などでガムを噛みづらい場合や，接客業でガムが噛めない場合などにも使いやすい。また，貼ればニコチンを摂取できるので，使い方の説明に時間をかけなくて済む。医療用薬とOTC薬があるが，1日の使用時間や使用期間には違いがあるので注意する。

主成分のニコチンは皮膚刺激性物質であり，接触皮膚炎の原因となる。皮膚症状は「かゆい」，「ヒリヒリする」，「痛がゆい」と感じるほか，紅斑，丘疹，小水疱を生じ，症状が激しい場合には浮腫や，浮腫の強い紅斑がみられる。紅斑のほとんどは一過性で貼付剤除去後24時間以内に消失あるいは軽減するが，まれに症状がひどく皮膚科の受診が必要となる。

皮膚症状は，毎日の貼付部位を変えることにより改善することもある。また，皮膚を延ばして貼付剤がしわにならないように貼ることで，皮膚炎を回避できる場合もある。剥がすときは，皮膚を押さえながらそっと剥がし，剥がした後は水で洗うか，濡れたタオルなどで拭き，保湿剤を塗るなどのスキンケアを勧める。

初めて使用したときに，頭痛やめまい，ふらつき，動悸などが出現することが知られている。これらの症状は数時間〜1日ほど経つと慣れることも多いが，最初に貼付するのは休日などで家にいるときがよい。貼付後に頭痛と同時に吐き気やめまいなどニコチンの過剰状態が現れていると考えられる場合は，すぐに剥がし，貼付部位に残っているニコチンを必ず水で洗い流すよう説明しておく（ニコチンの血中濃度が上がらないようにするため）。

医療用は24時間貼付で1日1回の貼り替えだが，不眠の副作用を避けるため，原則として朝，起床後に貼り替える。朝に貼り替えても不眠がみられる場合は，朝に貼って就寝前に剥がすようにする。また，使用中の喫煙はニコチン過量症状（頭痛，めま

い，嘔気，嘔吐，動悸，冷汗など）が現れる恐れがあるため，避けるよう指導する。

　単回貼付後に剥がし，残存するニコチン量を測定した結果から，ニコチンパッチの吸収率は50％前後と推定される。使用済みでもニコチンが残存しているため，廃棄の際は粘着面を内側にして半分に折り，地方自治体の廃棄方法に従って行う。

② バレニクリン

　医療用の経口禁煙補助薬である。ニコチン依存形成への関連が強い脳内の$α_4β_2$ニコチン受容体に結合し，部分作動薬として作用することで，離脱症状やタバコへの切望感を軽減する。服用中に再喫煙した場合は拮抗薬として作用し，$α_4β_2$ニコチン受容体にニコチンが結合するのを阻害して，喫煙から得られる満足感を抑制する。

　患者が禁煙開始日を設定し，その1週間前から服用を開始する。投与期間は12週間だが，12週間の治療で成功した患者に対して，長期間の禁煙をより確実にするため，さらに12週間延長して投与することもできる。

　主な副作用は，嘔気，不眠症，異常な夢，頭痛，鼓腸である。因果関係は明らかでないが，抑うつ気分，不安，焦燥，興奮，行動または思考の変化，精神障害，気分変動，攻撃的行動，敵意，自殺念慮および自殺が報告されている。これらの症状・行動が現れた場合には服用を中止し，速やかに医師などへ連絡するよう指導する。また，めまいや傾眠，意識障害などが現れ，自動車事故に至った例も報告されているため，自動車の運転など危険を伴う機械の操作は行わないよう指導する。

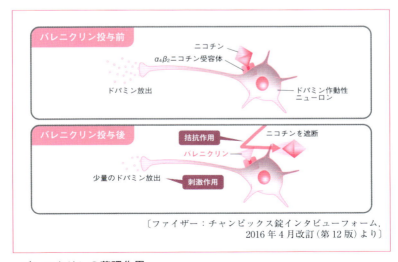

バレニクリンの薬理作用

〔ファイザー：チャンピックス錠インタビューフォーム，2016年4月改訂（第12版）より〕

事例 16 メチルフェニデートが処方されている成人期ADHD患者

処方内容

処方せん

```
1) ラミクタール錠100mg     3錠〈朝：1錠　夕：2錠〉
    1日2回　朝夕食後　21日分
2) デパス錠0.25mg          2錠〈朝：1錠　夕：1錠〉
    デパス錠0.5mg                    2錠〈寝る前：2錠〉
    1日3回　朝・夕食後，寝る前　21日分
3) ロゼレム錠8mg                                1錠
    1日1回　寝る前　21日分
4) コンサータ錠27mg                             1錠
    コンサータ錠18mg                            1錠
    1日1回　起床時　21日分
5) 2mg セルシン錠                               3錠
    1日3回　毎食後　21日分
```

患者情報

- 38歳，男性。喜怒哀楽が顔に出ず，必要なことしか話さない印象。

- 初回来局は2006年12月で，眠れない・気分がすぐれないとのことで受診。デパケンR錠，ラミクタール錠，睡眠薬が処方されていた。

- 2013年6月から2015年6月までストラテラカプセルを処方される。不眠の訴えは継続し，睡眠導入薬を中心にいろいろ試していた。気分がすぐれない・体調が安定しないということで抗うつ薬を処方されることもあった。症状は少しずつ良くなっている気はするものの，ストラテラカプセルの効き目については，あまりよくわからないとのこと。

- 2015年6月からコンサータ錠を処方されるようになり，量を調節しながら現在に至る。医師はもっと早くから同剤を使いたかったようだが，難しい資格試験の受験を控えていたので，それが終わるのを待っていたのではないかとのこと。コンサータを服用するようになり，やる気が出てよく体を動かせるようになった。集中力も高くなり，眠れないということがなくなった。

- 2015年6月に受けた資格試験には残念ながら落ちてしまったが，翌年7月に無事に合格したもよう。「5年前にコンサータがあったら，社会的立場がもっと変わったかもしれないのに…」との患者の言葉が印象に残っている。

ある日，薬局店頭で…

薬剤師：お薬は同じですが，体調はいかがですか？

患者：体調は落ち着いています。睡眠もとれています。

薬剤師：集中力などはどうですか？ 薬が切れる感じなどはありませんか？

患者：集中力はすごく良いです。最初のころは薬が切れてガクッとくることがありましたが，今ではそれもないです。

薬剤師：食欲がなくなったり，体重が落ちたりしてはいないですか？

患者：大丈夫です。

薬剤師：ほかに何か気になることはありますか？

患者：コンサータのおかげで，だいぶ普通の状態になってきましたが，これからもこの状態を続けられるのかは心配しています。

さあ，このケースで，あなたなら **どうする？？**

現場のQuestion

∴ 成人期ADHDへの対応で気をつける点は？

考え方のPoint

● ADHDの有病率

ADHD（注意欠陥・多動性障害）は不注意，多動性，衝動性の3種を主症状とする発達障害であり，幼児期から成人期まで一貫して，ある種の神経心理学的な特性を保持し続ける体質的なものである。以前は，ADHDは子どもだけの疾患であると一般的に考えられていたが，子どものADHDの中長期経過に関するいくつもの研究により，ADHDは成人期まで継続する疾患であるという結果が出ている。

DSM-5のADHDの診断基準によると，ADHD有病率は子どもが5％，成人が2.5％となっている。一方，日本では有病率推定値1.67％で，不注意優勢型の割合が高く，男女差はないとの結果が報告されている。海外で報告されている有病率との差がみられるが，その理由については，日本における成人期ADHDの過小診断の可能性が指摘されている。

● 成人期ADHDの症状

成人期ADHD特有の問題として，成人になって初めて受診する患者では診断が難しいことが挙げられる。その背景には，年齢が上がるほど発達歴を聴取しにくく，また併存症が多いことから，たとえADHDがベースにあっても必ずしもADHDの症状(表)が主訴とされないという難しさがある。

患者本人が社会適応で工夫しているケースは多いが，一方，職場の異動や昇進などで新たな業務が加わったり部下を管理するようになるのがきっかけで，症状が顕在化して苦しむ場合もある。また，女性の場合は，結婚や出産などで自分のやるべき仕事が増えたときに，症状が顕在化するケースが多い。

この患者も最初は不眠やうつ傾向などの症状を訴え，心療内科を受診している。心療内科の患者の場合，薬局で症状について話すのを嫌がり，詳しい病状や困りごとがわからないこともある。その場合，薬剤師は処方薬から推測して対応するが，ADHDの主症状は患者に短時間接しただけではわからず，服薬指導で悩むことも多い。

表　大人のADHDの症状

基本的症状	多動（運動過多）	年齢とともに改善されやすい症状。大人になると全身の多動は目立たなくなり，何となく気ぜわしくてそわそわするなど別の表現形をとる。
	不注意（注意散漫）	脳の軽度の機能障害により，起きていても覚醒レベルが低下しボーッとしている。気が散りやすく注意が途切れる。物の管理や時間の管理が苦手。片付けられず忘れ物も多い。優先順位をつけて計画的に処理できない。過集中とこだわり傾向。
	衝動性	そのときの思いつき・気分でパッと発言・行動する。買い物や異性関係でも衝動的。
	仕事の先延ばし傾向	あれもこれもと手を出しすぎる。業績不振には先延ばし傾向と不注意，学習障害が関わっている。
	感情の不安定	何の理由もないのに2～3時間の間隔で気分の変動がある。
	低いストレス耐性	ささいなことで精神的に不安定になる。いつも短気でイライラしているように見える。
	対人技能（スキル）の不器用さ	対人技能が未熟で社会的に孤立しやすく，さまざまな合併症を起こしやすい。自分のことで精一杯で，相手のことまで考える余裕がない。対人関係の悪循環から自己評価の低下がある。非行や反社会的行動へ発展することも。
	低い自己評価と自尊心	長年にわたり失敗体験や挫折体験が続き，職場や家庭で低評価を受け続けた結果として生じる。
	新奇追求（飽きっぽさ）と独創性	基本的に飽きっぽい傾向にあり，退屈に耐えられず常に刺激を追い求めている。興味のないことへの"不注意"と興味のあることへの"過集中"を併せもつ。スリルやリスクを追い求める傾向にある。この新奇追求や独創性を生かして学者・研究者として成功したり，芸術家として大成する人もいる。
副次的症状	整理整頓・片付けができない	こまごました家事や雑用にあれこれ気を配ることや，優先順位をつけて順序よく実行に移すことができない。あれもこれもという状況におかれると，頭が混乱してパニックになる。特に女性にとっては大きなハンディキャップになる。
	事故を起こしやすい	不注意と衝動性が密接に関わる。
	睡眠障害と昼間の居眠り	睡眠覚醒リズムが不規則。一般に寝つきが悪く，寝起きも良くない。全睡眠時間も日により変動がある。夜間の無意識の体動が多く寝相も悪い。レストレスレッグス症候群なども多い。これら睡眠障害による昼間の居眠りも多い。かなり高い頻度で夜尿症がみられる。
	習癖の問題	爪かみ，抜毛，チック，貧乏ゆすりなど。
	嗜好品に依存	タバコやコーヒーへの依存。妊娠中の母親の喫煙などによる。
	耽溺，のめり込み傾向	アルコール，薬物，過食，ギャンブル，浪費，異性関係などに溺れる。

● 成人期ADHDの併存症

　成人期ADHD患者は併存症のある割合が高く，また，いくつもの併存症をもつことが指摘されている。FayyadらによるADHDのスクリーニング検査〔欧州，南北アメリカ，中東の10カ国の成人1万人以上（18〜44歳）が対象〕では，ADHDの24.8％に気分障害，38.1％に不安障害，11.1％に物質乱用があり，また，ADHDの12.9％が併存症を2つ経験し，16.2％が併存症を3つ以上経験している。

　さらに，ADHDが重症であるほど併存症をもつ割合は高まるとの報告もある。ADHD患者が併存症を合併しやすい理由としては，環境要因による自己評価・自尊心の低さ，前頭葉・尾状核・大脳辺縁系などの機能障害，遺伝的要因が挙げられる。

● ADHDの治療

　小児か成人かを問わずADHDの治療では，まずは環境調整や心理社会的治療が優先される。しかし，成人になって初めてADHDと診断された患者は多くの場合，失敗体験や努力が報われない経験を多く重ねており，このため挫折感や無力感が強く，自尊感情が低下していることが多い。

　そのような患者では心理社会的治療の導入が難しいことも多く，薬物療法を同時に考慮するとされている。薬物療法は併存障害の発症リスクを低下させることが明らかになっており，相乗効果を期待できる場合が多い。そのため，ADHDの診断がついたら薬物療法をできるだけ早く開始し，症状の軽減を図るとともに併存障害を予防していくことが大事である。

○ こんなときは——

提案1 薬を飲むメリットを丁寧に説明

　薬物療法のゴールに関しては，いくつかのガイドラインに記載されているものの，エビデンスに基づく明確な指針はない。どのガイドラインでも十分な薬物療法を継続する重要性が指摘され，1年に1回の症状評価（例：休暇時に短期間休薬し，症状の悪化がないか評価する）が推奨されている。ただし，いずれも成人期ADHDについて記載しているわけではない。

　薬物療法では効果と副作用のバランスを考え，マイナス面が大きければ中止

することも含めて治療を見直していくが，生活状況が変わったり，さまざまな工夫を行うことで問題がなくなれば，服薬中止も可能となる。成人の場合は通常，薬物療法を数年は継続するが，この間に心理カウンセリングや教育を受けることも不可欠である。

　ADHDの薬物療法はあくまでも対症療法であり，障害そのものを根治するものではないため，背景にある脳機能障害そのものをなくすことはできない。薬により精神や心をコントロールすることに強い不安や抵抗を抱く人は少なくないため，患者に対しては薬物療法のメリットとして，①自分では全くコントロールできなかった気分や感情，衝動性や注意力をコントロールできるようになること，②家庭生活や職場での社会生活に適応できるようになること――を伝える。

提案2　薬以外に関する問題も解決を支援

　患者からは「自分がADHDであることを知り，薬を服用することで気持ちが楽になった。それまでの漠然とした不安や違和感がとれた」という声が上がることもあるという。精神神経系の薬を服用している患者の場合，自分のことを薬局であまり話さないことがよくあるが，薬の効果や副作用だけでなく，今の困っている状況に対する解決策を一緒に考えていけるとよい。

押さえておこう

ADHDの病態を理解して患者に寄り沿う

たとえば，こんな 服薬指導

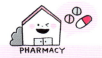

 コンサータは，脳の中で注意力や行動をコントロールしている部分に働いて注意力を高めたり，落ち着きを取り戻したり，感情を安定させたりしてくれます。

 確かにコンサータを飲むようになってから，だいぶ落ち着いてきました。今まではうまくいかずに落ち込んだりイライラすることが多くて，抗うつ薬を飲んだこともあるのですが，かえって調子が悪くなってしまいました。

 医師は，患者さんが伝える情報をもとに薬の種類や量を調整されますから，どのような効果や副作用があったか正確な情報を先生に伝えることが大事です。自分の症状を客観的にみるのが苦手ということは誰にでもあるので，できれば，ご家族にも聞いてみるといいですよ。

 わかりました。

 コンサータでの治療はあくまで対症療法なので，ADHDを根本から治すものではありません。ですが，薬を飲むことで自分の心や行動をコントロールできるようになり，社会生活に適応できるようになります。それから薬を飲むだけでなく，生活のなかで工夫すれば，ADHDとうまく付き合って自信を取り戻すことができます。例えば「何かに集中するためには周りに気になるものを置かない」，「小さな目標を1つずつクリアする」，「チェックリストや，やることのリストを作って，物を忘れたりなくさないようにする」，「大事なことは誰かと一緒に確認する」などの工夫があります。少しずつ工夫を重ねて，難しいことがなくなれば薬を飲まなくてすむようになることもあります。

 そうですか。

 薬を飲み続けるか判断するために，休暇のときなどに短い期間だけ薬を飲むのを休んで，症状が悪化しないかをみるということもあるようです。今はきちんと服用して，やめ時については自分で判断しないで先生に相談してくださいね。

 わかりました。

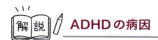 **ADHDの病因**

ADHDは不注意，多動性，衝動性という3種の主症状により定義され，基本的に生来の脳機能障害が主要因となる精神障害であり，発達障害に位置づけられている。ADHDは家族内集積性と高い遺伝性があり，モノアミン（ドパミン，セロトニン，ノルアドレナリン）神経伝達の失調が考えられる。

出生前の要因として，母親の妊娠中の生活様式があり，特に母親の喫煙とADHDの間には用量反応的な関係が存在しているとの報告がある。また，コカインへの曝露や，母親のストレスに関係するコルチゾールの過剰分泌もADHDと関係するといわれている。

● 実行機能・報酬系の障害

ADHDでは，実行機能の障害と報酬系の障害がみられる。実行機能の障害とは，目標の設定や計画，計画の実行，行動の選択が適切に行えない。すなわち，意図したことを柔軟かつ計画的に考えて行動に移すことができないという行動障害のことである。一方，報酬系の障害では，遅延報酬を待たず衝動的に代替の報酬を選択するため，報酬を得るまでの主観的な時間を短縮させるために注意をほかのものに逸らしたり，気を紛らせるための代償行為を行う。

● ADHDに関する脳画像研究の結果

ADHDの脳画像研究において形態画像では，前頭前野を中心として全脳，前頭葉，小脳，線条体に関する容積の減少が多い。また，前頭前野の皮質の厚さが薄いことから，前頭前皮質と注意機能・実行機能の弱さの関連が示唆されている。そのほか，脳の領域間の線維連絡測定では，白質の連結の減少が示されている。さらに成人では，小児の所見に加え，前部帯状回の容積の低下，眼窩前頭皮質の容積の低下を示した報告もある。これは実行機能や衝動性の抑制に関与する領域である（次頁の図）。

機能画像でも，実行機能において重要な役割を担う前頭皮質—線条体や前頭皮質—頭頂葉の神経回路の活性が低く，報酬系の異常を指摘する報告も多い。また，タイミングをとるときに重要な役割を果たす小脳の異常に関する報告もある。そのほか，ネットワーク間の切り替えがスムーズに行われないという報告もある。

● ADHDに関する神経学的研究の結果

神経学的研究では，ドパミン作動性神経系とノルアドレナリン作動性神経系に何らかの機能不全があることが示唆されている。ADHD患者においては脳のほぼすべ

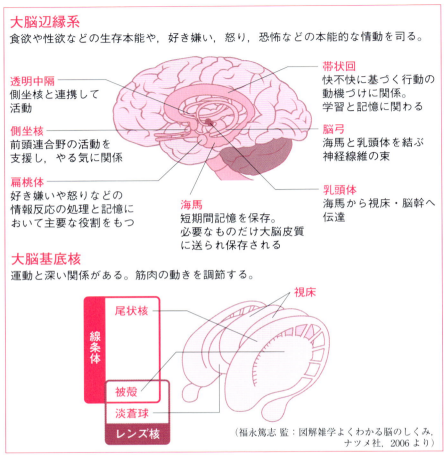

大脳のしくみ

ての領域でドパミン神経の活性が低下し，その程度はADHDの不注意症状との間に相関関係が認められた。これはADHD患者の右尾状核でのドパミントランスポーター（DAT）発現の有意な増加により，ドパミンのDAT結合量が増加し，シナプス間隙のドパミン量を低下させるためドパミン神経機能不全をもたらすと考えられる。またADHDでは，ノルアドレナリン神経系の出発点ともいえる青斑核からのノルアドレナリン作動性のシグナルが減少している。

　前頭皮質での実行機能の調整はドパミンとノルアドレナリンにより行われている。ドパミンは前頭皮質，辺縁皮質，頭頂皮質における思考（意思，動機，注意）と，そ

の思考に基づいた基底核での行動の適切な計画や、行動の選択、次いでこの情報を受けた補足運動野・運動野が適切な行動を実行するまでの認知から行動に至る過程を制御する。実行機能の調整にはドパミンおよびノルアドレナリンが、報酬強化の制御にはドパミンが強く関与している。

ADHDの併存障害

①行動障害群〔反抗挑発症（ODD），素行症（CD）〕

ODDは周囲に対して反抗的な態度をとったり、わざと怒らせるような行為に及ぶ。CDに至ると、暴力行為や破壊行為、違法行為などがみられるようになる。ADHDなどの発達障害がODDやCDを合併し、さらに加齢に伴って反社会性人格障害（APD）を発症する過程を"DBD（破壊的行動障害）マーチ"という。CD治療の有効性は低いため、CDの前駆状態で可逆性のあるODDの段階で治療するのが重要だといわれる。

②情緒障害群〔強迫性障害（OCD）を含む不安障害，気分障害，適応障害〕

DSM-5における不安症群は、分離不安、選択性緘黙、限局性恐怖症、社交不安症、パニック症、広場恐怖症、全般不安症、物質・医薬品誘発性不安症などからなる。

強迫症では、頻発する強迫観念と強迫行動によって「こだわってしまうこと」、「繰り返し行動」が起こる。気分障害としては、うつ病や双極性障害があり、ADHDでは数時間〜数日の短い周期で気分が不安定・不機嫌になったり、不安感が募りイライラしたり、無気力になったりする。双極性障害との併存では著しい気力の亢進がみられる。

また、ADHDの25〜55％で睡眠に関して何らかの問題があるといわれ、就床への抵抗、入眠困難、夜間覚醒、起床困難、睡眠時呼吸障害、日中の眠気などが問題となっている。原因としては、①睡眠障害〔睡眠時無呼吸症候群、RLS（Restless Legs Syndrome）など〕の合併、②ADHD治療薬に伴う睡眠の問題、③合併する精神障害による睡眠の問題が考えられる。

③発達障害群〔学習障害（LD），運動能力障害〕

ADHDと自閉スペクトラム症（ASD）には共通する認知特性と遺伝要因があり、両者は高頻度に合併するといわれる。合併すると社会適応行動能力のほか、コミュニケーションスキルや日常生活スキル、運動スキル、自立スキルが低くなり、治療への反応性も低くなる傾向がある。

基本となる学業的技能（読む、書く、計算など）の学習が難しく、そのため学業や

仕事，日常生活に著しい支障が出る。また，協調運動技能の習得や遂行が劣るため不器用で，運動技能の遅さと不正確さがみられる。

④**神経性習癖群（チック障害，吃音，排泄障害）**

ADHD小児では夜尿症，昼間遺尿症の合併が多いことが知られ，夜尿は2.7倍，昼間遺尿は4.5倍に頻度が高まるとの報告がある。夜尿は神経内分泌調節機構の未熟性が原因であるとされる。ADHDとチック症は併発しやすく，併発すると衝動性や攻撃性をはじめとする情緒や行動の問題を生じやすく，生活に支障を来す傾向がある。

ADHDの治療：環境調整法と認知行動療法

　環境調整法は，自分の特性（苦手や短所）を自覚し，それを補うために生活環境や人間関係などを見直す方法である。また，認知行動療法は患者の不適応行動や不適応情動を改善するために，患者の認知（考え方や価値観）のゆがみや偏りを改善させる方法である。

　ADHD患者では，セルフコントロール力の弱さが大きな問題であり，中核的な症状のベースとなっているが，本人の努力や意志で簡単に克服できるものではない。環境調整法や認知行動療法によって，少しずつ問題行動を減らし社会に適応する能力やスキルを身につけていく。

　ADHDの治療目標は症状が完全になくなることではなく，症状の改善に伴い学校や社会，家庭における悪循環的な不適応状態が好転し，ADHD症状を自己の人格特性（自分らしさ）として捉えるようになることである。成人の場合は，発達障害者支援センターやハローワークなど公的機関や社会的なシステムも積極的に活用すべきである。

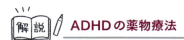 **ADHDの薬物療法**

　ADHDのある子どもは，前頭前野，側坐核，小脳の働きが弱いといわれている。ADHDの治療薬は，これらの働きを改善することによって，不注意や多動性—衝動性といった症状を緩和する。

①治療薬の種類と適応

　使用できるのはメチルフェニデート徐放錠＊とアトモキセチンの2剤に限られ，両剤とも第1選択に位置づけられている。どちらも，かつては小児期から処方されていた患者に限り18歳を超えても継続投与が許可されていたが，2012年8月にアトモキセチンで，2013年12月にメチルフェニデート徐放製剤で，それぞれ18歳以上の成人期への適応追加が承認され，さらに成人期に初めてADHDと診断された患者へも投与が可能になった。

＊：メチルフェニデートにはリタリンと徐放性製剤のコンサータ錠がある。承認されている適応症はそれぞれ異なり，リタリンの適応症はナルコレプシーである。

②治療薬の特徴

　両剤は効果の現れ方が全く異なる。メチルフェニデート徐放錠は服用開始から短時間で効果が現れるが，持続時間は12時間ほどで，その後は効果が消失するだけでなく，むしろ落ち着きがなくなったりするなど，効果のオン・オフが明確である。それに対しアトモキセチンは，1～2カ月の服用で効果が現れ，一日のなかで効果が途切れることはなく終日にわたり症状の改善が認められる。

　両剤の使い分けは，ADHDの中核症状よりも併存症状や併存症による。素行症や反抗挑発症を有する場合にはメチルフェニデート徐放錠が優先され，不安症状やチック症，睡眠障害がある場合にはアトモキセチンが優先される。

③治療薬の選択

　ADHDに対する薬物療法の進め方の例（6歳以上18歳未満で，併存症を伴わない場合）を次頁に示す。衝動性の強い症例や多動の著しい症例では，リスペリドンやハロペリドールなどの抗精神病薬を中枢神経刺激薬と併用する。近年ではリスペリドンが第1選択薬となっている。中枢神経刺激薬無効例や思春期以降の症例では，抗精神病薬を中心に薬物療法が進められる場合もある。

　また，てんかんを合併する症例や，脳波上てんかん性の棘波を有する症例では抗けいれん薬が用いられる。カルバマゼピンやバルプロ酸ナトリウムは，双極性障害に対しても使用が認可されており，多動や衝動性の強い症例では，脳波異常やてんかんが認められない場合にも経験的に感情調整薬として使用されている。

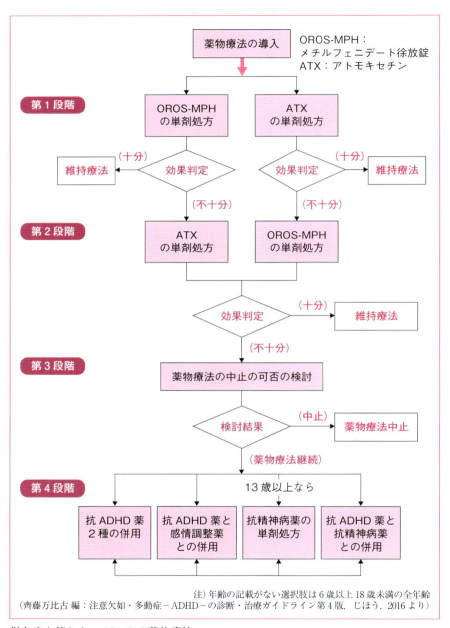

併存症を伴わないADHDの薬物療法

ADHD 患者の依存リスク

　薬物依存を形成する薬剤は，大脳側坐核のドパミン神経伝達を刺激する作用を有すると考えられている。ADHDに使われるメチルフェニデートは，ドパミントランスポーターの阻害作用を有し，側坐核を含む報酬系を刺激することから，薬剤そのものは依存リスクを有する。しかし，徐放錠は速放錠に比べて血中濃度の変動が小さいことや，粉砕できないことなどから依存リスクは軽減されている。

　依存を予防するには，正しい診断のもとで承認用量を遵守して使用することが求められる。そのためメチルフェニデート徐放錠の投与は30日までと上限が定められており，また，登録した医師しか処方できず，登録した薬剤師しか調剤できないという流通規制が行われている。依存リスクの軽減には，心理社会的なアプローチを含む包括的な治療が必要であり，依存リスクが明らかに高い患者ではアトモキセチンの選択も考慮すべきである。

　ADHD自体が実行機能と報酬系の障害を有するため，独立した物質使用障害[*]の発症リスクになっている。児童期からメチルフェニデートによる適切な治療を開始し，ADHDの中核症状を寛解することにより，将来の物質使用障害のリスクが軽減される可能性がある。

[*]：物質使用障害とは，物質の使用がやめられない物質乱用や物質依存症のような物質使用による障害。

 ## ADHD 患者への支援

　ADHDとともに生きることは，さまざまな日常生活の困難をもたらす。症状が改善すると，それらの困難を軽減できるだけでなく，困難に対処する工夫を身につけやすくなる。また，ADHD患者に生じがちな自尊心の低下などの二次的な障害を防ぐことも期待される。

　ADHD児では著しい多動・衝動性や不注意がみられ，保護者が育てにくさを理由に子どもを虐待してしまうことも少なくない。大人との信頼関係が欠如していると，子どもの落ち着きのなさや衝動性は悪化してしまう。家庭環境の安定なくしては，さまざまな職種が関わっても薬物療法の効果は乏しいため，リスクを抱えた家族に対しては患児の乳幼児期から適切に介入することが不可欠である。

　ADHD児の行動に対し「社会」の理解や配慮が及ばないと，さまざまな問題が生じてしまう。患者本人や保護者を中心として，医療関係者，保育士・幼稚園教諭など

が信頼関係を構築し，連携体制を継続していくことが不可欠である．現在，ADHDをはじめとする発達障害の患者が対象のサポートグループ（自助グループ，家族会，親の会など）が各地に作られている．これらに参加し，互いに助言・サポートしあったりすることは自己洞察の獲得にも，自己評価・自尊心の改善にも効果的である．

解説 ADHDの相談窓口・支援機関

ADHDに関する相談先として，以下の団体などがある．
［相談や具体的な対策について］
　発達障害支援センター，精神保健福祉センター，保健所など
［就職について］
　ハローワーク，地域障害者職業センター
［当事者団体やネットワークなど］
・日本発達障害ネットワーク（JDDネット）
　（https://jddnet.jp/）
・NPO法人えじそんくらぶ（https://www.e-club.jp/）

参考文献
1) 齊藤万比古 編：注意欠如・多動症― ADHD ―の診断・治療ガイドライン第4版，じほう，2016
2) ヤンセンファーマ：コンサータ錠18mg，27mg，36mg．添付文書（第8版，2016年2月改訂）
3) イーライリリー：ストラテラカプセル5mg，10mg，25mg，40mg，内用液0.4%，インタビューフォーム（第10版，2015年11月改訂）
4) 星野仁彦：知って良かった，大人のADHD，VOICE 新書，2015
5) 岩波明：大人のADHD―もっとも身近な発達障害，ちくま新書，2015
6) 福永篤志 監：図解雑学よくわかる脳のしくみ，ナツメ社，2006
7) 大人のためのADHD.co.jp（http://www.adhd.co.jp/otona/）

メチルフェニデート徐放錠のプロフィール

作用機序	メチルフェニデートは中枢神経刺激薬であり，シナプス前終末の細胞膜にあるドパミントランスポーター（DAT）およびノルアドレナリントランスポーター（NAT）に結合し，再取り込みを抑制することにより，シナプス間隙に存在するドパミンおよびノルアドレナリンを増加させて，神経系の機能を亢進する。DATは報酬系に関与する側坐核に高密度に分布しており，側坐核におけるドパミン濃度が上昇すると，ADHDで機能不全と考えられている報酬系の作用を高めることになる。NATは前頭前野に多く分布しており，ノルアドレナリンとドパミンの再取り込みを行っている。そのため，メチルフェニデートの服用により前頭前野のノルアドレナリンとドパミンの濃度が上昇し，実行機能の働きを高める。 メチルフェニデートは構造的にドパミンに類似したピペリジン誘導体である。d-体とl-体からなるラセミ混合物であり，DATに対しd-体はl-体よりも約12倍強い結合能を示す。メチルフェニデートのDATに対する親和性は，NATに対する親和性より10倍高いといわれている。 臨床用量の範囲内では，メチルフェニデート徐放錠は用量依存的に中核症状の改善，あるいは寛解率の上昇が期待されるが，用量には個人差も認められ，とりわけ不注意優勢な症例においては，比較的低用量で有効性が認められる場合がある。
薬物動態	血漿中メチルフェニデートのほとんどがd-体であり，d-体のC_{max}は投与後5〜8時間，$t_{1/2}$は約4時間。反復経口投与したときのメチルフェニデートの血漿中濃度は単回投与と類似しており，蓄積性は認められていない。メチルフェニデートはエステラーゼにより脱エステル化され，薬理学的活性を有しない主代謝物α-フェニル-2-ピペリジン酢酸（PPA）に代謝され，尿中から排泄される。メチルフェニデートおよびPPAの累積尿中排泄率はそれぞれ投与量の約1%および約73〜78%である。
製剤特性	メチルフェニデート徐放錠は，浸透圧を利用した放出制御システム（OROS）が用いられている。服用すると，薬物コーティング部分のメチルフェニデートが溶解し，速やかに血中濃度が上昇する。その後，錠剤表面から内部に水分が入り，押し出しコンパートメントが膨張する。その結果，対面に開けられた孔より内部充填された薬物が浸透圧変化で徐々に放出されることにより，血中濃度が緩やかに持続的に上昇する。 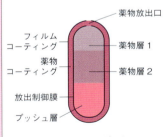 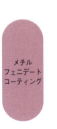 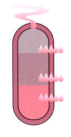 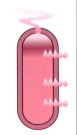 メチルフェニデート塩酸塩徐放錠の断面図／1時間以内に薬物コーティング層から投与量の22%が速やかに放出される。／放出制御膜から水分が浸透し，プッシュ層の膨張が起こり，薬物放出口からメチルフェニデートが徐々に放出される。／放出制御膜が浸透する水の浸透速度を制御することにより，メチルフェニデートの放出が10時間以上持続する。 こうして急性耐性獲得を回避し，安定した効果が12時間持続するように製剤設計されている。以上のような製剤特性をもつため，錠剤の粉砕や分割などは行えない。物理的に破壊した場合にはゲル状の内容物となり，静脈注射などは行えないようになっており，乱用リスクを軽減する工夫が施されている。本剤の外皮は内部の不溶性成分と一緒に糞便中に排泄されるが，これは正常なことであるため心配しないように患者に説明する。

副作用	国内の臨床試験では約80％で有害症状が認められ，主なものは食欲不振，不眠，体重減少，頭痛，腹痛，悪心，動悸である。小児のADHD患者では給食を残すようになるケースが多いため，朝食を十分に摂取させるほか，作用の切れる夜に補食したり，週末や長期休暇に休薬日を設けるなどの対策を行い，体重が横ばいになったり減ることがないよう注意する。また，成人においても体重減少が報告されているので，体重減少が著しい場合には投与を中断するなど適切な処置を行う。 　長期的な副作用で懸念されるのは成長抑制と依存である。成長抑制に関しては全体として軽度な成長遅延が認められるが，最終身長への影響はごくわずかである（依存については前述）。 　重大な副作用としては，剥脱性皮膚炎（紅皮症），狭心症，悪性症候群，脳血管障害（血管炎，脳梗塞，脳出血，脳卒中），肝不全・肝機能障害が挙げられている。 　めまい，眠気，視覚障害などが発現するおそれがあるので，本剤投与中の患者には，自動車の運転など危険を伴う機械の操作には従事させないよう注意する。
禁忌	・過度の不安，緊張，興奮性のある患者（中枢神経刺激作用により症状悪化の可能性） ・閉塞隅角緑内障の患者（交感神経刺激作用により散瞳し眼圧上昇のおそれ） ・甲状腺機能亢進症，不整頻拍，狭心症，褐色細胞腫のある患者（交感神経刺激作用により頻脈や血圧上昇など症状悪化） ・運動性チックのある患者，Tourette症候群またはその既往歴・家族歴のある患者（症状を悪化，誘発させるおそれ） ・重症うつ病の患者（症状を悪化させるおそれ） ・モノアミンオキシダーゼ（MAO）阻害剤を投与中または投与中止後14日以内の患者 ・6歳未満の幼児には原則禁忌
慎重投与	・てんかんまたはその既往歴のある患者（発作を誘発させるおそれ） ・高血圧，心不全，心筋梗塞を起こしたことのある患者，脳血管障害（脳動脈瘤，血管炎，脳卒中など）のある患者またはその既往歴のある患者，心臓に構造的異常または重篤な問題のある患者（血圧または心拍数を上昇させるおそれあり。また，海外で器質的心疾患を有するADHD患者で突然死の報告あり）⇒定期的に心拍数（脈拍数）および血圧を測定すること。 ・統合失調症，精神病性障害，双極性障害のある患者（中枢神経興奮作用により，幻覚・妄想・興奮などの精神症状を起こすおそれ） ・薬物依存またはアルコール中毒などの既往歴のある患者（慢性的乱用により精神的依存を生じる可能性あり） ・高度な消化管狭窄のある患者（まれに閉塞症状が報告されている）

●アトモキセチンのプロフィール

<table>
<tr><td>作用機序</td><td>アトモキセチンは選択的ノルアドレナリン再取り込み阻害薬である。1980年代にノルアドレナリン神経系の機能異常がAD/HDの原因であるとの理論が提唱されるなか，AD/HD治療薬として一般的に用いられてきた中枢刺激薬（stimulant）とは異なる薬理学的特性をもつ世界初の非中枢刺激性のAD/HD治療薬（non stimulant）として2002年に米国で承認を取得した。日本では2009年4月に「小児における注意欠陥／多動性障害（AD/HD）」の適応が，2012年8月に「注意欠陥／多動性障害（AD/HD）」の適応が承認された。カプセルのほか，小児期の患者が服用しやすい内用液もある。
　アトモキセチンは，シナプス前終末の細胞膜にあるNATに親和性をもちその働きを阻害するが，DATに対する親和性はほとんどない。NATは前頭前野に多く分布しており，ノルアドレナリンとドパミンの再取り込みを司っているため，アトモキセチンを服用すると，前頭前野のノルアドレナリンとドパミンの濃度が上昇し，実行機能の働きを高める。しかしDATに対する親和性は低いため，側坐核のドパミン濃度には影響せず，報酬系には作用しないことから依存リスクは低く，流通規制も行われていない。
　なお，黒質〜線条体，側坐核を含む大脳基底核に投射するドパミン神経にはDATが豊富に分布しているため，線条体や側坐核では主としてDATよりドパミンの取り込みが行われている。しかし，前頭前野ではドパミン神経末上のDATが少ないため，NATがドパミンの取り込みを行っていると考えられている。</td></tr>
<tr><td>薬物動態</td><td>アトモキセチンは肝臓で代謝され主に尿中に排泄される。主要代謝酵素はCYP2D6で，主要酸化代謝物は4-ヒドロキシアトモキセチン（4-ヒドロキシ体）である。4-ヒドロキシ体はアトモキセチンとほぼ同等のノルアドレナリン取り込み阻害作用をもつが，すぐにグルクロン酸抱合され4-ヒドロキシアトモキセチン-O-グルクロン酸抱合体となるため血漿中濃度は非常に低い。
　CYP2D6は遺伝子多型があり，PM（不活性：Poor Metabolizer）群ではEM（通常活性：Extensive Metabolizer）群に比べ服用中のアトモキセチンの血中濃度は高まるが，効果や副作用発現率などには有意な相違は認められていない。CYP2D6PMの患者や，CYP2D6阻害作用を有する薬剤（パロキセチンなど）を投与中の患者ではアトモキセチンの血中濃度が上昇し，副作用が発現しやすいので，忍容性に問題がない場合のみ増量するなど慎重に投与する。中等度の肝機能障害をもつ患者では，開始用量と維持用量を通常の50%に，重度では同じく通常の25%に減量することとなっている。
　健康成人における絶対的バイオアベイラビリティは，CYP2D6EMおよびPMにおいてそれぞれ63%，94%だった。EMとPMのいずれにおいてもアトモキセチンはほぼ完全に吸収されるが，EM群においては初回通過効果を受けることが示された。
　健康成人においてCYP2D6PMではEMに比べて，定常状態の平均血漿中濃度が約10倍，定常状態のC_{max}も約5倍高値になる。また，健康成人における$T_{1/2}$は，EMおよびPMでそれぞれ3.6時間，20.6時間，T_{max}は1.0時間，2.5時間だった。アトモキセチン20mgを1日2回5日間経口投与し，6日目の朝に20mgを単回経口投与したとき，EM（PM）では，投与後168時間以内に投与量の約96%（投与後264時間以内に投与量の約80%）が尿中にほとんどが代謝物として，糞中には約2%（約17%）排泄された。尿中の未変化体は約1%（約2%），主代謝物（グルクロン酸抱合体）は約84%（約31%）である。</td></tr>
<tr><td>副作用</td><td>主な副作用は，食欲減退や悪心・嘔吐などの消化器症状，頭痛，傾眠，腹痛などである。食欲不振と嘔吐の発現，収縮期および拡張期血圧の上昇，心拍数の上昇ならびに体重減少に用量依存性が確認されているので，低用量から緩徐に増量していく。重大な副作用としては，肝機能障害，黄疸，肝不全，アナフィラキシーが報告されている。
　小児の国内および外国臨床試験において投与初期に体重増加の抑制，成長遅延が報告されている。投与中に身長の伸びや体重の増加が思わしくないときは減量または中断などを考慮する。
　眠気やめまいなどが起こることがあるので，患者には自動車の運転など危険を伴う機械の操作に従事させないよう注意する。</td></tr>
</table>

禁忌	・MAO阻害剤を投与中あるいは投与中止後2週間以内の患者（脳内モノアミン濃度が高まる可能性あり） ・重篤な心血管障害のある患者〔小児期および成人期のAD/HD患者を対象とした国内外の臨床試験において、5.9〜11.6％の患者に血圧上昇（収縮期20mmHg以上、拡張期15mmHg以上）または心拍数増加（20bpm以上）が認められている〕 ・褐色脂肪腫またはその既往歴のある患者（急激な血圧上昇および心拍数増加など心血管系症状のリスクが上昇する） ・閉塞隅角緑内障の患者（散瞳の発現率の上昇） ・6歳未満の小児（試験を実施していないので、有効性および安全性は確立していない）
慎重投与	・肝機能障害・腎機能障害のある患者（血中濃度が上昇するおそれあり） ・痙攣発作またはその既往歴のある患者（痙攣発作を起こす可能性あり） ・心疾患（QT延長を含む）またはその既往歴のある患者、先天性QT延長症候群の患者またはQT延長の家族歴のある患者（心拍数を増加させる。外国の突然死1症例では、死後にQT延長症候群の遺伝子をもつ患者であることがわかった） ・高血圧、脳血管障害またはその既往歴のある患者（血管収縮作用があり、症状悪化のおそれ） ・起立性低血圧の既往歴のある患者、精神病性障害・双極性障害のある患者、排尿困難のある患者
注意すること	ノルアドレナリン再取り込み阻害作用をもつため、ノルアドレナリンの心血管系に対する影響により血圧が上昇する可能性がある。そのため、投与開始前および投与期間中は定期的に血圧や心拍数（脈拍数）を測定する。 　サルブタモール硫酸塩（静脈内投与などの全身性投与、吸入投与を除く）もしくは他のβ-受容体刺激薬、昇圧作用をもつ薬剤（ドパミン塩酸塩など）、ノルアドレナリンに影響する薬剤（三環系抗うつ薬、SNRI、メチルフェニデート塩酸塩など）と併用する場合は、注意する必要がある。 　有効成分には眼球刺激性があるため、カプセルを開けたりつぶしたりしない。カプセルの内容物が手やその他に付着した場合はすぐに洗浄し、眼球に付着した場合は、すぐに洗浄し医師に相談する。

事例 17 高齢者での睡眠薬の継続処方

処方内容

処方せん

1）レンドルミンD錠0.25mg	1錠
1日1回　　寝る前	30日分
2）アトルバスタチン錠5mg	1錠
1日1回　　夕食後	30日分
3）イコサペント酸エチル粒状カプセル900mg	1包
1日1回　　夕食後	30日分
4）桃核承気湯エキス顆粒	5g
1日2回　　朝夕食前	30日分

患者情報

- 79歳，女性。
- 脂質異常症と便秘で受診。コレステロールの検査値は基準範囲内に入っており，便秘も桃核承気湯でコントロールできている。
- 不眠を訴えたことからレンドルミンDを服用中。

ある日，**薬局店頭**で…

 薬剤師：お薬はいつも通りですね。体調はいかがですか？

 患者：この間の血液検査の結果も良かったし，お通じも問題ないです。

 薬剤師：お薬について何か気になることはありますか？

 患者：もう長いこと睡眠薬を飲んでいるから，このままやめられないんじゃないかと気になっていて…。睡眠薬はくせになるってよく聞くし，飲まないで済むなら，そのほうがいいんだけど。

さあ，このケースで，あなたなら どうする？？

現場の Question

∴ 睡眠薬の継続や休薬，減量で注意すべき点は？

○ 考え方のPoint

　不眠を訴える患者は多く，精神科のみならず多くの診療科で睡眠薬が処方されている。厚生労働省研究班の調査によれば，2009年のわが国の一般成人における睡眠薬の3カ月処方率（少なくとも3カ月に1回処方を受ける成人の割合）は4.8％に上り，年齢とともに処方率は上昇する。

　処方の主流となっているベンゾジアゼピン（BZ）系薬剤は，$GABA_A$受容体のBZ結合部位に結合し，$GABA_A$受容体機能を亢進させて神経過活動を抑制することにより，催眠・鎮静作用，抗不安作用のほか，抗痙攣作用，筋弛緩作用などを示す。

　バルビツール酸系薬剤に比べれば，耐性・依存形成性は弱く，呼吸抑制や大量服用による死亡などの危険性も低く，安全性が高い。しかし，通常の臨床用量の範囲内でも長期服用で身体依存が形成される常用量依存の問題が指摘されている。

●ベンゾジアゼピン系薬剤の常用量依存

　BZ系薬剤では常用量依存が知られており，服用を急に中止すると，症状の再燃や反跳，離脱症状などの退薬症状が出現する。退薬症状は，6週間以内の服用では出現せず，3～6カ月でわずかに増加，8カ月以上で明らかに増加するとされる。

　離脱症状として，不安，不眠，焦燥，離人感などの精神症状，食欲低下，体重減少，悪心，筋肉痛，筋攣縮，振戦，頭痛などの身体症状，知覚過敏（光，音など），動揺感，味覚変化（金属性味覚）などの知覚障害がみられる。作用時間の短い薬剤ほど早期に症状が発現し，短時間作用型では服用中止後2～3日以内，長時間作用型では7日以内に発現することが多い。発現後数日でピークとなり，多くの場合2～4週間以内にゆっくりと消失していく。

　離脱症状を避けるには，薬剤の急激な中止・減量を避け，慎重に減薬していくことが重要となる。

● 減薬・休薬のタイミング

「いつまで睡眠薬の服用を続けるのか」,「やめられなくなるのではないか」と心配する患者は少なくない。不眠症状が改善したら,現在行っている薬物療法をどの程度の期間続けるかを検討する必要がある。

減薬・休薬を実施する前提として,夜間の不眠症状と,不眠に起因する日中の精神・身体機能の低下（QOL障害）が十分に改善されていることが必須である。さらに,不眠に対する不安やこだわりが解消されていること,誤った睡眠習慣が是正されていることも重要である。

また,一定期間の良眠をとることで,慢性不眠症の背景にある生理的過覚醒が緩和され,再燃リスクの低減が期待される。このことから,不眠症が寛解してから減薬・休薬を開始するまでには,十分な期間をおくことが望ましい。寛解後,少なくとも4～8週間を経てから減薬・休薬に取り組むのがひとつの目安となる。

ただし,睡眠薬の長期服用のベネフィットが期待される臨床例(表)が,患者の一部には存在する。その場合は,副作用リスクに留意して患者の不安を緩和しつつ,睡眠薬を長期服用する選択肢も許容されるが,漫然とした投与は避けるべきで,継続服用の是非を常に判断しながらフォローアップしていくことが求められる。

表 睡眠薬の長期服用のベネフィットが期待される臨床例

1	慢性的な精神疾患やけいれん性疾患を有する患者が睡眠薬により不眠が改善している時
2	重度不眠症があり,治療を行わないと深刻なQOL障害が出現する可能性が高い時（不眠症で生活習慣病や心血管系疾患など慢性的な基礎疾患があるなど）
3	睡眠薬を中止できるが,中止により深刻なQOL障害が出現する可能性が高い時
4	睡眠薬を適切な方法で減薬・休薬したが,不眠症が再燃・再発した既往がある時
5	高齢者で,低用量を（耐性なしに）,副作用なく継続できている時
6	慢性的に重度の不安がある,性格的な偏向がある時（睡眠薬の中止によりアルコールやほかの薬物への依存が生じやすい）

（三島和夫 編：睡眠薬の適正使用・休薬ガイドライン,じほう,2014 より引用）

○ こんなときは――

提案1 まずは患者の現状を把握し，自己判断の減量に注意

　患者は睡眠薬を飲み続けることに不安を感じており，できれば薬をやめたいという気持ちをもっている様子がうかがえる。減薬・休薬に取り組むには，夜間の不眠が解消し，日中のQOL障害が改善していることが不可欠であるため，患者の不眠の状態を確認する。それが改善しないうちに休薬を開始することは，不眠の再発や悪化につながる可能性もあるため注意しなくてはならない。

　休薬が可能と考えられる場合でも，離脱症状発現のリスクを低減させるためには，漸減するなどの対応が必要である。自己判断で減量せず，必ず主治医と相談するよう患者に伝えておく。

提案2 睡眠習慣についてのアドバイスも

　不眠症の患者では「～時間以上寝なければダメだ」，「長く眠るために長い時間布団に入って横になっている」など，睡眠に対するこだわりや誤った習慣をもっていることも少なくない。睡眠薬の休薬を考える場合には，このような誤った睡眠習慣を是正することも大切であり，睡眠時間だけでなく，布団に入った時間や床上時間なども確認するなどして睡眠に関する正しい知識を患者に伝える睡眠衛生指導も必要である。

> 押さえておこう

睡眠薬の適正使用とともに睡眠習慣へのアドバイスも

たとえば，こんな 服薬指導

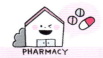

 睡眠の調子はどうですか？ 眠れていますか？

 薬を飲めば，ぐっすり眠れます。でも，飲まないとなかなか眠れなくて。

 日中の体調は，どうですか？

 気になることは特にないです。

 よく眠れていて日中の調子もいいようなら，少しずつ薬を減らしていくことを考えてもいいかもしれませんね。
ただ，自己判断で急にやめると，不眠が再発したり，日中にイライラなどが出たりすることもあるので，先生と相談しながら，ゆっくり減らしていかないといけません。それから，患者さんによっては長期間飲み続ける必要がある場合もあります。
一度，先生にこれからの薬の飲み方を相談してみてはいかがですか。薬を減らせるか，先生への質問をこちらでお薬手帳にメモしておきましょうか？

解説 睡眠薬の減量方法

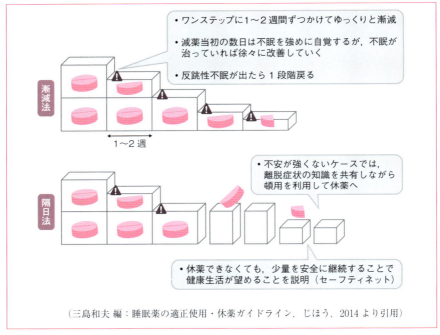

(三島和夫 編：睡眠薬の適正使用・休薬ガイドライン．じほう，2014 より引用)

睡眠薬の減薬・休薬法

　睡眠薬の減量方法には，漸減法と隔日法がある。漸減法は，1～2週ごとに経過をみながら，服用量を25％ずつ漸減し，4～8週間かけて減量・中止する。隔日法は，服薬しない日を設け，時間をかけてその日を徐々に増やして中止にもっていく。

　作用時間の短い超短時間型や短時間型などでは，漸減法を用いることが多い。一方，作用時間の長い中時間型や長時間型の場合は，服用を中止しても血中濃度が穏やかに下降するため，作用時間の短い睡眠薬に比べ，退薬症状は起きにくい。そのため，一定量まで減量してから隔日法を用いることが多い。

　作用時間の短い睡眠薬で，漸減がうまくいかない場合は，等力価で半減期がより長い睡眠薬に置き換えてから，漸減法や隔日法を用いて減量・中止を試みてもよい。薬剤を置き換えたときに一過性の不眠がみられることがあるが，多くは1週間程度で消失する。

　また，メラトニン受容体作動薬のラメルテオン8mgの併用（追加）により，原発性不眠症および（精神疾患に起因する）二次性不眠症患者でBZ系睡眠薬の漸減が容易になり，36％の患者でラメルテオンの単剤療法に切り替えられたとの報告がある。一

般的に，多剤併用例では半減期の短い薬剤から減量していくのが望ましいとされる．
　睡眠薬の減量・休薬方法に関しては，多数のランダム化比較試験およびメタ解析研究があり，漸減法，認知行動療法，補助薬物療法，心理サポートが有効であることが明らかにされている．漸減法を単独で行うよりも，これらを併用することで，減薬達成率の上昇，減薬量の増加，不眠の再発防止がより確実になるとされる

睡眠衛生指導

　不眠症患者は，不眠の弊害を拡大解釈して過度に恐れていることが多い．自分なりに何とかしようとして誤った睡眠習慣を行い，さらに不眠が慢性化していることも少なくない．薬局では，睡眠に対するこだわりや不安を解消し，誤った睡眠習慣を是正できるよう，患者にアドバイスをすることが必要である．

・睡眠時間にこだわらない

　睡眠時間には個人差があり，同じ人でも季節や加齢によって変動する．日中に過度の眠気がなく，日常生活に支障がなければ問題はないため，睡眠時間にはこだわらないほうがよい．

・床で長時間過ごさない

　不眠による苦痛を日常的に経験していると，寝室で横になるとかえって目が冴えてしまう条件不眠に陥ることがある．このような望ましくない条件付けを防ぐためには，眠くなってから床に就き，就床しても寝つけないときは離床するようにする．少しでも長く眠ろうとして長時間床で過ごしていると，かえって睡眠が浅くなり，中途覚醒の原因ともなる．就床時刻と起床時刻を見直して，床に就いている時間を適正化することが大切である．

・嗜好品の作用に注意

　カフェインやニコチンなどの刺激物への注意も促す．カフェインの覚醒作用はよく知られており，就寝前4時間以内の摂取は控える．また，利尿作用もあるため，夜間の尿意により中途覚醒にもつながる．

　カフェインは，コーヒー，紅茶，緑茶だけでなく，チョコレート，清涼飲料，栄養ドリンクなどにも含まれているので注意する．ニコチンは，吸入直後はリラックス作用があるが，その作用は急速に消失し，覚醒作用だけが持続する．夜間のタバコは睡眠障害につながるため，就寝前1時間の喫煙は避ける．

　「睡眠薬より寝酒のほうが安全」と考える人がいるが，アルコールは入眠を一時的に促進させても，睡眠後半では逆に睡眠を浅くし，熟眠感が得られなくなる．利尿作用により，中途覚醒・早朝覚醒も引き起こす．また，容易に耐性を形成するため，次第に摂取量が増え，長期的には肝障害やアルコール依存症のリスクが高まる．ア

ルコールを睡眠薬代わりにしてはならない。

患者の睡眠習慣を確認し、睡眠に対する正しい知識を伝えるようにしたい。

高齢者での睡眠薬の選択

本事例では、79歳の高齢者に対しBZ系が使用されている。転倒事故を回避するためには、「睡眠薬の適正な使用と休薬のための診療ガイドライン」で示されているように、非BZ系を第1選択にすべきである。また、薬剤を変更すべきか休薬にすべきかは難しい問題である。とりあえず、ふらつきや体のだるさなどがないかを確認して、症例ごとに検討することになる。本来は、初めてこのような処方が出たときは、とりあえず非BZ系への変更について医師に確認すべきである。最近は、入院患者の転倒事故防止のために、非BZ系を第一選択にしている病院が多くなってきている。

参考文献

三島和夫 編：睡眠薬の適正使用・休薬ガイドライン、じほう、2014
内山真 編：睡眠障害の対応と治療ガイドライン、じほう、2012
中尾睦宏：ベンゾジアゼピンへの依存と離脱症状．薬局，62(10)：3356-3359, 2011

 店頭で便利なツール

睡眠衛生のための指導内容

指導項目	指導内容
定期的な運動	なるべく定期的に運動しましょう。適度な有酸素運動をすれば寝つきやすくなり、睡眠が深くなるでしょう。
寝室環境	快適な就床環境のもとでは、夜中の目覚めは減るでしょう。音対策のためにじゅうたんを敷く、ドアをきっちり閉める、遮光カーテンを用いるなどの対策も手助けとなります。寝室を快適な温度に保ちましょう。暑過ぎたり寒過ぎたりすれば、睡眠の妨げとなります。
規則正しい食生活	規則正しい食生活をして、空腹のまま寝ないようにしましょう。空腹で寝ると睡眠は妨げられます。睡眠前に軽食（特に炭水化物）を取ると睡眠の助けになることがあります。脂っこいものや胃もたれする食べ物を就寝前に取るのは避けましょう。
就寝前の水分	就寝前に水分を取り過ぎないようにしましょう。夜中のトイレ回数が減ります。脳梗塞や狭心症など血液循環に問題のある方は主治医の指示に従ってください。
就寝前のカフェイン	就寝の4時間前からはカフェインの入ったものは取らないようにしましょう。カフェインの入った飲料や食べ物（例：日本茶、コーヒー、紅茶、コーラ、チョコレートなど）を取ると、寝つきにくくなったり、夜中に目が覚めやすくなったり、睡眠が浅くなったりします。
就寝前の飲酒	眠るための飲酒は逆効果です。アルコールを飲むと一時的に寝つきが良くなりますが、徐々に効果は弱まり、夜中に目が覚めやすくなります。深い眠りも減ってしまいます。
就寝前の喫煙	夜は喫煙を避けましょう。ニコチンには精神刺激作用があります。
寝床での考え事	昼間の悩みを寝床に持っていかないようにしましょう。自分の問題に取り組んだり、翌日の行動について計画したりするのは、翌日にしましょう。心配した状態では、寝つくのが難しくなるし、寝ても浅い眠りになってしまいます。

（三島和夫 編：睡眠薬の適正使用・休薬ガイドライン，じほう，2014より引用）

健康づくりのための睡眠指針2014 〜睡眠12箇条〜

1. 良い睡眠で，からだもこころも健康に。
    良い睡眠で，からだの健康づくり
    良い睡眠で，こころの健康づくり
    良い睡眠で，事故防止

2. 適度な運動，しっかり朝食，ねむりとめざめのメリハリを。
    定期的な運動や規則正しい食生活は良い睡眠をもたらす
    朝食はからだとこころのめざめに重要
    睡眠薬代わりの寝酒は睡眠を悪くする
    就寝前の喫煙やカフェイン摂取を避ける

3. 良い睡眠は，生活習慣病予防につながります。
    睡眠不足や不眠は生活習慣病の危険を高める
    睡眠時無呼吸は生活習慣病の原因になる
    肥満は睡眠時無呼吸のもと

4. 睡眠による休養感は，こころの健康に重要です。
    眠れない，睡眠による休養感が得られない場合，こころのSOSの場合あり
    睡眠による休養感がなく，日中もつらい場合，うつ病の可能性も

5. 年齢や季節に応じて，ひるまの眠気で困らない程度の睡眠を。
    必要な睡眠時間は人それぞれ
    睡眠時間は加齢で徐々に短縮
    年をとると朝型化　男性でより顕著

6. 良い睡眠のためには，環境づくりも重要です。
    自分に合ったリラックス法が眠りへの心身の準備となる
    自分の睡眠に適した環境づくり

7. 若年世代は夜更かし避けて，体内時計のリズムを保つ。
    子供には規則正しい生活を
    休日に遅くまで寝床で過ごすと夜型化を促進
    朝目が覚めたら日光を取り入れる
    夜更かしは睡眠を悪くする

8. 勤労世代の疲労回復・能率アップに，毎日十分な睡眠を。
    日中の眠気が睡眠不足のサイン
    睡眠不足は結果的に仕事の能率を低下させる
    睡眠不足が蓄積すると回復に時間がかかる
    午後の短い昼寝で眠気をやり過ごし能率改善

9. 熟年世代は朝晩メリハリ，ひるまに適度な運動で良い睡眠。
    寝床で長く過ごしすぎると熟眠感が減る
    年齢にあった睡眠時間を大きく超えない習慣を
    適度な運動は睡眠を促進

10. 眠くなってから寝床に入り，起きる時刻は遅らせない。
    眠たくなってから寝床に就く，就寝時刻にこだわりすぎない
    眠ろうとする意気込みが頭を冴えさせ寝つきを悪くする
    眠りが浅いときは，むしろ積極的に遅寝・早起きに

11. いつもと違う睡眠には，要注意。
    睡眠中の激しいいびき・呼吸停止，手足のぴくつき・むずむず感・歯ぎしりは要注意
    眠っても日中の眠気や居眠りで困っている場合は専門家に相談

12. 眠れない，その苦しみをかかえずに，専門家に相談を。
    専門家に相談することが第一歩
    薬剤は専門家の指示で使用

（厚生労働省健康局：健康づくりのための睡眠指針 2014 より引用）

事例 18 透析患者における合併症の管理

処方内容（指定以外一包化）

```
1) ホスレノール顆粒分包250mg                  1包
     1日1回  夕食直後  14日分
2) カルタン錠500mg                            2錠
     1日2回  朝昼食直前  14日分         （PTP）
3) オルメテックOD錠20mg                       2錠
   アダラートCR錠20mg                         2錠
   （アダラートCR錠はBp.120以下中止）
   プロマックD錠75mg                          2錠
   ビオスリー配合錠                            2錠
     1日2回  朝夕食後  14日分
4) アロシトール錠50mg                         1錠
   バイアスピリン錠100mg                      1錠
     1日1回  朝食後  14日分
5) カルデナリン錠2mg                          2錠
   プラビックス錠75mg                         1錠
   ロカルトロールカプセル0.25                 1C
   メバロチン錠10mg                           1錠
     1日1回  夕食後  14日分
6) ケイキサレートドライシロップ76%            2包
     1日2回  朝夕食後  8日分   非透析日に服用
7) センナリド錠12mg                           2錠
     1日1回  就寝前  8日分
     月，水，金，土曜日に服用（PTP）
```

患者情報

- 85歳，女性。40年近く透析をしている。2013年に心臓に3カ所ステントを入れている。
- 高血圧，脂質異常症，高尿酸血症，骨粗鬆症，高P血症，高K血症あり。透析を週3回（月，水，金）行っている。

ある日，薬局店頭で…

薬剤師：薬は変わりませんが，調子はいかがですか？

患者：血圧が安定しなくて，高かったり低かったりするのよ。この間も透析の後に血圧が低くなって，車いすで帰ってきたわ。

薬剤師：透析の後は血圧が下がりやすいっていいますよね。
腎機能とかリン，カリウムの値などの検査結果はどうですか？

患者：腎機能は変わらないみたいだけど，カリウムが少し高めだって。それから，いつもより体重が少し増えていたみたい。

薬剤師：カリウム値が高めだったのですね。透析前にむくみはありましたか？

患者：そうねえ，少し…。

さあ，このケースで，あなたならどうする？

現場の Question

- 処方せんから読み取れる患者の状態は？
  CKD 患者の合併症を抑制・管理するには？

考え方の Point

最近ではポリファーマシーが問題として取り上げられ，薬剤数を5剤以下にしたほうがよいと考えられている。しかし，患者によっては多剤併用が必要な場合もあり，処方内容から必要な薬をしっかり把握して患者に対応することが大切である。

腎臓は排泄機能のほかに表1に示す機能をもつ。この患者は透析を行っていることから，慢性腎臓病（CKD）ステージ5〔糸球体濾過率（GFR）＜15 mL/min/1.73 m^2〕と推察される（「店頭で便利なツール」を参照）。腎機能が著しく低下しているため，老廃物や尿毒素が血液中に蓄積して，全身倦怠感，食欲不振，瘙痒感などの尿毒症症状が現れやすい状態である。

また，腎におけるエリスロポエチン（EPO）産生低下による貧血症状や，水・ナトリウム（Na）貯留による高血圧，浮腫や肺水腫による呼吸困難，心不全を

表1 腎臓の機能（排泄機能以外）

	機能	備考
水・電解質の調節機能	体内水分量の調節，電解質の濃度調節	Na，K，Ca，Mg，Pなど
	酸塩基平衡の調節	腎臓は体内の酸性物質を重炭酸で中和して排泄し，血液をアルカリ性に保っている。腎機能が低下すると血液が酸性に傾く（代謝性アシドーシス）
内分泌機能	エリスロポエチンの産生・分泌	エリスロポエチンは骨髄の造血幹細胞に働き，赤血球の産生を促す
	ビタミンDの活性化	ビタミンDは肝臓と腎臓で活性化され，活性型ビタミンD_3となる
	レニン，プロスタグランジン，キニンの産生・分泌	腎血管の収縮や血圧を調節するホルモン
	ホルモンの受容体	アルドステロン，抗利尿ホルモン，心房性Na利尿ペプチド，副甲状腺ホルモンなど
代謝機能	インスリン分解・蛋白代謝	不要になったペプチドホルモン（インスリン，カルシトニン，ガストリンなど）は腎で代謝・排泄される

はじめとする心血管疾患（CVD），高血圧，高K血症，高リン（P）血症，腎性貧血，高尿酸血症などの合併症も起こりやすくなる。

　今回の患者は，CVD，高血圧，高K血症，高P血症，高尿酸血症などの合併症を発症しており，これ以上悪化しないように管理・指導していく必要がある。

〇 こんなときは

提案1　検査値などのデータと症状の関連をチェック

　まずは血圧手帳を見せてもらい，血圧の変動の様子を確認する。さらに血液検査などの検査データがあれば見せてもらい，検査値を検討する。また，だるさや便秘，かゆみ，痛みなど体の不調がないか，薬の服用で困ることはないかなどの聞き取りを行う。

　この患者の場合，ARB，Ca拮抗薬が朝食後に，早朝高血圧の予防でα遮断薬がすでに投与されているが，血圧の変動があるとのこと。患者の話によると透析前に少しむくみがあるようなので，食事からの塩分摂取量による影響があるのかもしれない。また，血清K値も少し高いようなので，塩分制限やカリウム制限の方法を再度確認し一緒に考えていく必要がある。

提案2　食事の負担軽減の情報を提供

　カリウムやリンが多く含まれる食品の資料（表2，3）を渡し，それらの食品はなるべく避けたり減らすように伝える。どの疾患でも食事療法は重要だが，特に透析をしている場合は制限が多いので，患者の負担にならない方法を一緒に考えていく。また，水溶性ビタミンは透析によって除去されるため注意が必要となる。さまざまなサプリメントや治療用特殊食品（エネルギー調整用食品，蛋白調整用食品，塩分調整用食品，リン調整用食品など）が市販されているので，それらをうまく利用して食事を楽しめるようにサポートしていく。

> 押さえておこう

腎機能低下時は合併症の悪化防止策が必須

表2 リンを多く含む食品

高リン食品	
乳製品	牛乳，チーズ，ヨーグルト，生クリーム
卵　黄	白身はリンが少ない
肝　臓	牛，豚，鶏
獣肉，魚肉加工品	干物，ねり製品，つくだ煮，缶詰，粕漬けなど（防腐剤としてリンが添加），ハム，ベーコン，ソーセージ，ハンバーグなどの加工品
骨ごと食べる小魚	内臓ごと食べる小魚・エビなども
豆類，種実類	大豆製品，アーモンド，ピーナッツなど

表3 主な食品のリン含有量

	食品名	リン(mg)		食品名	リン(mg)
穀　類	玄米ご飯	290	肉　類	レバー	330〜340
	そば（乾麺）	230		ハム	340
魚　類	かつおぶし	790		ショルダーベーコン	290
	金目鯛	490	乳製品	牛乳	93
	しらす干し	470		プロセスチーズ	730
	いわし（みりん干し）	360	豆類，種実類	ごま	560
卵　類	卵黄	570		きな粉	520

※食品100g中の値

たとえば，こんな 服薬指導

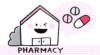

 塩分が少し多くなっているのかもしれませんね。塩分の濃度が上がると体がその濃度を下げようとして，どうしても水分を多く摂ってしまいます。そうすると，むくみが出たり血圧が上昇したりして，血管や心臓に負担がかかってしまいます。

 塩分には気をつけて薄味にしているのよ。どうすればいいかしら。

 例えば，小さじ1杯の塩分量は濃口醤油0.9g，薄口醤油1.0g，中濃ソース0.3g，ケチャップ0.2g，マヨネーズ0.1gくらいです。醤油よりもソースやケチャップ，マヨネーズのほうが塩分は少ないですね。酢やレモンなどで酸味をつけたり，香辛料や香味野菜を使うと，調味料が少なくてもおいしく食べられます。それから，ウイ

ンナーなどの加工食品や干物は塩分が多いので，なるべく避けたほうがいいですね。

　そうね。少し工夫してみようかしら。

　透析後は体の中の水分が減って，透析前に比べて血圧が低下しやすくなります。アダラートCRは血圧が120以下のときは中止することになっていますので，飲む前に必ず血圧を測ってください。

　わかりました。

　それから，カリウムが高くなると不整脈が起こりやすくなるので，ケイキサレートドライシロップをきちんと飲んでくださいね。カリウムを下げる薬はゼリー状のものや液状のものもありますので，飲みにくいときは相談してください。

　今のところ大丈夫よ。

　食事では，野菜やいも類などは小さく切ってゆでこぼしたり，生で食べる野菜は小さく切ってから20分程度水にさらすといいですよ。ケイキサレートを飲んでいると便秘になりやすいので，野菜は意識して摂ってくださいね。
それから，果物やココア，チョコレートはカリウムが多いので，なるべく控えてください。コーヒーもカリウムが入っているので1日1杯くらいにして，できればアメリカンにしたほうがいいですね。カリウムが多い食品とリンが多い食品の資料をお渡ししますので，参考にしてください。
最近は治療用の特殊食品というのも売っているので，利用してみると食事も楽しくなると思いますよ。

　ありがとう。気をつけてみるわ。

参考文献

1) 日本腎臓学会 編：CKD診療ガイド2012，東京医学社，2012
2) 日本腎臓学会 監：医師・コメディカルのための慢性腎臓病 生活・食事指導マニュアル，東京医学社，2015
3) 平田純生：ステージ・病態別に学ぶ！ CKDの治療と薬 Q&A ―慢性腎臓病の患者ケア・服薬指導―，じほう，2010

CKD 各ステージの病態と治療のポイント

ステージ	病　態	治療のポイント	
G1〜G2	尿蛋白の持続や腎組織の障害はあるが，正常組織による代償機能が働くため，GFRは正常もしくは軽度低下した状態。	・禁煙，肥満解消など生活習慣を改め，腎機能保持，CVDのリスク軽減を目指す ・高血圧を併発している場合，降圧目標は130/80mmHg（尿蛋白が1日1g以上の場合には，125/75mmHg） ・1日6g未満の塩分制限 ・糖尿病を併発している場合，食事療法と運動療法が基本。血糖管理目標は，国際標準値で7%未満（NDSP）	
G3	腎機能が中程度低下（30≦ GFR ＜60mL/min/1.73m^2）し，貧血，血圧上昇，二次性副甲状腺機能亢進症などの腎不全合併症が現れる。	・末期腎不全への進行速度およびCVDの発症リスクが有意に高まる。腎障害を来す可能性のあるNSAIDsや一部の抗菌薬の使用，脱水などによる腎機能の急激な低下に注意 ・血圧・血糖管理，貧血，血清Ca・リンの管理が重要になる ・減塩・蛋白質の摂取制限を行う	・水分に関しては，尿の排泄障害がなければ，健常者と同様に自然の渇感に任せて摂取すればよい ・食塩摂取量は6g/日未満とすることが基本 ・蛋白質の摂取制限（0.6〜0.8g/kg/日）は有益。低蛋白質食療法が実施されると，リン摂取量も同時に制限される
G4	腎機能が高度低下（15≦ GFR ＜30mL/min/1.73m^2）で透析，移植の準備段階。	・球形吸着炭（クレメジン）投与〔体内に蓄積した尿毒症毒素を吸着し，便中に排泄して，全身倦怠感などの尿毒症症状を改善する。透析導入遅延効果がある。食後2時間後に服用する（他の薬剤も吸着する可能性があるので，同時に服用しない）。便秘，腹部膨満感などに注意〕	
G5	GFRが15mL/min/1.73m^{2}未満。近い将来透析導入または腎移植が必要となる。	・心不全をはじめとするCVD，高血圧，溢水や高カリウム血症，高リン血症，腎性貧血，高尿酸血症など多岐にわたる合併症の抑制および管理が必要 ・食塩制限6g/日未満，蛋白質摂取制限0.6〜0.8g/kg/日，K摂取制限1,500mg/日以下 ・腎機能が極度に低下し，老廃物や尿毒素が血液中に蓄積し，尿毒症症状が出現する。貧血，高血圧，浮腫による呼吸困難なども起こりやすくなる ・腎不全に伴う合併症の治療，塩分・水分制限，高カロリー低蛋白食，腎血流を保つための禁煙や安静	

ステージ	病態	治療のポイント
G5D (透析患者)	血清Cr値が8mg/dL以上になると、血液透析、腹膜透析など腎代替療法が必要になる。尿毒症症状が出現していること、腎性貧血およびアシドーシスが認められる場合は、透析導入する。	・低蛋白食から透析食に。1日総カロリーは活動レベルに応じて27〜39kcal/kgを目安に(この基準は健常人と同じ) ・保存期より食事療法、水分摂取量制限が若干緩徐になる ・蛋白質は1.0〜1.2g/日、アミノ酸をバランスよく摂取できる食品を選択する ・食塩は6g/日未満(高血圧患者と同じ)、K摂取制限2,000mg/日以下 ・水分は可能な限り少ない方がよい ・高K血症や高P血症を呈する場合は基準以下に。低リン米やリン含有量の少ない加工食品の利用 ・食事制限による栄養不足で免疫力が低下しているので感染に注意する ・透析中は循環血流量の低下、除水などにより血圧低下が多く認められる。予防には適切なドライウエイトの設定、透析日間の体重増加の抑制が基本 ・尿毒症物質の蓄積、加齢に伴う乾皮症、透析膜による補体活性化、PTH上昇に伴うリン酸カルシウムの皮下への石灰沈着などにより、かゆみを訴える患者は多い ・透析患者では、生野菜・果物の摂取制限による食物繊維不足、水分制限、リン吸着薬などにより便秘の発症頻度は高い

CKDの定義

CKDは以下のうち、①②のいずれか、または両方が3カ月以上持続するものと定義される。

① 尿異常、画像診断、血液、病理で腎障害の存在が明らか、特に0.15g/gCr以上の蛋白尿(30mg/gCr以上のアルブミン尿)の存在が重要
② 糸球体濾過量(GFR) 60mL/分/1.73m² 未満

また、以下のいずれかがあれば腎臓専門医へ紹介することが望ましい。
・尿蛋白0.50g/gCr以上、または検査試験紙で尿蛋白2+以上
・尿蛋白と血尿がともに陽性(1+以上)
・40歳未満：GFR60mL/分/1.73m² 未満
・40歳以上70歳未満：GFR50mL/分/1.73m² 未満
・70歳以上：GFR40mL/分/1.73m² 未満

腎機能の評価法

日常診療では、GFRは血清クレアチニン(Cr)と年齢、性別より、成人では日本人のGFR推算式を用いて推算糸球体濾過量(eGFR)として評価する。クレアチニンは

筋肉中のクレアチンの終末代謝産物であり，腎糸球体で濾過され，尿細管での再吸収や分泌が少ないためGFRの指標として用いられている。

クレアチニンは筋肉量や摂取蛋白質量の影響を受けるため，筋肉量の少ない高齢者・女性などでは血清Cr値は低く，eGFRは高めに出るので注意する。GFR推算式はあくまでも簡易法であり，より正確にはイヌリンクリアランスやクレアチニンクリアランス（Ccr）で腎機能を評価することが望ましい。

また，尿蛋白の存在は進行性腎・心血管疾患の独立した危険因子であり，最近ではeGFRがほぼ正常でも蛋白尿が多いほどCKDの進行速度が速く，死亡率が上昇するとの報告もある。微量アルブミン尿は腎障害の早期にみられる尿の異常であり，その存在は糸球体内圧の上昇を示しており，輸入細動脈には高い圧力がかかっている。早い段階で発見しRAS（レニン・アンジオテンシン系）阻害薬（ACE阻害薬，ARB）などで治療すれば，末期腎不全への進行の予防，CVDの発症予防になる。

CKD治療の目的，心腎連関

治療の第一の目的は，患者のQOLを著しく損なうESKDへ至ることを阻止，あるいは時間を遅らせることであり，第二の目的はCKD治療によりCVDの新規発症を抑制，あるいは既存のCVDの進展を阻止することである。

生活習慣の乱れに基づくメタボリックシンドロームと，その構成因子である腹部肥満，血圧高値，血糖高値，脂質異常はCKDの発症・進展に関与している。肥満，特に内臓脂肪が蓄積する腹部肥満では蛋白尿や腎機能低下を来しやすい。肥満による腎障害にもインスリン抵抗性が関与しており，インスリン抵抗性が強くなるほど蛋白尿が出やすい。

また，CKDとCVDの危険因子はほぼ共通しており，CKDでは心筋梗塞，心不全および脳卒中の発症・死亡率が高くなることが知られている。CKDを悪化させないために，厳格な血圧コントロールや血糖コントロール，脂質異常の改善など，治療や生活習慣の改善が必要になる。

CKDの合併症管理

①血圧管理

CKDにおける高血圧はCVDの強力な危険因子であり，降圧は，①CKDの進行を

抑制し，ESKDへの進展を防止・遅延させる，②心腎連関によるCVDの発症・進展を抑制し，死亡リスクを軽減する—という意義がある。

CKD患者の血圧管理目標は，診察室血圧130/80mmHg以下，蛋白尿が1g/day以上の場合は125/75mmHg未満とする。ただし高齢者では，蛋白尿にかかわらず140/90mmHgを目標に降圧し，腎機能悪化や臓器の虚血症状がみられないことを確認し，最終降圧目標を130/80mmHg以下として慎重に降圧する。

過度の降圧は腎血流量低下により腎機能を悪化させる可能性があるので，特に65歳以上の高齢者では，診察室血圧で収縮期血圧110mmHg未満への降圧は避ける。また，高齢のCKD患者では，5～22％が動脈硬化性腎動脈狭窄症を合併すると報告され，急激な降圧は腎機能を悪化させる危険があるため2～3カ月かけて目標値に達成するように緩徐な降圧治療を行う。

夜間高血圧や早朝高血圧などの血圧日内変動の異常はCKDを悪化させる危険因子であり，特にCKD患者では夜間高血圧が多くみられる。就寝前の降圧薬服用はCVD発症を約70％抑制するとの報告があり，これには夜間血圧低下による血圧日内変動の改善と，尿蛋白減少の関与が考えられるとされている。

治療ではRAS阻害薬を第1選択薬とし，降圧目標が達成できない場合は第2選択薬として長時間作用型Ca拮抗薬，サイアザイド系利尿薬（CKDステージG1～G3），長時間作用型ループ利尿薬（CKDステージG4～G5）を使用する。

RAS阻害薬は降圧作用に加え，腎保護作用や心保護作用を有している。他のクラスの降圧薬と比較して尿蛋白減少効果に優れ，その腎保護効果は糸球体高血圧の程度が強いほど，つまり尿蛋白・アルブミン排泄量が多いほど期待できる。RAS阻害薬はアンジオテンシンIIの作用を阻害して，腎糸球体における輸出細動脈を拡張させ，糸球体内圧を低下させることで蛋白抑制効果を現す。すでに中等度以上の腎機能低下がみられる場合は，高K血症などの副作用防止のため，低用量から慎重に開始する。

②**脂質管理**

脂質異常症は，CKDの新規発症や進行に関わるだけでなくCVD発症の危険因子となっている。脂質異常により腎障害が惹起される脂質腎毒性の概念が提唱され，脂質異常症による炎症，酸化ストレス，小胞体ストレスが糸球体上皮細胞や血管内細胞に障害をもたらすという機序が考えられている。LDLコレステロールを120mg/dL未満（可能であれば100mg/dL未満）にコントロールすることが重要である。

スタチン製剤は脂質異常症を改善するとともに，抗炎症・抗酸化作用によりCKD患者の蛋白尿や微量アルブミン尿を軽減し，腎機能障害の進行を抑制する。したがって，脂質異常症を伴うCKD患者では長期的にスタチンを使用することが推奨されて

いる。腎機能低下時でも用量を調節する必要はない。しかし，横紋筋融解症を生じることがあるので注意して使用する。

③ CKDに伴う骨・ミネラル代謝異常

腎臓はミネラル代謝調節に大きな役割を果たしているが，その異常はCKDの進行に伴って必発し，CKD-MBD（骨ミネラル代謝異常：CKD-mineral and bone disorder）と総称される概念が提唱されている。腎機能が低下しGFR ≤60 mL/min/1.73 m_2 になると，高P血症，低Ca血症，腎臓でのビタミンDの活性化障害が生じ，活性型VD_3濃度が低下する。そのためミネラル代謝異常を来し，副甲状腺ホルモン（PTH）分泌が亢進し，骨代謝回転が高まる。CKD-MBDでは，生化学的検査や骨・関節の変化だけでなく，異所性石灰化や血管石灰化による動脈硬化などの異常を起こし，心不全などのCVD発症リスクを増加させる。

このなかでも特に問題となるのは高P血症で，血清P値が高値であるほどCKDの

高リン血症治療薬

成分名	商品名	特徴，注意など
沈降炭酸カルシウム	カルタン	・食直後に服用し，食後から30分以上経過したときや，食事を抜いたときは服用しない（胃酸によりCaイオンになり，食物中のリン酸イオンと結合して不溶性塩を形成し，糞便中に排泄させる。食後しばらくたってからでは，胃内pHが上昇するためリン吸着能はあまり期待できない） ・胃酸分泌抑制剤や制酸剤を併用している場合も，胃内pHが上昇しリン吸着能が減弱する ・Ca含有率が高いので高Ca血症（かゆみとも関連する）に注意
セベラマー塩酸塩	フォスブロック レナジェル	・Ca負荷はなく，胃内pHの影響は受けにくい。 ・腸管穿孔，腸閉塞の恐れあり。高度の便秘，持続する腹痛，嘔吐に注意 ・血管石灰化の進行を抑制する効果が期待される ・リン吸着能は弱い ・塩酸塩なので代謝性アシドーシスに注意する ・食直前に服用する
炭酸ランタン水和物	ホスレノール	・Ca負荷はなく，胃内pHの影響は受けにくい ・リン吸着力は強い ・吐き気や嘔吐が起きやすいので，食直後に服用する
ビキサロマー	キックリン	・Ca負荷はなく，胃内pHの影響は受けにくい ・腸管穿孔，腸閉塞の恐れあり。高度の便秘，持続する腹痛，嘔吐に注意 ・血管石灰化の進行を抑制する効果が期待される ・リン吸着能はセベラマーと同程度 ・食直前に服用する
クエン酸第二鉄水和物	リオナ	・胃内pHの影響は受けにくい ・消化器系副作用が少ない ・Fe補充効果あり ・食直後に服用する

生命予後や腎機能予後は不良であるため，CKDステージにかかわらず血清P値は基準値内に保つようにし，値が上昇する前から食事療法によってPの管理を始めることが望ましい．

　重症のかゆみを訴えるケースでは血清P濃度が高いことも知られている．保存期CKD患者のP摂取量は蛋白質摂取量の大きな影響を受ける．また，無機リンを多く含む食品添加物（加工食品，ファストフード，清涼飲料水）の摂取にも注意する．低蛋白食・低P食の効果が不十分な場合は，炭酸Caやセベラマー塩酸塩などのリン吸着薬を投与する（下表）．PTH管理では，まずP，Caを基準値内にコントロールし，それに経口活性型ビタミンD製剤（副甲状腺でPTHの合成を抑える）を少量から追加してもよい．Caと活性型ビタミンDを投与するときは用量の調節を行い，高Ca血症による腎機能の急激な低下に注意する．特に高齢者では脱水に注意する．

・PTHの働き

　人の体内では，CaとPはほとんど骨に存在している．PTHは骨からCaやPを溶出させ，骨吸収を促進させたり，逆に骨形成を促進させる働きをしている．また，腎臓にも作用してPの再吸収を低下させ，尿中P排泄を促進する作用ももつ．Pの消化管からの吸収には活性型ビタミンDが関与しており，腎機能低下で活性型ビタミンD濃度が低下すると，血中P濃度も低下するので，PTHが分泌され骨からPを遊離させる．

④尿酸管理

　高尿酸血症（血清尿酸値7.0mg/dL以上）は，痛風，尿酸結石，腎障害，動脈硬化，メタボリックシンドロームなどの原因になる．その機序として，高尿酸血症によるRA系亢進や，内臓脂肪蓄積に伴うインスリン抵抗性による糖代謝異常や脂質代謝異常の発現が指摘されている．治療目標を血清尿酸値6.0mg/dL以下とし，血清尿酸値を下げるために，過食や高プリン・高脂肪・高蛋白質食嗜好，常習飲酒，運動不足などの生活習慣の改善を指導する．

　CKDでしばしば用いられる利尿薬（サイアザイド系・ループ系）は血清尿酸値を上昇させるため，高尿酸血症出現時は注意深く使用し，減量・休薬も考慮する．痛風発作時に行われるNSAIDs短期間大量投与は，CKD症例では腎機能低下のリスクが高いため避けることが望ましく，その場合は副腎皮質ステロイド薬の経口投与で，関節炎を沈静化させる方法がある．

　腎機能低下時は，尿酸生成抑制薬のアロプリノールが第1選択薬だが，その活性代謝物である血中オキシプリノールの消失遅延が重篤な副作用発現に関連するため，腎機能の程度に応じてアロプリノールの用量調節が必要である（オキシプリノールの腎排泄率は約70％）．また，ベンズブロマロンの薬理作用は腎機能を利用しているため，CKDステージ4以上では効果が現れにくく，重度の腎障害ではほぼ無効である．

⑤高K血症の管理

　高K血症は血清K濃度5.5mEq/L以上の状態をいい，主な症状は知覚異常（口唇のしびれや違和感など），四肢の重い感じ，筋肉の脱力，脈の乱れ，動悸，胸の苦しさなどである。さらに，血清K濃度7mEq/L以上になると，心臓の調律障害が起こり，重篤な不整脈や心停止に至る可能性もある。CKDにおける血清K濃度の管理目標値は4.0〜5.4mEq/Lである。

　CKDはステージが進行すると，腎機能低下による酸の排泄障害で代謝性アシドーシスになり，血清K値は上昇する。また，薬物（ACE阻害薬，ARB，利尿薬など）や食事によるK摂取過剰も血清K値上昇に関与する。

　Kを体外に排泄する薬としては利尿薬と陽イオン交換樹脂がある。陽イオン交換樹脂はCa型のポリスチレンスルホン酸カルシウム（カリメート，アーガメイトゼリー）とNa型のポリスチレンスルホン酸ナトリウム（ケイキサレート）に分類され，いずれも吸収されないポリマーである。高Ca血症がある場合はケイキサレートを使用する。これらは大腸内でCaイオンまたはNaイオンを離してKイオンと結合し，便とともにKを体外に排出し，Kの血液中への吸収を抑制する。

　K吸着薬は，水に溶けない樹脂であるため吸収されず，結腸内の水分が吸収されると硬結便を生じ，腸管の通過障害を引き起こして，便秘の原因となる。便秘になると，便によるK排泄を著しく低下させるだけでなく，腸管内圧が上昇して腸管穿孔を来すこともしばしばある。

・代謝性アシドーシスとは

　通常代謝により産生された酸は尿中（H^+）と呼吸中（CO_2）に排泄され，血液中はpH7.4程度になるように調節されているが，腎機能が低下するとHイオンが尿中に排泄されず血液中に蓄積するので，血液は酸性に傾く。この状態をアシドーシスという。アシドーシスになると細胞はバランスをとるためにHイオンを細胞内に取り込み，Kイオンを細胞外に放出する。その結果，高K血症を引き起こす。

⑥貧血管理

　CKD患者においては，腎疾患，貧血，心疾患が互いに影響し合う心腎貧血症候群が提唱されている。赤血球産生に必要なEPOは腎臓で作られるため，腎機能低下とともにEPO産生は低下し，貧血が進行する。

　腎性貧血はCKDステージ3以降にみられ，糖尿病性腎症の患者ではより早期から発症する傾向にある。腎性貧血は，腎機能障害の進展や心不全の増悪因子であり，貧血の改善で腎障害の進展を抑制し，心不全の予後を改善できる。

　治療ではEPOの分泌不足を補うために赤血球造血刺激因子製剤（ESA）による薬物治療が行われる。実際には，遺伝子組換えヒトエリスロポエチン製剤が用いられ，

Hb 値で 10g/dL 以上 12g/dL 未満に保つことが治療目標として推奨されている。貧血を伴う CKD 患者では，明らかな鉄欠乏がなくとも，鉄剤投与により貧血の改善が期待できる。

また，ESA 投与により相対的な鉄欠乏となるため，ESA 使用時には鉄欠乏対策が重要である。ただし，過剰にならないよう注意が必要である。

⑦その他

ステント挿入後の血栓防止にバイアスピリンとプラビックスが使用されている。また，透析患者は便秘になりやすいため下剤が処方されている。食物繊維の多い野菜や果物は，PやKを多く含むため摂取が制限される。そこで，便通を整えるために難消化性デキストリンや糖アルコールを含む健康食品を活用してもよい。

CKDの生活指導・食事療法

①水分，食塩

尿の排泄障害がない場合には，健常者と同様に自然の渇感に任せて摂取してよい。腎機能低下時の水分の過剰な摂取や極端な制限は行うべきではない。

腎臓は血流量が多い臓器であり，血管の壁も薄く圧がかかりやすい。GFR の低下した状態では，食塩の過剰摂取により細胞外液量の増加を招き，浮腫，心不全，肺水腫などの原因となる。

減塩の工夫として，調味料は必ず計量スプーンを使用して測る。減塩調味料や減塩食品を利用するのもよい。加工食品ではナトリウム (mg) で表示する場合もあるので，食塩量に換算する〔ナトリウムから食塩の換算式：Na (mg) × 2.54/1,000 = 食塩 (g)〕。減塩を継続するには，食塩を含まない調味料で味付けするなどの工夫が必要である。

一般的に外食は食塩含有量が多いので，栄養表示を確認する習慣を身につけるとよい。透析をしている場合は，透析の目標体重（ドライウェイト）を決めるが，塩分の摂りすぎで水分摂取が多くなると体重が増加し，むくみが出て心臓に負担もかかる。毎日体重を測る習慣をつけるようにする。

②エネルギー

エネルギー必要量は健常人と同程度でよく，年齢，性別，身体活動度により概ね 25 〜 35kcal/kg 体重 / 日が推奨される。肥満症例では 20 〜 25kcal/kg 体重 / 日としてもよい。肥満がある場合は，3 カ月間で現体重の 5% 減を目標に体重調節を行い，最終的には標準体重（BMI）25 未満を目標とする。

朝食を抜き夜にまとめ食いをする人に肥満者が多い．空腹時間が長いと摂取したエネルギーを貯蔵に回そうとするためである．食物繊維は，肥満の原因となる糖質や中性脂肪などの吸収を妨げ，満腹感により食べすぎを防ぐこともできるので，毎食摂取するとよい．

　血清カリウム値が高い場合には，カリウムを多く含む食品を制限する．また，蛋白質制限をするとエネルギーが不足してしまうので，その分は糖分や脂質で補うようにする(サラダ油，マヨネーズ，ドレッシングなど)．

③**蛋白質**

　蛋白質は体内でエネルギーとして燃やされた場合，水と炭酸ガス以外に窒素化合物などの終末産物を生じる．腎機能障害がある場合，蛋白質の摂りすぎは糸球体過剰濾過をもたらして糸球体障害を促進し，窒素化合物蓄積は尿毒症などの症状を引き起こす．

　健常日本人の蛋白質摂取推奨量は0.9g/kg体重/日だが，CKD患者では腎臓への負荷を軽減する目的で，ステージG3は0.8～1.0g/kg体重/日，ステージG4～G5は0.6～0.8g/kg体重/日に制限する．透析患者では，Pが多く含まれる蛋白質の制限が厳しくなるほど，通常の食品ではエネルギー不足になる．治療用特殊食品として，無～低蛋白含有量でありながらエネルギー含有量の高い食品が市販されているため，それらの使用が不可欠になる．

④**カリウム**

　高K血症は，不整脈による突然死の原因となる可能性がある．K摂取量を減らすには，生野菜や果物，海藻，豆類，いも類などK含有量の多い食品を制限する．野菜，いも類などは小さく切ってゆでこぼすとK含有量を20～30％減少させることができる．生で食べる野菜は小さく切ってから20分程度水にさらすとよい．低蛋白質療法が実施されると，肉，魚類などのK摂取量が減るので，野菜，いも類などの制限を緩和できる．

⑤**脂質**

　動脈硬化性疾患予防の観点より，CKD患者でも健常者と同様に脂質の％エネルギー摂取比率を20～25％とする．

⑥**カルシウム，リン**

　牛乳や小魚でCaを摂ろうとすると，蛋白質とPの摂取量が増加する．そのため，蛋白質制限が必要な患者ではCaを薬剤で補給する．ただしCa製剤は，腎不全において異所性石灰化や血管石灰化を促進する場合があるので注意を要する．

　乳製品やレバー，しらす干し，ししゃも，丸干しなどはP摂取が多くなるので注意する．食品添加物に用いられる無機Pは有機リンより吸収されやすいといわれるため，無機Pを多く含む加工食品やコーラなどの過剰摂取はなるべく避ける．

⑦休養,運動

　CKDの各ステージを通して,過労を避けた十分な睡眠と休養は重要だが,安静を強いる必要はない。また,肥満では末期腎不全(ESKD)に至るリスクが高まる。運動は肥満を予防するだけでなく,インスリン感受性を高めることにもなる。ただし,個々の患者では腎機能などをみながら慎重に運動量を決める。

⑧禁煙,飲酒

　喫煙は健康全体に悪影響を与えるだけでなく,CKD進行のリスク要因とみなされている。喫煙本数が多いほど腎機能低下リスクは高まる。また,過度の飲酒は生命予後が悪い。高尿酸血症を合併する場合には,常習的飲酒は避ける。

⑨予防接種

　CKD患者では免疫力が低下し,感染症罹患リスクが高いとされるため,インフルエンザワクチンや肺炎球菌ワクチンの接種を勧める。また,CKD患者ではワクチン接種による抗体獲得能と抗体維持能が低下しているため,早期に免疫力を失う可能性がある。肺炎球菌の抗体価を定期的に確認する。

CKD患者の薬物治療のポイント

　腎排泄性薬物は,腎機能低下時は排泄が遅延し血中濃度が高くなり,薬効増強や副作用発現のリスクが高まるため,腎機能に応じた減量や投与間隔の延長が必要となる。

　NSAIDsは腎血流量を低下させるので,CKD患者はできるだけ内服しないようにする。また,内服薬,坐薬とも腎障害のリスク因子となるので,腰痛などに対しては,まずは湿布薬などで局所療法を行う。解熱鎮痛薬はアセトアミノフェンをできるだけ短期間少量で投与する。

　抗菌薬は腎排泄性薬物が多いため,GFR低下例では減量が必要である。また,H_2ブロッカーも腎排泄型である。なお,ラフチジン,PPIは肝代謝型なので減量の必要はない。

　NSAIDsやH_2ブロッカーはOTC医薬品でも購入できるので,患者に注意を促しておく必要がある。また,透析患者では,胃腸薬によく含有されるアルミニウムが禁忌となる。そのほか,健康食品のなかにカリウムが多く含まれるもの(青汁など)があるので,避けるように指導する。

事例 19　HbA1cが目標値まで下がらない糖尿病患者

処方内容

```
メトグルコ錠500mg                              2錠
    1日2回　朝夕食後服用　28日分
アマリール錠1mg                                1錠
［般］ピオグリタゾン錠15mg                      1錠
ルセフィ錠2.5mg                                1錠
    1日1回　朝食後服用　28日分
アイミクス配合錠LD                              1錠
セララ錠50mg                                   1錠
アムロジン錠2.5mg                              1錠
    1日1回　朝食後服用　28日分
```

患者情報

- 52歳，女性。肥満あり。看護師（夜勤あり）。
- 高血圧合併2型糖尿病（初来局：2000年5月，ノルバスク，ベイスン処方あり）。心肥大あり（2014年1月16日，ホルター心電図異常なし）。
- HbA1cは2015年2月から8.0〜9.0の間でなかなか下がらず。
- つい食べ過ぎてしまう。以前，アクトス錠（ピオグリタゾン）を服用したときに，むくみが出た。
- 血圧は2015年2月から落ち着いていて，処方の変更はない。

ある日, 薬局店頭 で…

 お薬は変わりありませんが, 体調はいかがですか？ 今日は血圧や血糖値はどうでしたか？

 血圧が110/70でHbA1cは8.1でした。

 HbA1cは下がってきましたね（7月は8.8）。低血糖やふらつきはありませんか？

 ありません。大丈夫です。

 HbA1cがだいぶ下がりましたが, 何か変わったことはありましたか？

 特には…。

さあ, このケースで, あなたなら どうする？？

現場の Question

血糖が下がりにくい原因は？

考え方のPoint

　この患者は看護師という職業柄，夜勤もあり不規則な生活を送っていることが予想され，朝食後に飲む薬を中心に処方されている。また，薬歴をみると，何回か医師より体重を減らすように指導されているが，つい食べ過ぎてしまうようで，なかなか体重を減らすまでに至っていない。

　処方薬からは，インスリン分泌不全と，内臓脂肪蓄積によるインスリン抵抗性の両方が推測できる。生活習慣の改善がうまくいかず，昨年2月ごろからHbA1cは8%台が続いている。まだ52歳なので，合併症予防のためにHbA1cを7%未満に抑えておきたい (表)。

　年齢から判断すると更年期に入り，摂取した脂肪が蓄積しやすい状態になっているかもしれない。また，アマリールやピオグリタゾンにより肥満が増強されることもあるため注意が必要である。併用している降圧薬による血糖上昇がないかも検討する。

表　血糖コントロール目標

血糖正常化を目指す際の目標 HbA1c 6.0%未満	合併症予防のための目標 HbA1c 7.0%未満	治療強化が困難な際の目標 HbA1c 8.0%未満
・適切な食事療法や運動療法だけで達成可能，または薬物療法中でも低血糖などの副作用なく達成可能な場合の目標。 ・空腹時血糖110mg/dLに相当し，正常血糖の指標となる。	・対応する血糖値としては，空腹時血糖値130mg/dL未満，食後血糖180mg/dL未満をおよその目安とする。 ・熊本Studyにおいて2型糖尿病患者を強化療法によりHbA1c (NGSP) 6.9%未満にすると，細小血管合併症の出現する可能性が低いことが明らかになった。	・低血糖などの副作用，その他の理由で治療の強化が難しい場合の目標。 ・HbA1c8.0%を超えると網膜症のリスク増加の傾きが大きくなる。 ・米国老年病学会では，虚弱高齢者や余命5年以内の患者の目標値としてHbA1c 8.0%未満を目標としている。
HbA1c 6.5%		
日本糖尿病学会 (JDS)，米国糖尿病学会 (ADA)，欧州糖尿病学会 (EASD) など多くの学会がHbA1c 6.5%以上を糖尿病と診断している。その根拠は，HbA1c 6.6%以上で細小血管障害が明らかに増加するとの研究結果による。HbA1c 6.5%は，糖尿病の診断基準である空腹時血糖126mg/dL，75gOGTT 2時間値200mg/dL以上に相当する。これ以上だと網膜症が有意に増加する。罹病期間が短く，低血糖や副作用がなく下げられる場合の目標。		

(日本糖尿病学会 編著：糖尿病治療ガイド 2016-2017, 文光堂より改変)

● **食事療法**

　インスリン依存状態か非依存状態かにかかわらず，食事療法は糖尿病治療の基本である。初診時の食事指導では，それまでの食習慣を聞き出し，明らかな問題点がある場合は，まずその是正から進める。ポイントとしては，
・腹八分目とする
・食品の種類をできるだけ多くする
・脂肪は控えめにする
・食物繊維を多く含む食品（野菜，海藻，きのこなど）をとる
・朝食，昼食，夕食を規則正しくとる
・ゆっくり噛んで食べる
である。糖尿病治療は長く続くので，初診時だけでなく時々ポイントを確認するとよい。

　糖質の吸収速度が緩やかだと，血糖値の上昇が緩やかになり，インスリンの分泌が抑制される。また，脂肪組織においてもブドウ糖を脂肪に変える速度が抑えられる。さらに，小腸での糖質の消化吸収速度が緩やかになることにより，インクレチンの分泌が持続的に促進される。インクレチンには食欲を抑える作用もあるため，満腹感の持続が期待される。

　血糖値の上昇を抑えるためには，食物繊維を含む食品（野菜やきのこ，海藻など）から食べ始めると効果的である。また，低グリセミック指数（GI）の食事をとると体重と内臓脂肪が減少する。ご飯であれば胚芽米や玄米，雑穀米を，パンであれば全粒粉パンを選ぶと食後の血糖値の上昇を抑えやすく，インスリンの分泌量も抑えられる。

● **運動療法**

　運動療法も食事療法と同じく糖尿病治療の一つであり，有酸素運動（歩行，ジョギング，水泳など）とレジスタンス運動（腹筋，ダンベル，スクワット，腕立て伏せなど）がある。

　有酸素運動の急性効果としては，ブドウ糖や脂肪酸の利用が促進され血糖値が低下する。これにより食後の急激な血糖上昇が抑制され，食後血糖の改善が期待できる。慢性効果としては，脂肪細胞の分解により肥大化が解消されインスリン抵抗性が改善する。体重減少が促進されるほか，血清中性脂肪の低下，HDL-コレステロールの上昇，血圧低下作用などがみられる。

血中と脂肪組織に貯蔵されている脂質の利用を高めるには，中等度程度の有酸素運動を行うとよい。歩行運動では1回15〜30分を1日2回，1日の運動量としては歩行約1万歩，消費エネルギーとして160〜240kcal程度とされる。毎日行うのが基本であるが，少なくとも週3日以上実施することが望ましい。

　運動療法を禁止あるいは制限したほうがよいのは，①糖尿病の代謝コントロールが極端に悪い場合（空腹時血糖値250mg/dL以上，または尿ケトン体中等度以上陽性），②増殖網膜症による新鮮な眼底出血がある場合，③腎不全がある場合（運動により蛋白排泄増加。血清クレアチニン：男性2.5mg/dL以上，女性2.0mg/dL以上）──である。

こんなときは──

提案1 生活習慣の見直しを勧める

　治療期間が長くなると，食事や運動といった基本的なことをおろそかにしがちである。まずは生活習慣をもう一度見直し，できることから実行してみる。

提案2 処方薬と高血糖の関連を検討する

　処方されている降圧薬のなかで，薬理作用から高血糖が出る可能性のある薬はアムロジンである。L型 Ca^{2+} チャネルは膵臓のβ細胞からのインスリン分泌に関与しているため，Ca拮抗薬によりインスリンの分泌が阻害され，血糖値が上昇する可能性がある。

　ただし，臨床上はCa拮抗薬による高血糖の報告は少なく，通常量であれば問題ないようである。実際に「科学的根拠に基づく糖尿病診療ガイドライン2013」では，糖尿病患者における高血圧の薬剤選択は，第1選択薬はACE阻害薬，ARBであり，効果不十分な場合には増量するか，持続型ジヒドロピリジン系カルシウム拮抗薬または少量のサイアザイド系利尿薬を併用すると書かれている。しかし，可能性として関連がないとは言い切れないため，経過を観察していく必要がある。

押さえておこう

食事・運動と薬の血糖への影響を確認

たとえば，こんな 服薬指導

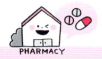

 網膜症などを予防するために，HbA1cは7.0％未満にしたいところですね。

 先生からもたびたび言われるのですが，なかなか…。

 まずは初心に戻って，食事について考えてみましょう。今はどのような食事をされていますか？

 夜勤もあるし生活が不規則なので…ストレスで食べ過ぎてしまったりします。

 そうですか。今は食後高血糖が注目されていて，太い血管に起きる動脈硬化には食後高血糖が強く影響するといわれています。高血糖で酸化ストレスが誘発されて動脈硬化につながります。

 どうすればいいのでしょうか。

 血糖値の上昇を抑えるには，食物繊維を含む食品，例えば，野菜やきのこ，海藻などから食べ始めるといいですね。それから，ご飯であれば胚芽米や玄米，雑穀米を，パンであれば全粒粉パンを選ぶと，食後血糖値の上昇を抑えやすいようです。

 わかりました。食事をもう一度見直して，何かできることから始めてみます。

参考文献
1) 日本糖尿病学会 編著：糖尿病治療ガイド 2016-2017，文光堂，2016
2) 荒木栄一 編集主幹，稲垣暢也 専門編集：糖尿病治療薬の最前線 改訂第2版，中山書店，2015
3) 深川雅史 監，貴田岡正史，他 編：こんな時どうすれば？ 糖尿病・血糖管理コンサルタント，金芳堂，2015
4) 国際糖尿病連合（IDF）：食後血糖値の管理に関するガイドライン2011，2011
5) 田辺三菱，第一三共：カナグルインタビューフォーム，第6版，2016

店頭で便利なツール

糖尿病に関する指標

血糖コントロールの指標

項目［基準値］	説　明
HbA1c ［4.6～6.2%］	・ヘモグロビンにブドウ糖が非酵素的かつ不可逆的に結合したもの。過去1，2カ月の平均血糖値を反映し，糖尿病および血糖コントロールの指標となる。 ・HbA1cは血糖変動の評価には有用ではない。したがって，HbA1cを評価するときは，血糖変動を表すほかの項目を用いながら，HbA1cの「質」についても考慮する必要がある。 ・赤血球寿命と関連があり，出血や鉄欠乏性貧血の回復期，溶血性疾患や肝硬変などで低値となる。
グリコアルブミン（GA） ［11～16%］	・アルブミンにブドウ糖が非酵素的に結合したもの。過去2週間の平均血糖値を反映する。HbA1cと比較して，GAは食後血糖をより反映する。 ・糖尿病腎症など体外に蛋白質が失われ，血漿蛋白質の半減期が短くなる病態下で低値となる。
1,5-アンヒドログルシトール （1,5-AG） ［14.0μg/mL以上］	・通常は1,5-AGが尿中に排泄されると腎尿細管で再吸収されるが，ブドウ糖によって競合阻害を受けるので，尿糖が増加すると，1,5-AGの再吸収が阻害され尿中に排泄される。その結果，血清1,5-AGは低下する。 ・1,5-AGは食後高血糖を鋭敏に反映し，数日間の血糖コントロールの指標となる

インスリン分泌能，抵抗性の指標

	項目［基準値］	説　明
インスリン分泌能	HOMA-β ［40～60%（30%以下でインスリン分泌低下あり）］	インスリン基礎分泌の指標
	24時間尿中Cペプチド排泄量 ［20μg/日以下であれば，高度のインスリン分泌不全状態］	
	インスリン分泌指数 ［糖尿病患者では0.4未満］	インスリン追加分泌のうち初期分泌能の指標
インスリン抵抗性	肥満（内臓脂肪型） 高血圧 高中性脂肪血症 低HDLコレステロール血症	インスリン抵抗性を有する例が多い
	早朝空腹時血中インスリン濃度 ［15μU/mL以上］	明らかなインスリン抵抗性の存在が考えられる
	HOMA-IR ［正常≦1.6　　抵抗性≧2.5］	血中インスリン濃度が高いにもかかわらず，血糖値が高い状態はインスリン抵抗性

解説　糖尿病の薬物治療

　糖尿病は，インスリン作用不足による慢性の高血糖状態を主徴とする代謝症候群である。2型糖尿病では，インスリン分泌不足やインスリン抵抗性を来す素因を含む複数の遺伝因子に，過食（特に高脂肪食），運動不足，肥満，ストレスなどの環境因子および加齢が加わり発症する。糖尿病治療の目標は，良好なコントロール状態を維持し，合併症の発症・進展を阻止して，健康な人と変わらない日常生活（QOL）を維持し寿命を確保することである。

　糖尿病は1型（インスリン依存状態），2型（インスリン非依存状態），その他の特定の型，妊娠糖尿病に分けられる。1型では強化インスリン療法が主であり，2型では経口糖尿病薬，GLP-1，インスリン療法を病態によって選択していく。代謝異常の程度，年齢，肥満の程度，慢性合併症の程度，肝・腎機能，インスリン分泌能やインスリン抵抗性の程度を評価して決定する。

　1種類の経口血糖降下薬で良好な血糖コントロールが得られない場合は，作用機序の異なる薬を併用する。インスリン非依存状態でも，①著明な高血糖を認める場合（空腹時血糖値250mg/dL以上，随時血糖値350mg/dL以上），②非インスリン薬療法では良好な血糖コントロールが得られない場合，③重度の肝障害・腎障害を合併している場合——はインスリンの相対的適応となる。

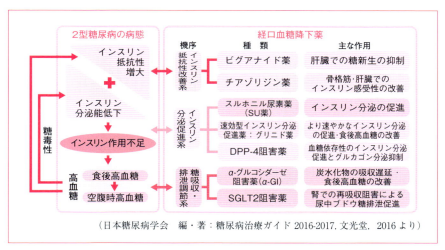

病態に合わせた経口血糖降下薬の選択

解説 インスリンの分泌機序

　インスリンは膵ランゲルハンス島 β 細胞で生成・分泌され，門脈を通り肝臓に達し，肝静脈を経て全身の組織に送られる。インスリン感受性のある肝臓，筋肉，脂肪組織などのインスリン受容体に結合し，ブドウ糖の細胞内への取り込み，エネルギー利用や貯蔵，蛋白質の合成，細胞の増殖などを促進する。

　膵 β 細胞のインスリン分泌は，グルコース刺激による「惹起経路」と，食事の経口摂取刺激に伴い腸管から分泌される消化管ホルモン（インクレチン：GLP-1，GIP）による「増幅経路」で調節されている。

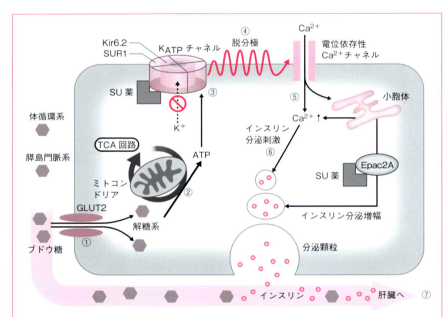

① 膜上のグルコーストランスポーター（GLUT2）により血糖依存的にブドウ糖が膵 β 細胞内に輸送される（GLUT2 が膵島門脈系におけるグルコースセンサーの役割を果たし，血糖値の上昇・下降に応じたインスリン分泌制御が行われている）
② 取り込まれたブドウ糖は解糖系でピルビン酸に代謝される。さらにミトコンドリア内のTCA回路に入り ATP が産生される
③④ 細胞内 ATP 濃度が上昇すると ATP 感受性 K^+ チャネル（KATP）が閉鎖し，膜が脱分極する
⑤ 電位依存性 Ca^{2+} チャネルが開口し，Ca^{2+} が流入し細胞内 Ca^{2+} 濃度が上昇する
⑥ インスリン分泌顆粒からインスリンが細胞外に分泌される

（荒木栄一 編集主幹，稲垣暢也 専門編集：糖尿病治療薬の最前線 改訂第 2 版，中山書店，2015）

膵 β 細胞におけるインスリンの分泌機序

解説 インクレチン

インクレチンは小腸粘膜にある細胞から食事刺激によって分泌され，膵β細胞においてインスリン分泌を促進するホルモンである．十二指腸および近位小腸を中心に存在するK細胞からGIPが，遠位小腸および大腸を中心に存在するL細胞からGLP-1が分泌され，細胞内cAMP濃度を上昇させて，グルコース依存的にインスリンを分泌する．

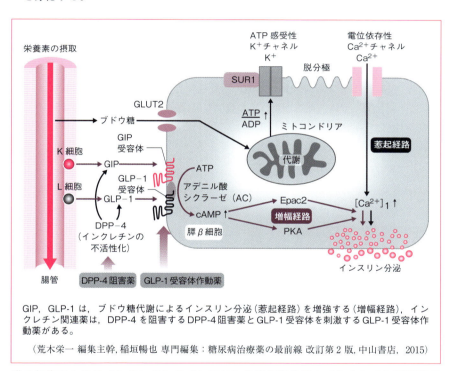

GIP，GLP-1は，ブドウ糖代謝によるインスリン分泌（惹起経路）を増強する（増幅経路），インクレチン関連薬は，DPP-4を阻害するDPP-4阻害薬とGLP-1受容体を刺激するGLP-1受容体作動薬がある．

（荒木栄一 編集主幹,稲垣暢也 専門編集：糖尿病治療薬の最前線 改訂第2版,中山書店，2015）

膵β細胞におけるインクレチンのインスリン分泌促進作用とインクレチン関連薬の作用機序

腎臓における糖代謝調節

　腎臓は，糖新生や尿細管でのグルコースの再吸収によって生体内の糖代謝を調節している。糖新生の75〜80％は肝臓で，残りの20〜25％は腎皮質で行われている。腎糸球体では通常180gのグルコースが濾過され，そのうち約90％がSGLT2により，残りの約10％がSGLT1により近位尿細管で再吸収される。これにより血糖値が180mg/dL前後まではほぼ100％再吸収され，尿糖は認めないことになっている。しかし，糖尿病患者では，腎近位尿細管でのSGLT2の発現増加によって再吸収閾値が高まっているために，高血糖になりやすいといわれている。

　グルコースは糖輸送担体と呼ばれる膜蛋白によって細胞内に取り込まれる。糖輸送担体には，①細胞内外の濃度勾配によってグルコースを輸送する促進拡散型糖輸送担体（GLUT）と，②近位尿細管細胞の血管側に存在し，$Na^+/K^+ATPase$ によって形成されたナトリウム勾配を利用して，濃度勾配に逆らってグルコースと Na^+ を共輸送する Na^+/グルコース共役輸送担体（SGLT）——の2つがある。GLUT2は肝臓，膵β細胞，腎臓，小腸に発現し，SGLT2は腎臓の近位尿細管近位部に特異的に発現している。

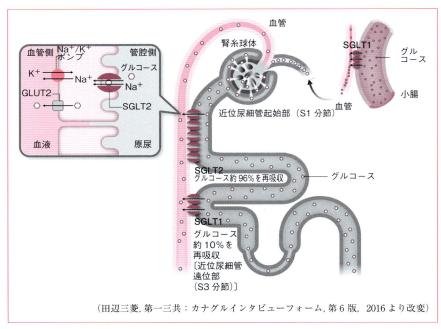

（田辺三菱，第一三共：カナグルインタビューフォーム，第6版，2016より改変）

GLUT2，SGLT2の発現部位

糖尿病治療薬の種類と特徴

①スルホニル尿素（SU）薬

SU薬は，膵β細胞膜上のK$^+$チャネルに存在するSU受容体（SUR）に結合し，KATPチャネルを閉じ細胞膜電位を脱分極させることで，細胞外Ca^{2+}を細胞内に取り込みインスリン分泌を促進する。

SU受容体にはSUR1受容体（膵β細胞のみにあり，スルホニル尿素基が結合）とSUR2受容体（膵β細胞のほかに心筋細胞などにもあり，ベンズアミド基が結合）がある。

SU薬は，インスリン抵抗性がない比較的やせ型の2型糖尿病患者が適応となる。低血糖による空腹感からの過食や，インスリンの作用により体重増加が生じやすいので，食事・運動療法を十分行うよう指導する。少量でも低血糖を起こすことがあるため，特に高齢者では注意が必要である。また，腎・肝機能障害のある患者や高齢者は，遷延性低血糖を来す危険性があるので注意を要する。グリメピリド，グリベンクラミドは増幅経路にも作用し，インクレチン関連薬と併用すると強い相乗作用が現れるので，併用する場合はSU薬を減量する必要がある。

・グリベンクラミド

SU骨格とベンズアミド骨格の両方を併せもつため，SURに強固に結合し，インスリン分泌刺激作用が強力で作用時間も長い。その分，低血糖の発現頻度が高く，膵β細胞の疲弊を招きやすいため二次無効が問題となる。KATPチャネルは虚血時の心筋細胞保護に関係しているので，心筋虚血の可能性のある患者は投与を避けた方がよい。

・グリメピリド

グリベンクラミドと同様にSU骨格とベンズアミド骨格をもつが，グリベンクラミドと比較して結合親和性が低く解離定数も高いため，インスリン分泌促進作用はマイルドである。

しかし，肝臓や脂肪・骨格筋におけるインスリン感受性を高める効果（膵外作用）をもつため，グリベンクラミドとほぼ同等の血糖降下作用を示す。さらに血小板機能抑制作用もあるといわれる。9〜15歳の2型糖尿病患者にも使用でき，安全性が確認されている。

・グリクラジド

SU骨格のみのため，インスリン分泌もマイルドで膵β細胞の疲弊を来しにくく，抗酸化作用や血小板機能抑制作用，抗血栓効果も認められている。

②グリニド薬（速効型インスリン分泌促進薬）

　作用機序はSU薬と同じだが，SU薬と比べ吸収と血中からの消失が速く，食後高血糖を改善し日内変動の少ない血糖コントロールを可能とする。食後服用では効果が極めて減弱するので，必ず食直前に服用する。レパグリニドはSUR1受容体だけでなくSUR2受容体にも結合するため，他のグリニド薬に比べ強力に作用する。

③ α-グルコシダーゼ阻害薬（α-GI）

　多糖類はα-アミラーゼにより二糖類に，さらに小腸粘膜に存在するα-グルコシダーゼにより単糖類に分解され絨毛上皮より吸収される。

　α-GIはα-グルコシダーゼを競合的に阻害し，糖質の吸収を穏やかにし，食後高血糖を緩やかにし高インスリン血症も改善させる。単独では低血糖を起こさず，体重増加もない。一般にα-GIの作用時間は短く，消化・吸収を免れた糖質は下部小腸からゆっくり吸収されるため，糖質の吸収が完全に遮断されることはない。

　アカルボースやボグリボースはほとんど吸収されないが，ミグリトールは小腸上部から吸収され，小腸下部へ到達する薬物濃度が低下するため，濃度勾配をつけやすく，比較的強力な二糖類の分解抑制により，グルコースの吸収が小腸下部にシフトしGLP-1分泌を促進するため，インクレチン関連薬との相乗作用がある。

　耐糖能異常（IGT）において動脈硬化の進展を抑制するという報告がある。ベイスン0.2mg（GEは不可）のみ耐糖能異常における2型糖尿病の発症抑制に適応がある。

　副作用としては腹部膨満感，放屁の増加，下痢（ややミグリトールに多い），肝障害などがあるが，糖質過多の食事傾向の患者ではこのような副作用が出やすい。高齢者・腹部手術歴のある患者では腸閉塞を起こすことがあるので，腹部症状，食欲不振などの症状が現れたら速やかに中止する。

　α-グルコシダーゼ阻害作用を有する成分を含む特定保健用食品などが販売されているので，併用を避けるよう説明することが大切である。

④ビグアナイド薬

　肝臓でミトコンドリアのAMPキナーゼ*を活性化し糖新生を抑制する。また，消化管からの糖吸収抑制や末梢組織でのインスリン感受性改善作用，脂質改善作用などさまざまな膵外作用をもつ。体重が増加しにくく過体重・肥満2型糖尿病例では第1選択となるが，非肥満にも有効である。単独使用では低血糖を起こしにくい。

　重大な副作用に乳酸アシドーシスがある。肝・腎・心・肺機能障害，血中Cr値が男性1.3mg/dL，女性1.2mg/dL以上，大量飲酒者，下垂体・副腎機能不全者，高齢者には投与しない。ヨード系造影剤使用の2日前から内服を中止し，検査後も2日間中止する（造影剤の使用により腎機能障害が一時的に増悪し，ビグアナイド薬の血中濃度が上昇することがある）。

強い吐き気，下痢，筋肉痛などの症状が起きたら，いったん使用を中止し主治医に知らせる．脱水が乳酸アシドーシスの契機になるので，SGLT2阻害薬や利尿薬との併用は特に注意する．

＊ AMPキナーゼ：エネルギー・センサーといわれ，細胞内エネルギーレベルを維持するために重要な調節因子である．AMPキナーゼが活性化するとATP産生のための異化作用（糖，脂肪，蛋白質の分解）は亢進し，ATP消費を伴う同化作用（糖，脂肪，蛋白質の合成）は抑制される．

⑤ チアゾリジン薬

　肥大化した脂肪細胞をアポトーシスにより減少させ，PPARγ（核内受容体型の転写因子で，脂肪蓄積の主調節因子）を活性化し，新しく分化した小型脂肪細胞を増加させる．肥大脂肪細胞からはインスリン抵抗性を惹起する遊離脂肪酸，TNF-α，レジスチンなどが分泌され，インスリン感受性を良くするアディポネクチンの分泌は低下している．小型脂肪細胞が増加するとアディポネクチンの分泌も増加し，インスリン抵抗性が改善する．

　末梢（筋肉，脂肪）および肝臓におけるインスリン抵抗性を改善することで，末梢では糖の取り込みと利用を促進し，肝臓では糖の放出を抑制して血糖を低下させる．PPARγの活性化は動脈硬化の抑制にも関与する．インスリン抵抗性があり，肥満を伴う2型糖尿病に有効である．

　副作用としては，腎臓におけるNa^+再吸収の促進による浮腫が多く（特に女性），そのため心不全の患者には禁忌である．体重が増加しやすいため，食事療法を徹底することが大事である．浮腫などを早期発見するためにも，こまめな体重測定で体重変化を把握するように伝える．また，骨折リスクに対しても注意する．

⑥ DPP-4阻害薬，GLP-1受容体作動薬

　DPP-4阻害薬は，インクレチンを不活化するDPP-4を選択的に阻害することにより，活性型GLP-1濃度および活性型GIP濃度を高め，血糖低下作用を示す．GLP-1受容体作動薬は，膵β細胞膜上のGLP-1受容体に結合し，グルコース代謝により生じたATPからcAMPの産生を促進させ，インスリン分泌を促進する．GLP-1と同様の作用を有するが，DPP-4による切断に抵抗性を示す．両者とも血糖依存的にインスリン分泌を促進し，グルカゴン分泌を抑制するため，低血糖や体重増加を起こしにくい．

　GLP-1受容体作動薬には，ほかに胃排泄運動抑制作用（胃内容物排泄遅延による空腹感の抑制作用や，胃酸分泌抑制作用などが認められる），中枢性食欲抑制作用（消化管内では満腹シグナルと称され，血液脳関門を通過し，空腹感の抑制や食欲抑制作用による食事量の減少や，体重減少をもたらす）もある．GIPは脂肪蓄積作用（脂肪組織においては脂肪蓄積によるインスリン感受性の低下により，耐糖能を悪化さ

せるという一見相反する作用がある），骨への作用（骨吸収の抑制と骨形成の促進を介して骨量を増加する可能性がある）をもつ．

　生活習慣の改善が不十分で体重が増加すると，一度改善したHbA1cが再上昇することがある（24週現象）．これは高血糖状態の持続（糖毒性）によって惹起される，膵β細胞のGIPRおよびGLP-1Rの発現低下によるのではないかといわれている．

⑦ SGLT2阻害薬

　腎近位尿細管のSGLT2阻害作用により，腎近位尿細管でのグルコース再吸収を抑制し，血液中の過剰なグルコースを排泄する．その結果，空腹時血糖値と食後血糖値をともに低下させる．また，糖を体外に排泄するため，エネルギー源として脂質を分解する割合が増え，体重も減少する．

　体重減少と血糖コントロール改善に伴い，インスリン抵抗性の改善やインスリン分泌能の温存なども期待される．ただし，腎機能が低下すると腎糸球体濾過量が低下するので，グルコースの濾過量も減少し血糖低下作用が低下する．単独では低血糖を起こす可能性は小さい．

　SGLT2阻害薬の効果が期待されるのは，①肥満，②高インスリン血症，③メタボリックシンドローム，④若年者，⑤合併疾患や併発疾患が少ない（動脈硬化のリスクが低く，腎障害がない）症例——である．

　尿中ブドウ糖排泄促進作用により浸透圧利尿作用が働き，尿量増加による頻尿，多尿がみられる．それにより体液量が減少し軽度の脱水症状を起こすおそれがある．高齢者では口渇を感じにくくなっているので脱水を引き起こしやすく，電解質異常，血管障害（脳梗塞や心筋梗塞）の危険性が高くなる．口渇感がなくても毎日十分な水分を摂取するよう指導する．下痢や発熱などのシックデイ時や夏場の高温下での発汗時にも注意する．また，利尿薬との併用は安全性が確立されていないため推奨されない．

　ほかには，尿糖増加に伴う尿路感染症・性器感染症（特に女性）や，血中・尿中ケトン体の異常高値（尿糖排泄増加に伴う脂肪酸代謝亢進による）がみられるほか，発疹などの皮膚症状は発現頻度が高く，投与初期より現れやすいため，発疹が出たら投与を中止し皮膚科を受診するように注意喚起することが望ましい．

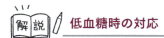
低血糖時の対応

　血糖値が70mg/dL以下になると交感神経が刺激され，動悸，手指振戦，空腹感，冷や汗，顔面蒼白などの自律神経症状が，同じく50mg/dL程度になると，頭痛，生あくび，集中力低下，倦怠感，眼のかすみなどの中枢神経症状が，さらに30mg/dL程度になると意識消失，痙攣，昏睡，一過性麻痺が起こる。寝汗，悪夢，起床時の頭痛といった訴えがある場合は，夜間就寝中に低血糖を起こしている可能性がある。

　高齢者では自律神経機能が低下しているため，交感神経症状（動悸や冷感など）を起こさず，中枢神経症状に移行することがある。また，遷延性低血糖[*1]を起こす危険があるので，薬剤の量や種類に注意する必要がある。意識レベルが低下するほどの低血糖の場合は，一時的に回復しても低血糖の再発や遷延により意識障害が再び出現する可能性があるので，必ず医療機関を受診するように家族を含めて教育する。

　高齢者の低血糖による異常行動は認知症と間違われやすいので，低血糖の可能性を疑うように家族に指導する。低血糖により心血管病変を合併しやすい高齢者の特徴としてフレイル（虚弱状態）があり，関連する症候の数が増加するほど心血管障害の合併や死亡率が高まるといわれている。このような例ではHbA1cは比較的高めの8.0％を目標とし，極力低血糖を起こさないようにする。

　低血糖を起こしやすい薬として，SU薬，インスリンのほか，シベンゾリンなどの抗不整脈薬やニューキノロン系抗菌薬，サルファ剤，アゾール系抗真菌薬，アスピリン，β受容体遮断薬などがある。これらが糖尿病治療を受けている患者に処方された場合は注意が必要である。

　低血糖と感じたら，直ちにブドウ糖（10g）またはブドウ糖を含む飲料水（150～200mL）を摂取する。約15分後，低血糖がなお持続するようなら再度同一量を飲ませる。経口摂取が不可能な場合は，ブドウ糖や砂糖を口唇や歯肉の間に塗りつける。グルカゴンがあれば1バイアル（1mg）を家族が注射するとともに，直ちに主治医に連絡をとり医療機関に運ぶ。

　再発予防のために低血糖が起こった原因を特定し，生活指導を行う。患者には糖尿病であることを示すIDカード[*2]を携行させ，家族や友人，同僚にはあらかじめ低血糖発作時の処置や対応について協力を求めておく。

[*1] 遷延性低血糖：低血糖の処置を行って血糖が改善しても，残存薬物の影響で血糖降下を繰り返し低血糖が持続すること。インスリン，SU薬の過剰投与によることがほとんどである。
[*2] 「私は糖尿病です」と表示された名刺サイズのカードが送料のみで入手できる。問い合わせ先：公益社団法人日本糖尿病協会（TEL：03-3514-1721）

解説 シックデイへの対応

　糖尿病患者が感染症などによる発熱，下痢，嘔吐，食欲不振などで食事がとれないときをシックデイという。シックデイでは，ストレスのためにインスリン拮抗ホルモンが亢進し，食事量が少なくても高血糖やケトアシドーシスに陥ることがある。一方で，薬物療法の不適切な継続は，低血糖を引き起こす可能性がある。患者には，シックデイ対策について医師に確認しておくように伝えるとともに，シックデイへの対応がわからないときは主治医に連絡し指示を受けるよう，日ごろから指導する。

①治療薬の用量調整

　経口薬やインスリン注射での治療を行っている場合，自己判断で経口薬やインスリン注射を中断したり，極端に減量してはいけない。1型糖尿病患者の場合は食事量に関係なく，中間型・持効溶解型インスリンは原則として中止しない。追加インスリンは食後投与とし，通常時の5割以上の食事がとれるなら5割〜通常量，より少量のときは3〜5割を基本量とする。血糖自己測定を3〜4時間に1回行い，血糖値が200mg/dL以上なら追加インスリンを増量，80mg/dL以下なら減量して調節する。

②食事と水分摂取

　炭水化物と水分の摂取を優先し，特に十分な水分量を摂取して脱水を防ぐように指導する。食欲のないときは，日ごろ食べ慣れていて口当たりが良く，消化の良い食物（おかゆ，味噌汁，野菜スープ，経口補水液，アイスクリームなど）をできるだけ摂取するようにする。

③ハイリスク患者への対応

　高齢者やCKD（慢性腎臓病）の合併例は，HHS（高血糖高浸透圧症候群）に進展する可能性があるため注意を要する。①経口摂取ができない状態が1日以上（24時間以上）続く場合，②意識障害を認める場合，③高熱が続く場合，④食前血糖が250mg/dL，随時血糖が350mg/dLを超えるとき——は医療機関を受診するように指導する。

経口糖尿病薬のシックデイ時の対応

SU薬，グリニド薬	食事量が1/2程度のときは半量，1/3以下のときは服薬を中止
DPP-4阻害薬	経口摂取不可能，下痢・嘔吐が続く場合は中止
GLP-1受容体作動薬	経口摂取不可能，吐き気，腹痛など消化器症状があるときは中止
α-グルコシダーゼ阻害薬	消化器症状が強いときは中止
ビグアナイド薬	中止➡脱水状態では乳酸が蓄積する可能性がある
チアゾリジン薬	シックデイの間は中止可能
SGLT-2阻害薬	中止➡脱水を助長する可能性がある

食後高血糖の位置づけ

- 日本人は遺伝的に食後のインスリンの初期分泌が低い症例が多く，食後の血糖値の上昇が認められる。高齢者でも末梢の骨格筋の低下，内臓脂肪の蓄積，身体活動量の低下によりインスリン抵抗性が惹起され，食後高血糖がしばしばみられる。
- 食後高血糖は，空腹時高血糖とは独立した心血管イベント発症の危険因子である。IGT（Impaired Glucose Tolerance：耐糖能異常）の時期からすでに心血管イベント死のリスクは上昇している。
- 食後高血糖に伴って生体内では糖化最終産物（AGEs）の生成が促進し，活性酸素の産生や，一酸化窒素（NO）の活性低下により，動脈硬化が進展する。
- 血糖値に関しては，食後高血糖と平均血糖変動幅増大が最大の酸化ストレスリスクとされている。

事例 20 頻尿を訴える女性患者に処方が追加

∴ 処方内容

処方せん〈泌尿器科より〉

> 1) ウリトス錠0.1mg　　　　　2錠
>   　1日2回　朝夕食後服用　21日分

〈他院（内科）より〉

> 1) ベタニス錠50mg　　　　　1錠
>   　1日1回　朝食後服用　7日分
> 2) 酸化マグネシウム錠330mg　3錠
>   　1日3回　毎食後　7日分

∴ 患者情報

- 82歳，女性
- 2016年8月，トイレが近くて困っている。夜中に2時間ごとに腹痛で目が覚めトイレに行く。尿は少ししか出ず，残尿感もある。尿検査で菌は出なかった。
- 2017年2月，やはり腹痛があり，頻尿も改善しないので膀胱水圧拡張術，MRI検査をしたが異常なかった。
- 2017年6月，泌尿器科で全然改善しないので，内科で相談したらベタニス錠（50）1週間が出された。ウリトス錠（0.1）と併用してよいとのこと。

事例 20

ある日，薬局店頭で…

薬剤師：内科でベタニスというお薬をもらわれたようですが…。

患者：そうなの。泌尿器科にずっとかかっているけれど全然良くならないから，内科に相談してみたのよ。

薬剤師：やはりトイレが近いのは変わりませんか？

患者：ええ，夜中に腹痛で目が覚めてトイレに行くんだけれど，少ししか出ないし残尿感もあるのよ。昼間は早めにトイレに行くから，漏らすようなことはないけれど。

薬剤師：腹痛もあるんですね。膀胱に水を入れての検査もしたんですね。

患者：少し炎症があるけれど異常はなくて，間質性膀胱炎ではないと言われたわ。過活動膀胱らしいわ……

薬剤師：そうですか。ベタニスは泌尿器科のウリトスと一緒に飲むように言われたんですね？

患者：はい，一緒に飲んでよいと言われました。

さあ，このケースで，あなたならどうする？？

現場の Question

:・頻尿の患者に対してできるサポートは？

○ 考え方のPoint

●過活動膀胱とは

　患者との会話から，尿が溜まると痛みが出るということなので，間質性膀胱炎を疑ったが，膀胱水圧拡張術で間質性膀胱炎ではないと言われた。内科から診断は過活動膀胱とのことであった。

　過活動膀胱とは，脳と膀胱の神経伝達異常により，自分の意思に反して尿意切迫感（急に尿意が起こり我慢するのが難しい知覚），頻尿（患者の主観で排尿回数が多いという訴え。目安として1日に8回以上の排尿など），切迫性尿失禁（尿意切迫感が先行，または尿意切迫感と同時に起こる尿漏れ）といった症状がみられる疾患である。尿意切迫感は必須であり，通常は頻尿と夜間頻尿（夜寝ついてから朝床を離れるまでに1回以上排尿のために起きること）を伴い，切迫性尿失禁は必須ではない。

　下部尿路機能は，尿を膀胱に蓄える蓄尿機能と，尿を排出する排尿機能から構成されている。これらが障害されて発症するのが蓄尿症状（昼間頻尿，夜間頻尿，尿意切迫感，尿失禁），排尿症状（尿勢低下，尿線分割・散乱，尿線途絶，排尿遅延，腹圧排尿，終末滴下），そして排尿後にみられる排尿後症状（残尿感，排尿後尿滴下）であり，総称して下部尿路症状と呼ぶ。

　蓄尿症状のうち，特に尿意切迫感を自覚する場合を過活動膀胱という。過活動膀胱の症状は，成人で5～20％の頻度でみられ（対象，調査方法，診断基準の違いで変動），寛解率は40％程度である。加齢とともに頻度が上昇し，性別では一般的に女性の頻度が高く，特に失禁を伴う過活動膀胱は女性に多い。

　過活動膀胱は，生命に関わる身体的障害をもたらすことはまれであるが，仕事やQOL，精神衛生に影響を与え，患者の過半数で「生活全般に影響がある」との報告もある。

●女性の過活動膀胱の原因

　過活動膀胱の原因は男性と女性で異なることが多い。男性は前立腺肥大症による膀胱出口部閉塞が原因の場合が多く，女性では骨盤底筋の脆弱化（加齢や

出産によって，膀胱・子宮・尿道などを支えている骨盤底筋が弱くなる），骨盤臓器脱（膀胱瘤，子宮脱，直腸瘤）などの骨盤底の異常，生殖器の感染・炎症，その他の異常が関与することがある。

　女性の過活動膀胱は，女性ホルモン低下による生殖器萎縮と関連づけて述べられた論文が多い。女性ホルモンは一生を通じて多様な作用を有しており，加齢に伴う女性ホルモンの低下は，下部尿路や骨盤底に重大な影響を及ぼす。

　エストロゲン受容体（およびプロゲステロン受容体）は，膣，膀胱，尿道，骨盤底筋の組織に広く分布している。更年期に伴うエストロゲンの低下は，尿生殖器の萎縮性変化を引き起こし，下部尿路症状や再発性尿路感染症の要因となる。エストロゲンは尿道内圧の上昇，膀胱の知覚閾値の上昇，尿道平滑筋のα交感神経受容体の感受性の増加など，蓄尿機能への作用をもつため，エストロゲンの減少は蓄尿機能の低下を引き起こす。

　月経周期によるエストロゲンとプロゲステロンの変化も下部尿路に影響を及ぼし，黄体期に排尿筋活動の異常や下部尿路症状の悪化が起こる。エストロゲンは排尿筋収縮の抑制効果があり，プロゲステロンはエストロゲンに拮抗し排尿筋過活動を起こす。

● 過活動膀胱の治療

　過活動膀胱の治療には，行動療法，薬物療法，神経変調療法，外科的治療法がある。

・行動療法

　尿意切迫感に対する反応，排尿習慣，尿失禁予防方法の習得などにおける患者の行動を変えることにより，膀胱のコントロールを改善させる。治療の第一選択に推奨され，生活指導，理学療法，計画療法，補助療法がある。目的の一つは，膀胱訓練などで排尿習慣を変えることによる膀胱機能の改善であり，もう一つは，骨盤底筋訓練により尿道を閉塞させ膀胱収縮を抑制すること，あるいは尿意切迫感を抑制し膀胱を制御することである。

・薬物療法

　治療の根幹をなす。有用性や安全性について最も検討されているのは抗コリン薬で，新規作用機序の薬剤としてβ_3アドレナリン受容体作動薬も，国内外

の臨床試験でその有効性や安全性が示されている。

・神経変調療法
　膀胱・尿道機能を支配する末梢神経を種々の方法で刺激し，神経機能の変調により膀胱・尿道機能の調整を図る。電気刺激法と磁気刺激法がある。

○ こんなときは──

提案1　膀胱訓練，骨盤底筋体操，排尿日誌の活用を推奨
○膀胱訓練
　膀胱は筋肉でできた袋状の臓器で，伸びたり縮んだりする。トイレが近くなったり我慢できないのは，膀胱が過敏になり勝手に縮んでしまうからである。尿意切迫感や尿漏れを気にするあまり，尿が十分に溜まる前に排尿すると，膀胱は伸びることがないため縮んで小さくなり，十分な量の尿を溜められなくなり，ますます頻尿になってしまう。

　膀胱訓練は，計画的に排尿を我慢させることにより膀胱容量を増やし，蓄尿症状を改善させる方法である。副作用もなく第1選択として推奨されており，12～90％の治癒，約75％の改善率といわれる。膀胱訓練を始める前に排尿日誌をつけると，自分の最大膀胱容量（成人の1回排尿量は200～400mL）や昼間・夜間の排尿回数と排尿間隔を知ることができる。一般的には朝起きてから翌日の朝起きるまでを1日として最低でも3日間，できれば1週間記録するとよい。

　膀胱訓練のやり方は，尿意が強くなったら骨盤底筋（尿道や肛門周囲の括約筋）を締めてグッと我慢する。トイレ以外のことを考えて気持ちを紛らわしたり，ゆっくりと深呼吸をする。こうして何度か尿意を我慢して，尿意の波が落ち着いたときにトイレに行く。我慢する時間を5分，10分と計画的に延ばしていき，最大膀胱容量を目標に少なくとも一度に200mLくらいになるまで続ける。訓練するうえで尿漏れが不安な場合は，尿とりパッドなどを使って自宅で練習を始めるとよい。膀胱訓練は筋肉のトレーニングなのですぐに効果が出るとは限らない。3カ月は続けるつもりで気長に取り組むようにする。

○骨盤底筋体操
　骨盤底筋は，骨盤の底で膀胱や子宮を支える筋肉群のことである。骨盤底筋

の筋力が弱まると，尿道を締める力（尿道括約筋）が弱くなり，頻尿や尿漏れなどが起こる。骨盤底筋体操は，骨盤底筋の筋線維を太くし（筋肥大）骨盤底筋の筋力を増強させ，尿を漏れにくくする訓練である。骨盤底筋の収縮力の強化は，過活動膀胱の改善につながる可能性がある。また，骨盤底筋の収縮により，排尿筋収縮が反射性に抑制されるとの報告があるので，切迫性尿失禁，混合性尿失禁にも有効である。

　具体的には，①肛門や膣を体の中に引っ張り込むような感じでぎゅっと締める，②5秒数えて緩める，を繰り返す。基本姿勢は，仰向けで脚を軽く広げ膝を曲げる体勢だが，椅子に座ったりテーブルに手をつくなどして，家庭でも外出先でもできる。トレーニングは1日に何回かに分けて行う。効果が現れるまでに1～3カ月はかかるので，すぐに効果が現れなくても継続していくことが大切である。

提案2　生活上の工夫を実践

　尿とりパッドやオムツはさまざまなタイプが売られており，それらを利用すると気兼ねなく外出や旅行ができるようになる。

　また，過活動膀胱は生活習慣との関係が指摘され，肥満，運動不足，喫煙，食事，飲水，炭酸飲料摂取，便秘などが病因になるとされている。これらに対する生活指導は，単独よりもほかの行動療法と組み合わせて行われることが多い。生活習慣との関連や生活上の工夫を以下に挙げる。

- 体重増加やBMIと尿失禁（切迫性・腹圧性尿失禁を含む）の関係については多数の報告があり，BMI 30 kg/m^{2}以上では尿失禁や過活動膀胱を起こすとの報告もある。
- 脳梗塞予防のために夕方以降に水分を過剰に摂り夜間多尿になる場合は，夕方以降の水分摂取を控え，喉を潤す程度にする。同様に抗コリン薬を服用している場合も，口渇からくる多飲が頻尿を招くことも考えられるので，注意が必要である。
- 利尿効果のあるカフェインやアルコールの過度な摂取はトイレの回数を増やすので，出かける前や就寝前は避ける。
- 便秘になると便が膀胱を刺激するため，適度な水分や食物繊維の摂取，運動を心がけ，便秘を予防する。
- 長時間の座位による骨盤内のうっ血や下半身の冷えを避ける。

たとえば，こんな 服薬指導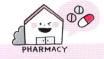

 日々の生活でできることを考えていきたいと思います。体重増加，喫煙，水分の摂りすぎ，便秘なども過活動膀胱の原因になるといわれているのですが，思い当たるものはありますか？

 便秘は前からひどいです。3日に1回くらいで便もコロコロしています。

 内科から酸化マグネシウムも出ていますね。食事でも水溶性の食物繊維や発酵食品，オリーブオイルなどを摂ってみてください。水溶性の食物繊維を含むのはアボカドやリンゴなどの果物，ゴボウ，オクラなどの野菜，寒天や海藻類です。発酵食品は，ぬか漬け，キムチ，味噌，ヨーグルト，チーズなどですね。

 そうですね。気をつけて摂ってみます。

 それから，膀胱や子宮を支える骨盤底筋という筋肉があるのですが，女性の場合は出産などでそれが弱くなって，過活動膀胱の原因となることもあります。訓練で骨盤底筋を強くし，尿を漏れにくくできるので，やってみませんか？
こちらがパンフレットです。1日に何回かに分けてトレーニングを行います。効果が現れるまで1〜3カ月はかかるので，すぐに効果が現れなくても続けてみてください。

 わかりました。やってみます。

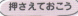

過活動膀胱の患者には生活面でのアドバイスを

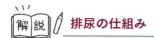
排尿の仕組み

泌尿器には、腎臓（血液を濾過し尿をつくる）、尿管（つくられた尿を膀胱へ送る）、膀胱（尿を蓄えておく）、尿道（膀胱に溜まった尿を外に出す）があり、それぞれがうまく働き合って、排尿のシステムを機能させている。このシステムにより、特に意識することなく尿を膀胱に数時間蓄え、ある程度溜まると排泄することができる。

膀胱や尿道の筋肉は、自律神経の働きでコントロールされている。膀胱に尿が溜まっているときは主に交感神経が働き、膀胱の筋肉は緩んで尿を蓄え、反対に尿道の筋肉は締まって尿が漏れるのを防ぐ。排尿するときは主に副交感神経が働き、尿道の筋肉を緩め、反対に膀胱の筋肉は締めて尿を押し出す。

蓄尿・排尿時に働く筋肉と神経

	蓄尿時			排尿時		
	筋肉の状態	神経	神経伝達物質	筋肉の状態	神経	神経伝達物質
排尿筋	弛緩	下腹神経（交感神経）	ノルアドレナリン（アドレナリンβ_3受容体）	収縮	骨盤神経（副交感神経）	アセチルコリン（ムスカリン受容体）
内尿道括約筋	収縮	下腹神経（交感神経）	ノルアドレナリン（アドレナリンα_1受容体）	弛緩	骨盤神経（副交感神経）	一酸化窒素（cGMP産生を促進）
外尿道括約筋	収縮	陰部神経（体性神経）	アセチルコリン（ニコチン受容体）	弛緩*	—	—

＊：PMC（橋排尿中枢）から仙髄オヌフ核へ抑制性の信号が入るため、外尿道括約筋へ分布する陰部神経は抑制され外尿道括約筋は弛緩する。

（医療情報科学研究所 編：病気がみえる vol.8 腎・泌尿器 第1版, p.292, メディックメディア, 2013 より引用）

膀胱内の尿量が増加すると膀胱壁が伸展し、蓄尿量が150〜200mLに達すると、伸展受容器が刺激を感知して、求心性神経を通じて胸腰髄交感神経中枢と仙髄オヌフ核を興奮させ、尿が膀胱に蓄えられる。これを蓄尿反射という。

伸展受容器が感知した刺激は、大脳とPMC（pontine micturition center：橋排尿中枢）にも伝わり尿意を生じるが、大脳皮質がPMCの働きを抑制するため、即座に排尿反射が起こるわけではない。胸腰髄交感神経中枢の興奮は、下腹神経を通じて排尿筋を弛緩させ、内尿道括約筋を収縮させる。オヌフ核の興奮は、陰部神経を通じて外尿道括約筋を収縮させる。PMCが抑制されている間は、膀胱では交感神経が優位に働き、蓄尿が行われる。

大脳で排尿の意思が生じると、PMCに対する抑制が解除され排尿反射が起きる。胸腰髄交感神経とオヌフ核を抑制し、内・外尿道括約筋は弛緩する。仙髄副交感神

経中枢を活性化し，骨盤神経を通じて排尿筋を収縮させ，内尿道括約筋を弛緩させ排尿が起こる。

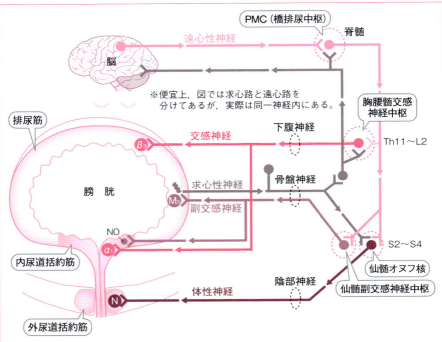

- 近年，蓄尿・排尿の中枢として，中脳中心灰白質(PAG)も重要な役割を果たしていることが明らかとなっている。

		解剖学的名称	機　能
遠心性神経	体性神経	陰部神経	・ニコチン受容体(N)を介した随意的もしくは不随意的な外尿道括約筋の緊張に関与する。
	交感神経	下腹神経	・アドレナリンβ受容体($β_3$)を介した排尿筋の弛緩とアドレナリンα受容体($α_1$)を介した内尿道括約筋の収縮に関与する。
	副交感神経	骨盤神経	・ムスカリン受容体(主にM_3)を介した排尿筋の収縮と一酸化窒素(NO)の働きによる内尿道括約筋の弛緩に関与する。
求心性神経*		骨盤神経	・蓄尿による膀胱壁の伸展度，膀胱の痛覚・温度覚などを伝える。

＊：求心性神経は下腹神経にも一部含まれている。

- 下部尿路の神経制御機構としては上に示した以外に，尿道における尿流を知覚して脊髄反射を通じて排尿筋の収縮を促進することで残尿を防止するような機構も存在する。

(医療情報科学研究所 編：病気がみえる vol.8 腎・泌尿器 第1版, p.293, メディックメディア, 2013 より引用)

下部尿路の神経機構

過活動膀胱の発症メカニズム

　過活動膀胱は原因別分類では，明らかな神経学的異常（脳血管疾患，脊髄損傷など）に起因する神経因性過活動膀胱と，明らかな原因を特定できない非神経因性（特発性）過活動膀胱に分けられ，過活動膀胱患者全体でみると非神経因性過活動膀胱が大半を占める．

　病態生理として重要なのは，膀胱の異常収縮よりも膀胱知覚の病的変化であり，過活動膀胱では膀胱知覚過敏状態にある．過活動膀胱患者では膀胱内尿量の多少にかかわらず，健常者よりも強い尿意を自覚し，一定以上の膀胱内尿量になると明らかな病的尿意切迫感を自覚する．

　このように，尿意切迫感には膀胱や尿道からの求心性神経伝達の病的亢進と，中枢での情報処理の障害が関与している．

　非神経因性過活動膀胱患者においても，膀胱充満に伴う脳における求心性神経入力の処理が健常者と異なっており，神経因性の要因が関与することがうかがえる．非神経性過活動膀胱の発生メカニズムとしては，メタボリック症候群や生活習慣の乱れに伴う血管内皮機能障害，自律神経系の亢進，全身・局所の炎症が関与している可能性がある．これらは加齢による変化と考えることができる．

　加齢に伴い交感神経系は活性化され，血圧上昇や動脈硬化の進展など心血管系への影響のみならず，臓器を還流する微小血管を収縮させて血流障害を引き起こす．膀胱に慢性血流障害が存在すると，膀胱出口部閉塞がなくても排尿・蓄尿機能に影響が出るという報告がある．

　膀胱平滑筋を支配する骨盤神経節後神経は虚血に対して特に脆弱であり，膀胱平滑筋は，節後線維からのアセチルコリンに対し過大な反応を起こすようになる．また，加齢に伴いアセチルコリンは減少しATP放出が増加するが，ATPは膀胱平滑筋の収縮に関与するので，尿意切迫感などの原因になっている可能性もある．さらに，膀胱上皮では虚血に伴い酸化ストレスが亢進し，炎症性サイトカインなどを放出し，知覚亢進などにより膀胱からの求心性入力も増加するとされる．副交感神経系の活性化も排尿筋の収縮をもたらし，排尿筋過活動の原因になる．過活動膀胱患者の約60％に膀胱上皮あるいは上皮下に慢性の炎症が存在し，疫学調査でも血清CRPレベルが上昇するほど，男女ともに過活動膀胱の頻度が上昇するともいわれている．

解説　過活動膀胱の診断

　過活動膀胱は，自覚症状に基づいて診断されるため，自覚症状の評価が重要となる。一般診療においては，自覚症状・病歴，身体理学的所見・神経学的所見，尿検査，排尿日誌などの基本的評価により，過活動膀胱と鑑別すべき疾患の除外診断を行うとともに，残尿測定により排尿障害の有無のスクリーニングを行う。

　自覚症状では，尿意切迫感の評価が最も重要である。病歴以外にも多尿が原因となることもあるので，水分摂取量やカフェイン，アルコール摂取に関する聞き取り

過活動膀胱症状質問票（OABSS）

以下の症状がどれくらいの頻度でありましたか。この1週間のあなたの状態に最も近いものを，ひとつだけ選んで，点数の数字を○で囲んでください。

質問	症状	点数	頻度
1	朝起きた時から寝る時までに，何回くらい尿をしましたか	0	7回以下
		1	8〜14回
		2	15回以上
2	夜寝てから朝起きるまでに，何回くらい尿をするために起きましたか	0	0回
		1	1回
		2	2回
		3	3回以上
3	急に尿がしたくなり，我慢が難しいことがありましたか	0	なし
		1	週に1回より少ない
		2	週に1回以上
		3	1日1回くらい
		4	1日2〜4回
		5	1日5回以上
4	急に尿がしたくなり，我慢できずに尿をもらすことがありましたか	0	なし
		1	週に1回より少ない
		2	週に1回以上
		3	1日1回くらい
		4	1日2〜4回
		5	1日5回以上
	合計点数		点

過活動膀胱の診断基準　　尿意切迫感スコア（質問3）が2点以上かつOABSS合計スコアが3点以上
過活動膀胱の重症度判定　OABSS合計スコア
　　　　　　　　　　　　　軽　症：　5点以下
　　　　　　　　　　　　　中等症：　6〜11点
　　　　　　　　　　　　　重　症：　12点以上

（日本排尿機能学会．過活動膀胱診療ガイドライン作成委員会 編：過活動膀胱診療ガイドライン第2版，リッチヒルメディカル，2015より）

も行う。症状質問票では，過活動膀胱症状スコア（OABSS）を過活動膀胱の診断，重症度評価，治療，効果判定に用いることができ，全例に行うことが推奨されている。また，過活動膀胱は生活のさまざまな領域で支障となりQOLを障害するので，キング健康質問票（KHQ），過活動膀胱質問票（OAB-q）などにより評価をすることが望ましいといわれる。

　過活動膀胱と鑑別すべき疾患は，悪性腫瘍（膀胱がん，前立腺がん，その他の骨盤内悪性腫瘍），尿路結石（膀胱結石，尿道結石，下部尿管結石），下部尿路の炎症性疾患（細菌性膀胱炎・尿道炎・前立腺炎，間質性膀胱炎），子宮内膜症などの膀胱周囲の異常，多尿，心因性頻尿，薬剤の副作用など多彩である。

下部尿路症状を起こす可能性のある薬剤

排尿症状を起こす可能性のある薬剤	蓄尿症状を起こす可能性のある薬剤
オピオイド	抗不安薬
筋弛緩薬	中枢性筋弛緩薬
ビンカアルカロイド系薬剤	抗がん薬
頻尿・尿失禁・過活動膀胱治療薬	アルツハイマー型認知症治療薬
鎮痙薬	抗アレルギー薬
消化性潰瘍治療薬	交感神経α受容体遮断薬
抗不整脈薬	狭心症治療薬
抗アレルギー薬	コリン作動薬
抗精神病薬	勃起障害治療薬
抗不安薬	抗男性ホルモン薬
三環系抗うつ薬	
抗パーキンソン病薬	
抗めまい・メニエール病薬	
中枢性筋弛緩薬	
気管支拡張薬	
総合感冒薬	
低血圧治療薬	
抗肥満薬	

（日本排尿機能学会，過活動膀胱診療ガイドライン作成委員会 編：過活動膀胱診療ガイドライン第2版，リッチヒルメディカル，2015 より）

解説　過活動膀胱の薬物療法

　膀胱平滑筋の収縮には，アセチルコリンとATPが関与している。アセチルコリンはコリン作動性神経から放出され，ATPは非アセチルコリン作動性神経から放出されると考えられている。

　膀胱体部には豊富なムスカリン受容体があり，副交感神経の刺激により，アセチルコリンは膀胱平滑筋のムスカリン受容体を介して収縮反応を起こす。ムスカリン受容体にはM_1〜M_5の5つのサブタイプがあるが，膀胱の収縮に関与するのはM_3受容体と考えられている。また，膀胱の神経終末からのアセチルコリン遊離はM_1受容体刺激により促進される。

　抗コリン薬は膀胱上皮細胞からの知覚伝達を遮断し，さらに副交感神経からの刺激を遮断して，排尿筋を弛緩させる。このように求心路と遠心路両方のムスカリン受容体を遮断することで，膀胱が本来もっている蓄尿可能な容量を正常に戻して排尿回数を減らす。

　抗コリン薬の副作用としては，口内乾燥，便秘，霧視，排尿困難，尿閉などがあるが，これらのほとんどはM_3受容体遮断作用によるものである。さらに，大脳皮質や海馬に多く存在するM_1受容体への親和性が高いと，認知機能への影響が大きくなる。抗コリン薬投与にあたり注意が必要な患者を右表に示す。過活動膀胱治療薬は主にCYP3A4により代謝されるので，マクロライド系抗生物質，アゾール系抗真菌薬などのCYP3A4阻害薬と併用する場合は注意する。

　一方，膀胱上皮は蓄尿による伸展に応じてATPを分泌し，求心性神経線維終末のプリン受容体のうち$P2X_3$受容体を介して膀胱伸展の知覚を伝達する。ATPは膀胱平滑筋の$P2X_1$受容体にも作用して平滑筋を収縮させる。その収縮機構は，主にカルシウムチャネルを通した細胞外のカルシウムの細胞内への流入によると考えられている。

　選択的$β_3$アドレナリン受容体作動薬であるミラベグロンは，膀胱の$β_3$受容体に結合して，蓄尿期のノルアドレナリンによる膀胱の弛緩作用を増強し膀胱容量を増大させる。ミラベグロンが$β_3$受容体に結合すると，$β_3$受容体の活性化を介して平滑筋の細胞内でアデニル酸シクラーゼが活性化し，cAMPの産生が促進され，細胞内のカルシウム濃度が低下し，膀胱平滑筋の弛緩をもたらす。膀胱弛緩作用により蓄尿機能を亢進させる一方，排尿機能には影響を及ぼしにくい。

　男性の過活動膀胱に対しては，排尿症状を伴わない場合は女性過活動膀胱と同様，膀胱出口部閉塞に関連する副作用（残尿増加，尿閉など）に注意しながら薬物療法を行う。排尿機能障害を伴う場合，男性の場合は前立腺肥大症によることが多く$α_1$受容体遮断薬が優先される。

抗コリン薬投与にあたり注意する患者

注意する患者	理　由
排尿困難のある前立腺肥大の患者，尿閉を有する患者	抗コリン薬の投与により，排尿時の膀胱収縮が抑制され，排尿困難・尿閉・残尿などがさらに悪化するおそれがある。
緑内障のある患者	閉塞隅角緑内障の患者は禁忌。毛様体筋が弛緩し，水晶体の湾曲が不十分になり，房水流出の抵抗が増大するため，眼圧の上昇をまねき症状を悪化させるおそれがある。
心疾患のある患者	代償性交感神経の亢進により，頻脈・心悸亢進を起こし，心臓の仕事量が増加するおそれがある。
不整脈のある患者	頻脈性不整脈を有している患者では，副交感神経遮断作用により交感神経が優位にたち，心拍数の増加が起こるおそれがある。期外収縮などの報告がある。症状悪化や再発のおそれがある。
麻痺性イレウスのある患者	胃腸管の緊張・運動性が抑制され，胃腸管内容物の移動が遅延し停滞するため，閉塞状態が強められるおそれがある。
胃アトニーまたは腸アトニーのある患者	胃腸平滑筋の収縮および運動が抑制され，消化管運動が低下するため，症状が悪化するおそれがある。
重症筋無力症の患者	自己免疫疾患であり，その原因は神経筋接合部におけるアセチルコリン受容体抗体による神経伝達の阻害と考えられる。抗コリン薬により筋緊張の低下がみられ，症状が悪化するおそれがある。
甲状腺機能亢進症の患者	甲状腺機能亢進症の患者はカテコラミン感受性が高く，頻脈などの交感神経興奮症状が悪化するおそれがある。
パーキンソン症候群または認知症，認知機能障害のある患者	症状の悪化あるいは精神神経症状が現れるおそれがある。
自動車の運転など危険を伴う機械の操作をする患者	眼調節障害（霧視など），眠気，めまいなどを起こすことがあるので注意させる。
高温状態にある患者	抗コリン作用により発汗抑制が起こり，外部の温度上昇に対する不耐性が生じて，急激に体温が上昇するおそれがある。

　$α_1$受容体遮断薬は前立腺や尿道の$α_1$受容体を遮断し，前立腺や尿道の平滑筋収縮を抑制することにより，尿道内圧を低下させ排尿症状を改善させる。また，尿道の知覚神経の異常な興奮も軽減され，脊髄反射による排尿筋収縮も起こらなくなるため，蓄尿機能障害（過活動膀胱）も改善され，症状緩和が2/3に認められる。しかし，$α_1$受容体遮断薬のみでは排尿筋過活動が残存する場合もある。無効例には，抗コリン薬などの併用治療やその他の治療を考慮する。

　男性過活動膀胱患者に対して抗コリン薬を投与する際の，安全な残尿量の基準は明らかではないが，過活動膀胱診療ガイドラインでは，残尿量100mLを治療開始安全域の上限としている。排尿期に神経から放出される（神経性）アセチルコリンは多量で，容易には阻害できないため，抗コリン薬の通常量投与では，尿閉や排尿困難の発生はまれであるといわれている。前立腺の体積が29mL未満，血清PSA値が1.3ng/mL未満の場合，尿閉の可能性はないとの報告もあり，抗コリン薬を安全に使用できるかどうかの目安になる。

解説　間質性膀胱炎

　間質性膀胱炎とは，「膀胱の非特異的な慢性の炎症を伴い，頻尿・尿意亢進・尿意切迫感・膀胱痛などの症状を呈する疾患」である。原因は不明だが，膀胱粘膜の機能障害，免疫学的な異常反応，尿中の毒性物質，疼痛に対する過敏性などが想定される。中高齢の女性に多く，細菌によるものではないため抗菌薬は効かない。

　症状は頻尿・夜間頻尿，尿意亢進，残尿感，膀胱不快感，膀胱痛など多岐にわたり，頻尿や痛みによる苦痛からQOLは大きく損なわれる。膀胱の不快感や痛みは，膀胱に尿が溜まったときや冷えたときのほか，刺激物の摂取や精神的ストレスでも悪化する。また，痛みは膀胱・尿道だけでなく膣・外陰部，腰などに及ぶこともある。

　間質性膀胱炎診療ガイドラインによると，診断基準は症状，膀胱鏡所見，他の類似疾患の否定の3要件を満たすものとなっている。膀胱鏡所見とは，ハンナ病変（正常の毛細血管構造を欠く特有の発赤粘膜）または膀胱水圧拡張後の点状出血である。

　膀胱水圧拡張術は，麻酔下で膀胱内に水を注入して膀胱を拡張し，膀胱内の水を抜いた後の膀胱粘膜からの出血の有無を確認するものだが，診断だけでなく治療の意味合いももつ。膀胱鏡所見に基づいてハンナ型間質性膀胱炎と非ハンナ型間質性膀胱炎（ハンナ病変はないが，膀胱拡張術時の点状出血を有するもの）に分類され，日本ではハンナ型が45％程度占めている。

　根本的な治療法はなく対症療法にとどまる。内服治療薬としては，鎮痛薬，抗うつ薬，抗アレルギー薬（スプラタストトシル酸塩など）などが用いられる。膀胱水圧拡張術でハンナ病変を認めた場合は，電気またはレーザーによる焼灼術も行われる。

参考文献
1) 日本排尿機能学会 過活動膀胱診療ガイドライン作成委員会 編：過活動膀胱診療ガイドライン 第2版，リッチヒルメディカル，2015
2) 医療情報科学研究所 編：病気がみえる vol.8 腎・泌尿器 第1版，メディックメディア，2013
3) 日本間質性膀胱炎研究会ホームページ：http://sicj.umin.jp/about/index.html

事例 20

メモ

事例 21 高齢者施設が抱える服薬介護の問題点

ある日, **薬局** で…

居宅療養管理指導を行っている患者Aさんが入所する有料老人ホームの看護師から, 昼過ぎに薬局に電話があった。

(慌てた様子で) 薬剤師さん！ 大変です。今, 昼食後の服薬介護をしていたんですが, Aさんが食堂で隣に座っていたBさんの薬を飲んでしまったみたいなんです。

えっ?！ どういうことですか？ 間違えて配薬してしまったということですか？

いえ, きちんと本人確認をして配薬しました。Bさんがご自分の薬を飲むときに, 一包化された薬を開封しようとして手元が滑ったのか, テーブルの上に薬をばらまいてしまったんです。
それを隣に座っていたAさんが, ご自分の薬だと思ったのか, サッと拾って飲んでしまって…。何人かのスタッフがその状況を見ていましたが, どうやらAさんが飲んだのは1錠だけのようで, そのほかの薬は全部回収できました。
医師にはすぐに連絡して, これから往診に来ていただけるそうですが, その前に, 薬剤師さんに薬の特定をお願いして, Aさんの体に誤って飲んだ薬の影響が出ないか聞いておくようにとの指示でした。

そうですか。すぐに調べましょう。回収できた薬を教えてください。

患者情報

Aさん（誤って薬を服用）

- 79〜81歳, 女性。アルツハイマー型認知症, 老年期精神病, 緑内障
- 日常生活の自立度：寝たきり度A1, 認知症の状況Ⅲb
- 要介護：4
- 処方内容：

バルプロ酸ナトリウム徐放錠（200）	2錠	1日2回	朝夕食後
リスペリドン口腔内崩壊錠（0.5）	1錠	1日1回	夕食後
ツムラ抑肝散エキス顆粒（医療用）	7.5g	1日3回	毎食前
酸化マグネシウム製剤（250）	3錠	1日3回	毎食後
イソプロピル ウノプロストン点眼液	1日2回	1回1滴	両眼　点眼

- 服薬介護の情報
  介護者が分包紙から薬を取り出して，小皿の上に出すところまでを介助。本人が小皿から薬を1錠ずつ口に運んで，水で服用。

Bさん

- 85歳，女性。脳梗塞後遺症，高血圧症，腰部脊柱管狭窄症，骨粗鬆症，多発性圧迫骨折，末梢神経障害，過活動膀胱
- 日常生活の自立度：寝たきり度A1，認知症の状況Ⅱa
- 要介護：1
- 処方内容：

アレンドロン酸ナトリウム水和物(35)	1錠	1日1回	朝起床時，週に1回，月曜日
リマプロスト アルファデクス錠(5)	3錠	1日3回	毎食後
メコバラミン錠(500)	3錠	1日3回	毎食後
酸化マグネシウム製剤(330)	3錠	1日3回	毎食後
カンデサルタン シレキセチル錠(4)	1錠	1日1回	朝食後
ワルファリンカリウム錠(1)	2錠	1日1回	朝食後
トラマドール塩酸塩口腔内崩壊錠(25)	2錠	1日2回	朝夕食後
コハク酸ソリフェナシン口腔内崩壊錠(2.5)	1錠	1日1回	朝食後

- 服薬介護の情報
  介護者は内服薬が分包された分包紙を配薬するところまでを介助。
  本人が分包紙を開封し，分包紙を口元まで運んで水で服用している。

回収できた薬の情報から，Aさんが誤って服用したBさんの薬はメコバラミン錠500μg1錠と推定された。

さあ，こんなケース あなたなら どう防ぐ？？

現場の Question

:: 高齢者施設での服薬介護の現状は？

考え方の Point

●確実な服薬のために

2015年には埼玉県の「特別養護老人ホームいずみ熊谷」で痛ましい事故が起きた。介護職員が認知症の女性に血圧降下薬などを服用させるところを誤って，別入所者のパーキンソン病治療薬を飲ませてしまった。この女性は約1時間後に副作用とみられる嘔吐を繰り返して病院に運ばれ，3日後に誤嚥性肺炎により亡くなった。

亡くなった方はもちろんだが，誤投薬をしてしまった介護職員にとっても不幸な事例である。高齢者や，認知機能・理解力が低下している患者にとって，医師から処方された薬を確実に服用することは，時に大きな問題となる。

決められた服用時点に薬を飲まなければならないという認識や理解力が低下している場合，薬が服用時点ごとに分包されていたり，お薬カレンダーなどに収納されているだけでは，確実な服用にはつながらない。飲み忘れや取り違え，過剰に取り出しての服用が起こり得る。そのため，服薬管理は介護者が代行することが求められる。

●服薬介護が現場の負担に

大規模介護サービス事業者の株式会社ベストライフの協力のもと，神奈川県内と東京都町田市の合計34施設で意思決定権をもつ152名（職種：施設長，ケアマネジャー，看護師，介護職員）を対象に，「服薬介護に関するアンケート調査」を2016年12月に行った。回答は無記名で郵送調査法により行った。

その結果，患者の身体に直接触れる直接生活介助7種類（食事，入浴，排泄，外出，更衣，起床・就寝，服薬）のうち一番大変な介護は何か？という設問に対し，服薬介護との回答が最も多かった（有効回答者142名中38名）。

服薬介護の大変さ・負担感を問う設問では，有効回答者137名のうち約83％が「非常に大変」，「やや大変」と回答した。また，服薬介護（薬の管理，情報管理を含める）に携わる時間は，職員1名あたり平均88.2分／日だった。

調査結果から，介護施設に勤務するプロの介護集団をもってしても，服薬介

護は精神的な負担がかかる労働であるうえに，実際の労働時間のうえでも相当な負荷となっている現実がわかった．

● 患者，家族，介護者任せにしてよいのか

以上の結果について，同社の三浦昌子常務取締役に意見を求めたところ，介護職員のなかには，服薬介護について医療の範疇と捉え，苦手意識をもっている職員もいるそうで，運営側も現場の介護職員に対して日ごろから徹底した職員教育と厳重な安全管理を行い，服薬介護事故，特に誤投薬・誤配薬などを未然に防止しているとのことであった．

これらから考えられるのは，多くの介護現場では服薬厳守のために，服薬時刻に迫られながら少ない人員で，要介護者個々の介護度に合わせた服薬介護を行っている．万が一，服薬介護中に事故を起こせば，患者に健康被害を招いてしまうかもしれないという精神的圧迫のなか，戦々恐々としながら服薬介護を行っており，非常に厳しい仕事といえる．

このような現実を認識していない薬剤師は多い．患者の薬を調剤して，納品すれば仕事が完了したと思い，他人事になっている場合もある．服薬の現場を患者や家族，介護者任せにすればよいという問題ではない．

● 施設にも医療安全の考え方を

特に，高齢者介護施設や障害者施設，入院患者がいる病院などで，集団の介護を行っている場合，薬は1カ所にまとめて管理されている場合が多い．そのような場所では，1人の介護者が多くの患者の服薬介護を同時に行うため，他人の薬を飲ませてしまったり，本人の薬であっても服用時点を間違えて飲ませてしまうなど，誤配薬・誤投薬が起きるリスクが高い．

病院などの医療機関では，入院患者の本人確認のために投薬時のバーコード管理を導入している施設も増えているが，介護施設などでは，安全な介護のためとはいえ，患者にバーコードタグを付けて管理することに対し，社会的コンセンサスがまだまだ取れていないように思われる．

介護者不足の介護現場での配薬や投薬は，患者の顔をよく見知った，その施設での熟練介護者が行わないと問題が起こる可能性が高くなる．他人の薬を誤って服用させてしまうという事故を，どうしたら完全に防げるのか．どうしたら介護者の負担を減らせるのか．介護の分野にも医療安全という考え方を取

り入れ，IT技術などを駆使して，介護職員が現場で服薬介護を安全に，楽に行える社会を実現するために，薬剤師として積極的に提案すべきである。

○ 本事例では——

　メコバラミン錠はビタミンB_{12}製剤であり，水溶性ビタミンである。Aさんには薬や食品，化学物質などのアレルギーの既往歴はない。Aさんにとっての禁忌薬にも該当しない。

　総合的に判断すると，メコバラミン(500)1錠をAさんが服用してしまったとしても大きな健康被害は予見されない。しかし，これがコハク酸ソリフェナシン口腔内崩壊錠の誤服用だったなら，眼圧上昇などの副作用の発現の可能性があった。

○ 薬剤師として知っておきたいこと

●落薬事故はどうして起こるのか

　落薬とは，薬を落として失ってしまうことである。服用すべき薬が何種類かあるとき，薬を手のひらに出して一気に口の中に放り込もうとしたり，あるいは，分包紙から直接薬を飲もうとした場合など，薬が口に入り切らず，こぼれ落ちることがある。また，PTPシートから取り出す時に，弾みで薬がどこかへ飛んで行ってしまうこともある。

　これらはよく経験することだが，薬という小さくて軽い，丸い形状の物体を見失ってしまうと，どこへ行ったかわからなくなる。

　内服薬を自動錠剤散剤分包機で分包調剤する場合，分包紙の素材は，純正木材パルプとポリエチレン，あるいはセロファンとポリエチレンなどである。この分包紙は，健常人であれば薬を巧みに避けつつ，素手でちぎって開封し，薬を取り出し服用することができる。

　しかし，疾患や障害，高齢のために，手指に力が入らない人，視力や認知機能の低下がある人は，分包紙の素材の粘弾性も相まって開封は容易ではない。首尾よく分包紙を開封できても，分包紙の切り口の形状がまちまちになり，薬を落とさずに確実に口元へ運び，口腔内に落とし込むのは大変で，この一連の作業時に落薬を起こしやすい。

●落薬は誤配薬・誤投薬と同じ

　介護は，被介護者が自立した日常生活を営むことができるように，それぞれ

の能力に応じて行われなければならず，そのため服薬介護も画一的に行うことはできない。極論をいえば，患者の口に薬を入れるところまで介護者が全介助してしまえば，落薬事故は起こらないかもしれないが，そのような過剰介護は介護者を疲弊させてしまうだけである。心身の機能低下がみられる高齢者において，落薬事故の危険性は常に存在するということである。

1回分の薬を失い服薬できなかったことによる病状の悪化の懸念や，薬剤費の無駄，主治医に対処法の判断を仰ぐ場合の医師・患者（患者に代わる介護者）双方の手間など，落薬による問題は数々あるが，高齢者介護施設や障害者施設で起こる落薬には，1回分の薬を失ってしまうこと以上に重大な問題がある。

本事例のように，服薬介護中に介護者が見ているところで落薬が起きた場合は，"誰の"，"何のための治療の薬"が，"いつ・どこへ落ちてしまったのか"，"落ちた薬は回収できたのか"を把握しやすく，対処も比較的速やかに行われ，医師に指示を仰ぐこともでき，健康被害などを最小限にとどめられる可能性が高い。

しかし，介護者が知らないうちに落薬が起こり，服薬時刻が過ぎてから，施設の共用スペースの床や車椅子の座面などに落ちている薬が発見されると，いつ，誰が服用すべき薬だったのかがわからず，時間が経過してからでは対処が遅れ，リカバリーできなくなる。それに続くのは①患者の病状悪化，②患者を救急で受診させるなどのイレギュラーな仕事の発生，③介護者の服薬管理の責任の検討――など重大な問題であり，介護職員にとって落薬は重大な意味をもつ。その精神的負担感に多くの薬剤師は無関心だ。

さらに，認知機能や理解力が低下している患者が，落ちている他人の薬を見つけて飲んでしまうという事故が起きかねない。これは誤配薬・誤投薬と同じ重大な結果を招く。

○ 薬剤師として考えておきたいこと

高齢者への確実な服薬のために薬剤師が思い付く方法といえば，一包化調剤や粉砕調剤などである。確かにこれらの調剤には手間がかかり大変だが，それに苦心するだけで「仕事をしている」と言ってよいのだろうか。

誤配薬，誤投薬，落薬を防止するためにすべきことは何かを考えて提案することも大切である。参考までに実例を以下に挙げる。

> **例1** パーキンソン症状のある患者にアルサルミン内用液10% 10mLの分包品が処方されていた。患者の意向により後発医薬品を用意したが，10mL入りのポリエチレン容器に入った製剤だったため，仰向けでないと服用できず，体の揺れがある患者には不適当であった。

➡ 「服薬時の姿勢に対して不適当な包装や製剤ではないか？」，「ほかに提案できる包装や製剤はないか？」，「コップなどに移し替えないと服用できない製剤など，服薬介護の手間を増やしていないか？」という視点で製剤を選択する。

> **例2** 肺結核治療でリファンピシンカプセル（150）3カプセル1日1回 朝食後が処方された。

➡ 添付文書では，リファンピシンカプセルは原則として朝食前の空腹時投与だが，その根拠の一つに第一三共株式会社は「甲斐敬次郎，他：抗結核薬の吸収に及ぼす食事の影響．医薬ジャーナル，22（1）：113-117，1986」を挙げている。同剤は，食前投与に比べ食後投与ではT_{max}が2〜3時間遅延し，食前投与はC_{max}13.86±3.50μg/mL，AUC64.66±13.68μg・h/mLだが，食後投与ではC_{max}10.71±2.49μg/mL，AUC53.21±10.23μg・h/mLである。

➡ 念のため医師に服用時点を確認したところ，「高齢者介護施設に入居しているので，服薬介護の手間を削減するために，あえて朝食後の処方とした」との回答だった。

このように用法をできる限り少なくまとめられないかを考える。

　また，1日1回の服用であれば，なるべく介護職員の人数が充実している昼食後にまとめるということも考えられる。また，睡眠薬は絶対に飲むというこだわりをもつ患者も多い。そのような場合は，就寝前に用法をまとめるという手もある。医師と密な連携をとる必要がある。

> **例3** 拒薬する。

➡ 「薬はコップ1杯の水または白湯で服用する」のが常識と捉えて，介護の現場ではそれが足かせになっていることもある。高齢患者では，薬そのものよりも水を飲むことを嫌う場合も多い。その根底には，水は味がしなくて

嫌だ，あるいは飲水でトイレが近くなるのが嫌だという思いがある。

しかし，例えば漢方薬はリンゴジュースやココアなどのほうが飲みやすい。水以外の服薬用の飲料を薬剤師が責任をもって提案できれば，患者や介護者も「本当は水で飲まないといけないのだろうな」という不安や罪悪感を抱えずに，楽に服薬できる可能性がある。

| 例4 | ポリファーマシーという"医療問題"が，誰も介入しないまま放置され，そのまま"介護問題"に直結している。

➡ 医師と連携し，減薬や服用回数の簡素化が重要である。

▶ 何を提案したらよいかわからないときは

まずは介護施設の介護職員と向き合ってみよう。日ごろ服薬介護で困っていることを具体的に丁寧に聴き取り，どのようなことを求めているかニーズを知ろう。迷惑でなければ，食事の時間に合わせて訪問し，患者が実際に服薬する現場に立ち会わせてもらってもよいだろう。

どのような服薬の問題点があるのかを臨床から拾い上げて，解決策を思案し，説得力をもって行動し，経験値を積み上げていこう。

事例 22 在宅患者に褥瘡・皮膚潰瘍治療薬とドレッシング材が処方

処方内容

処方せん

1) ゲーベンクリーム	50g
1日1回	
2) 皮膚欠損用創傷被覆材	
皮下組織に至る創傷用　①標準型	
ハイドロサイト AD ジェントル　10cm×10cm	
（保険算定面積56.25cm^2）※	5枚
	（1cm^{2}当たり10円）※

※処方せんには記載されていない場合がある

患者情報

- 80歳，女性，系統萎縮症〔MSA：multiple system atrophy（2年前に診断された）〕

- 介護保険の要介護4，独り暮らし，他県に息子がいる（1カ月に1度は母親の様子をみに来たり，3カ月に1回の大学病院受診時は介助してくれる）。

- 約3カ月前，夜中にベッドから立ち上がろうとしたとき，手足に力が入らず転倒。緊急コールのボタンに手が届かず，翌日発見されるまで一晩中床で倒れたままだった。

- 緊急入院し2カ月前から在宅療養中。現在，独りでは立位・歩行が困難。日中はほぼベッドでの生活。リハビリを開始予定。

- ヘルパーが毎日，朝夕の1日2回訪問。訪問看護師の訪問もある。

- 定期的な体位変換あり。体圧分散マットの使用予定。

- 身長：156cm（推定），体重：44.4kg，BMI：18.1（推定）

- 検査結果：アルブミン：3.5g/dL，LDLコレステロール：163mg/dL，赤血球：324万個，ヘモグロビン：10.0g/dL，ヘマトクリット：31.5%，カリウム：2.8mEq/L（芍薬甘草湯服用によると考えられ，芍薬甘草湯は服用中止となっている）

- 褥瘡の状態（患者宅訪問前に，事前に往診した医師から入手）：皮下組織までの損傷あり。紅色の良好な創床が形成されてきてはいるものの，黄色壊死の部分も残っている状態。滲出液は減ってきている。赤色期に移行しつつあると考えている。わずかながら上皮化もみられる。

- 服用薬
  1) ネオドパストンL（100）　　　　3錠
     マグミット（330）　　　　　　　3錠
          1日3回　毎食後　14日分
  2) セレコックス（100）　　　　　　2錠
     ムコスタ（100）　　　　　　　　2錠
          1日2回　朝夕食後　14日分
  3) アモバン（7.5）　　　　　　　　1錠
          1日1回　寝る前　14日分

ある日，**在宅訪問**で…

 お尻のあたりに床ずれができたみたいです。2週間前の往診で先生が手当てしてくれて，それからはほぼ毎日，看護師さんが来て床ずれの処置をしてくれています。今日は先生が往診してくれたんですが，床ずれは良くなってきていると言われました。もう少し軟膏を塗ってから，パッドのようなものを当てるそうです。

さあ，このケースで，あなたなら **どうする？？**

現場の Question

:: 外用剤の作用と使用目的は？

○ 考え方のPoint

　褥瘡に対する処方せんを受けた場合，処方されている薬が，褥瘡の病変に応じた外用薬であるかを確認することが大切である。また，褥瘡については薬での治療だけでなく栄養面の評価と低栄養の場合の改善が重要となる。

●**外用剤の特性を十分に活かすための観察ポイント**

　褥瘡・創傷治療では，創の状態が時間とともに変化し，それまで効果を発揮していた外用剤も変更しなければならない場合がある。常に外用剤の特性を十分に活かせるように，創面の観察を継続することが重要となる。特に下記の点に注意して外用剤を変更するタイミングを見極める必要がある。

・壊死や感染の兆候が残っている状態で，次の段階の肉芽形成や上皮化を促す外用剤を使用すると，肉芽形成が促進されないばかりか，感染防御のために使用していた抗菌薬の効果が得られなくなり，残存する壊死組織から感染が誘発される可能性がある。

・逆に，壊死組織除去，感染制御目的の外用剤を漫然と使用し続けてもよくない。例えば，ゲーベンクリーム（スルファジアジン酸）は，緑膿菌などに効果があるが，肉芽形成を阻害する作用がある。また，ヨウ素製剤の抗菌薬はユーパスタコーワ軟膏（ポビドンヨード・白糖）を除き肉芽形成作用・上皮化促進作用はなく，滲出液を吸収する作用があるため，創が乾燥しやすくなり，湿潤環境をつくることが困難となり，創傷治癒が阻害されることにもなる。

・創傷の滲出液が少ない状態で吸水性基剤の外用剤を使用し続けると，創面の乾燥が進んで創傷治癒が阻害される。特に，ユーパスタコーワ軟膏は白糖を含み，肉芽形成作用もあり，創が整った場合に使用することもあるが，吸水作用が強いので，使用中は創が乾燥しすぎないよう注意する必要がある。

・逆に，滲出液が多すぎて創が過湿潤になっても創傷治癒は阻害される。滲出液の量を増加させる親水軟膏基剤を使用し続けると，創面の肉芽が浮腫状態となり治癒が遅れる。この場合は，親水性基剤〔ゲーベンクリーム，オルセノン軟膏（トレチノイントコフェノール）など〕から吸水作用のある水溶性基

剤（ユーパスタコーワ軟膏）に変更する必要がある。

● ドレッシング材の使い分け

　ドレッシング材は，日本褥瘡学会によると「創における湿潤環境形成を目的とした近代的な創傷被覆材をいい，従来のガーゼは除く」（褥瘡予防・管理ガイドライン）とされ，適切な湿潤環境を創面に形成するためには，それぞれの創状態に合わせた機能をもつドレッシング材を選ばなければならない。適切な湿潤環境を形成するというのは，滲出液をアセスメントし，ちょうど良い状態に保つことである。

　また，滲出液とは「上皮が欠損した創から滲みだす組織間液。蛋白に富み，創傷治療にかかわるさまざまな炎症細胞，サイトカイン，増殖因子などを含む」と定義されており，褥瘡・創傷ケアにおいて滲出液は，創底の乾燥を防ぐ，組織修復に関与する細胞の移動を助ける，細胞代謝に不可欠な栄養を補給する，免疫・成長因子の拡散を可能にする，壊死または損傷した組織の分解を促進する（自己融解促進）などの役割を果たしていると考えられている。

　しかし，深い褥瘡などの慢性期の創傷において，過剰な滲出液は創面を過湿潤させ感染の危険性を高めるとともに，多くの蛋白分解酵素を含み肉芽形成を妨げるため，創傷治療の遅延の原因にもなるとされている。滲出液の役割を活かしていくためには，滲出液を観察するとともに，患者の状態，創傷部位やその周辺の状態を把握し，ドレッシング材・外用剤の適切な選択と使用を行いケアしていく必要がある。

こんなときは──

提案1　ゲーベンクリームの特性を踏まえモニタリング

　処方されたゲーベンクリームの特性と，医師から示された褥瘡の状態から，まずはゲーベンクリームの使用で創面の感染を制御し，その後ドレッシング材で湿潤環境をつくり，褥瘡を治癒させることがうかがえる。

　ゲーベンクリームは，滲出液中に銀イオンを放出することで抗菌作用を発現するため，その効果が十分に発揮できる皮膚環境であるかをまず確認する。そのうえで基剤の補水作用により創が過湿潤となっていないか，肉芽が浮腫状で創周囲が浸軟*になって治癒を遅らせてはいないかなどを確認する。ゲーベンクリームで治療を継続している間はガーゼ交換時などに，薬効が適切に作用し

ているかをみるため，滲出液の量や壊死組織の性状，創周囲の皮膚の状態などに着目し観察する。

＊浸軟：皮膚の浸軟（ふやけ）とは，「組織，特に角質が水分を大量に吸収し白色に膨潤した状態。皮膚バリア機能が低下し，びらんや感染を生じやすい。褥瘡潰瘍の辺縁でしばしばみられる」と定義されており，褥瘡など創面の周囲で浸軟が起こると，創傷治癒の過程やその速度に影響するとされている。また，新たな皮膚の損傷の発生にもつながるとされている。この浸軟を起こさないよう外用剤やドレッシング材を適切に使用するとともに，その予防ケアも重要とされている。

提案2 ハイドロサイト AD ジェントルの特性を踏まえ湿潤環境をモニタリング

外用剤で創環境を整えたうえで，創の保護，湿潤環境の維持のためにドレッシング材の適応となる。このドレッシング材は，親水性の高いポリマー（ポリエチレングリコール）を含有し，滲出液をよりスピーディーに吸収し，創周囲の浸軟を防ぐ。創の湿潤環境を保ち，ドレッシングの溶解や残渣物を創面に残すことはなく，いったん吸い上げた滲出液は後戻りしないような工夫が施されている。また，創の接触面がシリコーンゲルのため肌に優しく，脆弱な皮膚にも使用できるという特性がある。

ドレッシング材が適切に使用され，創の上皮化・縮小が進んでいるかを観察する必要があるが，実際には，医師や訪問看護師が外用剤，ドレッシング材を用いて処置を行うため，薬剤師は患者の状態を医師や看護師と情報共有しながら，また，処置の際には薬剤師も同行し，外用剤やドレッシング材の効果を確認，検討していく必要がある。

押さえておこう

褥瘡治療は外用剤の特性と湿潤環境を踏まえて

たとえば，こんな 服薬指導

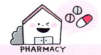

塗り薬は菌を抑え，床ずれが治るのを助けます。塗り薬でしっかり菌を抑えてから，床ずれが正常な皮膚に戻るようにドレッシング材というパッドを当てます。塗り薬の治療が終わったらパッドを貼りますが，パッドは毎日交換するのではなく，皮膚の状態をみながら数日間は貼ったままにしておきます。
食事は，どの程度とれていますか。褥瘡を治すには栄養もとても重要です。高エネルギー・高蛋白のサプリメントで補う方法もありますから，先生に相談してみますね。

 褥瘡とは

褥瘡は，骨の突出部に圧が加わり，その部位や周辺の血管が破綻し，虚血が起こるため，酸素と栄養素が皮膚に届かなくなり，皮膚が壊死することが主な原因であるといわれている。仙骨部分の褥瘡は発見しやすいが，踵や後頭部は見逃しやすいので注意が必要である。

しかし，褥瘡の成因は，単に皮膚に圧力が加わり，虚血状態になるため発生するという単純なものではなく，基礎疾患や，皮膚の生理的な低下，栄養状態など，何らかの創傷治療を阻害する因子により治癒の働きが弱くなった状態において発症すると考えられている。

高齢者では皮膚が脆弱となり，わずかな外力によっても皮内出血が生じたり，表皮の剥離が起こる。また，皮脂分泌や天然保湿因子の減少などにより皮膚のバリア機能が低下する。さらに，真皮の萎縮やクッションの役割となる脂肪組織の減少も褥瘡発症の要因となる。例えば，糖尿病で血糖がコントロールされていないと皮膚の代謝が悪く，末梢の循環血液量が減少しているため，傷の治癒に時間がかかると考えられる。基礎疾患の適切な管理も重要となる。

また，褥瘡は全身疾患ととらえ，局所的要因はもちろん，患者の栄養状態など全身的要因をも考慮し治療を進める必要がある。さらに，高齢者は褥瘡から感染症を引き起こしていても発熱しない場合が多いため，いつもと違う様子がないかといった観察が重要となる。

解説 外用剤の基剤による機能的分類

　皮膚潰瘍の治療においては，創の適切な湿潤環境が必須で，創面が湿潤しすぎても乾きすぎても治りにくいとされている。したがって褥瘡など創傷の治療では，上皮（表皮）が欠損し外用剤が直接創面に接することから，湿潤状態に影響を与える基剤の選択が重要となる。つまり，外用剤の基剤と滲出液の関係を考慮することが必要となる。

　外用剤は主薬と基剤の組み合わせでできており，褥瘡・創傷治療においては，創の滲出液の量と基剤の特性である「保湿性」，「補水性」，「吸水性」を考慮しながら外用剤を選択する。

　「吸水性」では滲出液の増加による過剰な湿潤状態を基剤の吸収作用により下げる効果，「補水性」では滲出液の減少による不足した湿潤状態を基剤に含まれる水分の補水作用によって引き上げる効果，「保湿性」では創面を油分で被うことにより水分の蒸散を防ぎ創面保護する効果が，それぞれ期待できる。

　基剤には疎水性基剤と親水性基剤があり，親水性基剤はさらに乳剤性基剤と水溶性基剤に分けられる。乳剤性基剤はさらに水中油型（O/W 型），油中水型（W/O 型）がある。

①疎水性基剤

　疎水性基剤は，ワセリンやプラスチベースなどのいわゆる油脂性基剤であり「保湿性」に優れている。この基剤は主に皮膚表面のみに作用し，薬物の浸透性は低く吸水性はほとんどないが，皮膚保護作用，柔軟作用，痂疲軟化脱落作用などに優れ，刺激性は低い。また，特徴として，紅斑，丘疹，水疱，びらん，潰瘍など，どんな性状の皮疹にも使用でき適応範囲が広いことが挙げられる。油脂性基剤の軟膏剤でも，界面活性剤などの添加剤により水分を保有することは可能である。一方で，分泌液などの水分を吸収しにくく，貯留し汚染源となることもある。

②親水性基剤

・乳剤性基剤

　乳剤性基剤は油脂を乳化して水分と混合したもので，水分が多いものを水中油型（O/W 型），油分が多いものを油中水型（W/O 型）と呼ぶ。主薬との配合性が良く，経皮吸収性に優れている。

　水中油型（O/W 型）は，創面に接する成分は水性成分で滲出液と混ざり合う。滲出液の少ない乾燥した創面に塗布すると「補水性」が期待でき，創面に湿潤環境を提供することができる。一方，滲出液の多い創面に対しては，逆に水分が過剰の湿潤過多となるため，浸軟しないよう注意が必要である。また，皮膚刺激性がみられるた

め，びらん，水疱，潰瘍などへの使用は好ましくないとされている。

一方，油中水型（W/O型）は，連続層が油脂性基剤であることが多く，含有する水分が少なく補水作用は弱い。疎水性基剤と同様に保湿，保護作用を有し，滲出が適正な創に用いられることが多い。

・水溶性基剤

水溶性基剤としては，マクロゴール（ポリエチレングリコール）が代表的である。マクロゴールは水に溶けて浸透圧を生じ，この浸透圧の作用で滲出液を除去し，湿潤環境を提供する。高い「吸水性」が特徴である。このため滲出液の多い創面には適しているが，滲出液が少なくなった場合には創が過乾燥とならないよう注意が必要である。また，主薬の溶解性や混合性に優れているが，浸透性はなく，主薬の経皮吸収性は低いとされている。水で洗い流せ，伸びは温度によりほとんど影響されない。しかし，水で簡単に洗い流せる反面，水を吸うと基剤が溶け出して流れてしまうため，ガーゼを併用する必要がある。

一般的に，滲出液の少ないときは水分を含んだ乳剤性基剤を，多いときは水分をよく吸収する水溶性基剤を用いるのが基本である。油脂性基剤はどのような創面にも使用できる。ただし，オルセノン軟膏やリフラップ軟膏（リゾチーム塩酸塩）のように，商品名が「軟膏」でも油脂性基剤ではなく乳剤性基剤のものがあるので，基剤をきちんと把握しておく必要がある。

 褥瘡の評価のためのツール

① DESIGN-R

褥瘡は急性期と慢性期に分けられ，慢性期はさらに，真皮までの損傷で比較的速やかに治る「創底が浅い褥瘡」と，皮下組織を超える「創底が深い褥瘡」に分類できる。創の深さによって治癒過程が異なり，その対応が異なるため，創底の「浅い」，「深い」を判断することが重要とされている。

褥瘡の状態を適切に評価する方法としては，日本褥瘡学会が提唱するDESIGN-Rという評価ツールがある。褥瘡の病態を深さ（D），滲出液（E），大きさ（S），炎症・感染症（I），肉芽組織（G），壊死組織（N），ポケット（P）で評価する。重症度分類と経過評価があり，重症度が軽度の場合はアルファベットの小文字で，重度の場合は大文字で表す。また，経過評価は各項目を点数で評価し，合計点数が大きいほど重症度が高いと判断する〔ただし，深さ（D）の得点は合計点には加えない〕。

DESIGN-R

Depth 深さ 創内の一番深い部分で評価し、改善に伴い創底が浅くなった場合、これと相応の深さとして評価する					
d	0	皮膚損傷・発赤なし	D	3	皮下組織までの損傷
	1	持続する発赤		4	皮下組織を越える損傷
	2	真皮までの損傷		5	関節腔、体腔に至る損傷
				U	深さ判定が不能の場合

Exudate 滲出液					
e	0	なし	E	6	多量：1日2回以上のドレッシング交換を要する
	1	少量：毎日のドレッシング交換を要しない			
	3	中等量：1日1回のドレッシング交換を要する			

Size 大きさ 皮膚損傷範囲を測定：[長径(cm)×長径と直交する最大径(cm)]					
s	0	皮膚損傷なし	S	15	100以上
	3	4未満			
	6	4以上16未満			
	8	16以上36未満			
	9	36以上64未満			
	12	64以上100未満			

Inflammation/Infection 炎症/感染					
i	0	局所の炎症徴候なし	I	3	局所の明らかな感染徴候あり（炎症徴候、膿、悪臭など）
	1	局所の炎症徴候あり（創周囲の発赤、腫脹、熱感、疼痛）		9	全身的影響あり（発熱など）

Granulation tissue 肉芽組織					
g	0	治癒あるいは創が浅いため肉芽形成の評価ができない	G	4	良性肉芽が、創面の10%以上50%未満を占める
	1	良性肉芽が創面の90%以上を占める		5	良性肉芽が、創面の10%未満を占める
	3	良性肉芽が創面の50%以上90%未満を占める		6	良性肉芽が全く形成されていない

Necrotic tissue 壊死組織 混在している場合は全体的に多い病態評価する					
n	0	壊死組織なし	N	3	柔らかい壊死組織あり
				6	硬く厚い密着した壊死組織あり

Pocket ポケット 毎回同じ体位で、ポケット全周（潰瘍面も含め）[長径(cm)×短径(cm)]から潰瘍の大きさを差し引いたもの					
p	0	ポケットなし	P	6	4未満
				9	4以上16未満
				12	16以上36未満
				24	36以上

（日本褥瘡学会ホームページ　http://www.jspu.org/jpn/member/pdf/design-r.pdf）

② TIMEの理論

　深い褥瘡などの慢性期では，創傷がなかなか正常な治癒の方向に進まずに停滞し，治りにくい状態となっていることが多い。この治りにくい創傷を治療に反応する創傷に変えていくことを創傷環境調整（Wound Bed Preparation）という。治癒を阻害している要因は何かを判断し，最優先の阻害因子を排除するために有効な治療方法を決定する。

　この阻害因子をT（壊死組織・活性のない組織の状態），I（感染または炎症の状態），M（湿潤の不均衡），E（創辺縁の表皮進展不良および表皮の巻き込みの状態）の4つに分け問題点を抽出する評価法がTIMEである。TIMEの理論を用いる場合，治療の優先順位はT → I → M → Eの順で，これに基づき適切に治療を進めていくことが深い創の治癒に重要とされている。

　これらの評価ツールの用い方としては，DESIGN-Rで正しく褥瘡をアセスメントし，TIMEの理論で臨床的介入を検討するのが理想的であるとされている。

③創面の色調による分類

　創面の治癒経過とともに創の色調が変わるため，この色調を褥瘡の治癒経過を知る目安とするものである。この分類は外用剤の選択に応用しやすいため，薬剤師はよく理解し，適切な薬剤使用に活かしたい。

創の深さに応じた外用剤の使用

①浅い創

　基底細胞（毛包）が残っている真皮までの「浅い創」であれば，創縁や毛包の周囲から細胞の遊走が起こり，上皮化が進み皮膚は再生しやすい。つまり，創面の再生治癒が可能となる。この時期の治療では，創面の保護と湿潤環境の維持が重要とされている。

　したがって，十分な皮膚の観察を行いながら，外用剤は白色ワセリン，酸化亜鉛（亜鉛華軟膏），アズノール軟膏（ジメチルイソプロピルアズレン）など，創面保護効果が高い油脂性基剤の軟膏が用いられる。さらに，浅い潰瘍などで真皮の肉芽形成や上皮化が目的の場合は，アクトシン軟膏（ブクラデシンナトリウム）やプロスタンディン軟膏（アルプロスタジルアルファデクス）などを使用する。この際に滲出液が多めであれば親水性の水溶性基剤をもつアクトシン軟膏が，少なければプロスタンディン軟膏が適している。感染を疑う所見がある場合は，感染制御を目的にゲーベ

ンクリーム（スルファジアジン銀）などを用いる。

②深い創

　皮下組織を越える「深い創」の場合，欠損部分が肉芽組織で再構築された後に創縁から上皮化が進む瘢痕治癒のプロセスがみられる。このため，まずは創傷治癒を妨げる要因となる壊死組織や感染などを解消し，その後の治療を進める必要がある。

　TIME理論で褥瘡を評価し治療を行う場合，前半のT（壊死組織の除去），I（感染のコントロール）の時期は褥瘡の状態も悪く，滲出液が増加し，頻回な洗浄を必要とすることが多いため，これらの状態を改善する作用をもつ外用剤を用いる。後半はM（湿潤環境の維持を図る），E（表皮化への工夫を行う）で，赤色の肉芽が主体の創傷になるので，適切な湿潤環境を維持し，良好な肉芽を形成し，上皮化を促進することになる。これがMoist Wound Healingである。これらの時期は，頻回な洗浄も不要となり，滲出液の状況に合わせてドレッシング材の使用で褥瘡治療を行うことも多い。

　創面の色調による分類では，TIMEのTとIの段階が，黒色期，黄色期，MとEの段階が赤色期，白色期に相当すると考えられる。黒色期と黄色期では壊死組織の除去と感染制御が，赤色期と白色期では肉芽形成・上皮化促進が，それぞれの主たる治療目的となる。

　黒色期は黒色の壊死組織が創面を覆っている段階で，壊死組織の除去が重要である。黄色期は黒色壊死組織が除かれてはいるものの，黄色壊死組織は残存し，不良の肉芽がみられる段階であり，感染に注意しながら残りの壊死組織を除去するとともに，次の治癒段階である肉芽形成を促進させることも必要となる。赤色期は壊死組織が除去され，鮮紅色の良性の肉芽ができた段階で，肉芽形成を促進させることが重要である。白色期は上皮化が進み創面は収縮していく過程で創周囲が白色となる段階で，上皮化を促進していくことが重要である。

　これらの褥瘡の治癒過程を踏まえ，滲出液の量から基剤の種類，主たる治療目的から主薬の機能を選択して組み合わせることにより，最適な外用剤の選択が可能となる。

解説　壊死組織除去作用・抗菌作用をもつ薬剤の使い分け

①黒色期（TIME の T に相当）

　壊死組織の除去が主な目的となる。この時期は，外科的デブリードマンを選択することも多い。デブリードマンとは感染・壊死した組織を除去することで，ドレッシング材や薬剤を用いて自己融解を促す方法，機械的方法，化学的方法，外科的方法，生物学的方法，ハイドロサージェリーシステムによる方法などがある。

　外用剤によるデブリードマンには，主にブロメライン軟膏（ブロメライン），ゲーベンクリーム（スルファジアジン銀），カデックス軟膏（カデキソマー・ヨウ素）が用いられる。ブロメライン軟膏は蛋白質分解酵素であるブロメラインが少しずつ壊死組織を分解，除去する。水分を吸収するマクロゴール基剤であるため，壊死組織がある滲出液の多い創に適している。正常皮膚に接触すると刺激が強く，発赤や疼痛を生じるので，周囲の正常皮膚にはワセリンを塗布しておく。

　自己融解の促進や外科的デブリードマンを進めやすくすることを目的に，ゲーベンクリームが用いられる。この場合は主薬の作用ではなく，乳剤性基剤が含有する水分を壊死組織に補水し軟化させることにより自己融解が進み，壊死組織の除去が促進される。また，主薬には抗菌作用があるため，感染制御も可能となる。補水するため，乾燥した壊死組織が適応となる。

　カデックス軟膏は，主薬のカデキソマーが壊死組織を除去し，基剤のデキストリンポリマーが滲出液の多い創面で膿，滲出液，細菌などを吸収・吸着する。洗浄により壊死組織も基剤も洗い流せるという効果が期待できる。

②黄色期（TIME の I, 部分的に M にも相当）

　この時期は十分な洗浄に加え，感染に強い外用剤を使用することが多い。滲出液の量も多いため，基剤の吸水力が重要である。

　甲状腺疾患やヨードアレルギーの問題がなければ，吸水力とヨウ素の抗菌作用が期待できるヨウ素製剤を使用する。ヨウ素製剤は，ヨウ素の抗菌作用により感染に強く，基剤はいずれも親水性のマクロゴールであるため滲出液を吸収する作用が高い。

　さらに，ユーパスタコーワ軟膏（ポビドンヨード・白糖）では，白糖の高浸透圧作用による吸収能があり，カデックス軟膏ではデキストリンポリマービーズにより，ヨードコート軟膏（ヨウ素）では添加物のセルロース誘導体により吸収能がある。ただし，ユーパスタコーワ軟膏には水分保持作用はないが，カデックス軟膏，ヨードコート軟膏では吸水性よりも水分保持性が高くなる傾向にあり，滲出液の量によってはこの水分保持性が浮腫をもたらすことがあるので注意が必要である。

滲出液の量がそれほど多くない場合は，ゲーベンクリームを使用する。含有する銀が細菌の細胞膜，細胞壁に作用して抗菌作用を発現させるため，この時期の感染が疑われる創面に使用できる。MRSAを含む黄色ブドウ球菌のバイオフィルム形成を抑制する効果もあるとされている。滲出液の多い創では過湿潤状態となるため注意が必要である。

③赤色期，白色期（TIME の M，E に相当）

　赤色期は肉芽形成促進薬で治癒を加速させ，白色期は肉芽組織が成熟し，創の収縮が起こり周囲からの上皮化が進むため，表皮細胞に作用する薬剤を使用する。この時期も常に創の湿潤状態を観察する必要がある。

　肉芽形成促進作用を有する薬剤は多いが，それらの使い分けとしては，例えば，滲出液が少ない場合は，創の保護・保湿作用をもつ油脂性のプラスチベースを基剤とし，上皮化促進作用もあるプロスタンディン軟膏を，創が乾燥しているときは，水分含有量の多い水中油型乳剤性基剤のオルセノン軟膏を用いる。逆に滲出液が多い，あるいは肉芽が浮腫状のときは，吸水性の高いマクロゴール基剤で，上皮化促進作用ももつアクトシン軟膏を用いる。創の湿潤環境が整っていれば，フィブラストスプレー（トラフェルミン）を用いることもできるが，基剤がスプレーのため，単独では湿潤環境の維持ができず，別の外用剤やドレッシング材を必要とする場合がある。

解説　創傷被覆材（ドレッシング材）の種類と特徴

　ドレッシング材を用いる場合，湿潤環境療法（moist wound healing）が基本的な治療法となる。ドレッシング材は創部の保護，湿潤環境の維持（痂皮形成の抑制，滲出液の保持，細胞の活性化，壊死組織の自己融解に働き治癒促進に有効），疼痛緩和（ドレッシング材には創部の痛みを除去する効果はないが，創面を適切な湿潤環境に保つことにより疼痛が緩和される）などを目的に多種多様なものがあるが，機能的な分類を覚えておくとよい。主に4つの機能によって分類されている。

①ハイドロコロイド：創面を閉鎖し創面に湿潤環境を形成

　粘着性のドレッシング材が創面周囲の皮膚に密着し，創面を閉鎖環境のもとに湿潤環境とする。過剰な滲出液を吸収する機能はないため，滲出液の多い創には適さない。一般的にびらん，浅い潰瘍，滲出液の少ない潰瘍に用いる。

②ハイドロジェル：乾燥した創を湿潤

　乾燥した壊死組織に覆われている創などに対して，水分によって軟化させ，自己融解を促す機能がある。一般的に壊死組織を伴う潰瘍，滲出液の少ない潰瘍に用いる。

③アルギン酸塩（銀含有製材も含む），ハイドロファイバー（銀含有製材も含む），ハイドロポリマー，ポリウレタンフォーム，キチン：滲出液を吸収し保持

　余分な滲出液を貯留させないように，創面の滲出液を吸収する。吸収力に優れ，かつ滲出液を保持し，湿潤環境を保つ。一般的に滲出液の多い潰瘍，疼痛を伴う潰瘍，感染・炎症を伴う潰瘍に用いる。

④その他；ポリウレタンフォーム，ソフトシリコン：疼痛緩和が目的（保険償還なし）

　日本で発売されているドレッシング材には疼痛を緩和する効用はないが，粘着部をシリコンにすることで角層を傷めず，痛みを最小限にするドレッシング材が発売されている。疼痛だけでなく，脆弱な皮膚にも安心して使用できる。

 ドレッシング材使用時の留意点

　創の湿潤環境は治癒過程を促進する反面，細菌にとって増殖しやすい環境でもあるため，感染創には原則としてドレッシング材を使用せず，ドレナージ，壊死組織の除去，創の毎日の洗浄，抗菌作用のある外用剤の使用などを優先させる必要がある。

　また，ドレッシング材を使用することで，創の処置を毎日行わずに済むことは，患者や介護者の負担軽減となるため，利点の一つではある。しかし，褥瘡では，創の状態や滲出液の量を観察・アセスメントし，貼付期間を適切に判断する必要がある。肉眼で創面に潤いがあり，周囲の皮膚は浸軟していない状態が，良好な湿潤環境を保持できている状態の目安となっている。さらに，ドレッシング材を貼付する皮膚が健常な状態でないと，創周囲の皮膚に真菌症などの皮膚感染を発症・悪化させる可能性があるので，使用前には貼付する皮膚面をよく観察することも大切である。

皮膚欠損用創傷被覆材の提供

　皮膚欠損用創傷被覆材は，院外処方で支給できる特定保険医療材料であり，以下のように定められている。

〈保険取り扱い上の目的〉
　真皮以上の深度を有する皮膚欠損部位に対して創傷治癒の促進，創傷面保護及び疼痛軽減を目的として使用するものであること。

〈保険取り扱い上の機能区分〉
　構造及び使用目的により，真皮に至る創傷用，皮下組織に至る創傷用（標準型，異形型）及び筋・骨に至る創傷用の合計4区分に区分する。

〈保険取り扱いの留意点（保険供給するための条件）〉
（ア）本材料は医師が在宅療養指導管理料を算定している場合であって，在宅での療養を行っている通院困難な患者のうち，皮下組織に至る褥瘡（筋肉，骨等に至る褥瘡を含む。）（DESIGN-R分類 D3：皮下組織までの損傷，D4：皮下組織を超える損傷及びD5：関節腔，体腔に至る損傷）を有する患者の当該褥瘡に対して使用した場合，又は在宅難治性皮膚疾患処置指導管理料を算定している患者に対して使用した場合に限り算定できる。
（イ）皮膚欠損用創傷被覆材について，同一の部位に対し複数の創傷被覆材を用いた場合は，主たるもののみ算定する。
（ウ）在宅難治性皮膚疾患処置指導管理料を算定している患者以外に対して使用する場合は，いずれも原則として3週間を限度として算定する。それ以上の期間において算定が必要な場合には，摘要欄に詳細な理由を記載する。

　つまり，ドレッシング材は保険償還上4区分されているが，院外処方せんで使用できるドレッシング材は，真皮に至る創傷（浅い褥瘡）用は含まず，皮下組織に至る創傷（深い褥瘡）用が対象となる。

　真皮に至る創傷用は，医療機関から処置などのために在宅療養患者に使用される，または，主治医の指示書に基づき訪問看護師などがドレッシング材を用いた処置を実施する場合に医療機関から保険請求できる。

（参考：医科の在宅医療関連行為）
・在宅難治性皮膚疾患処置指導管理料：皮膚科または形成外科の医師が，表皮水疱症または水疱型先天性魚鱗様紅皮症の患者に対し，水疱・びらん・潰瘍等の皮膚病変に関する指導管理を行った場合に算定する。
　　適応疾患：表皮水疱症，水疱型先天性魚鱗様紅皮症

栄養状態の評価

　褥瘡は，皮膚という部分的な要因だけでなく，低栄養という全身的な要因もその治癒を遷延させる。低栄養とは，栄養素の摂取が生体の必要量より少ないときに起こる体の状態であり，そのなかでも特に，蛋白質とエネルギーが十分に摂れていない状態を蛋白質・エネルギー低栄養状態（protein-energy malnutrition；PEM）という。

　高齢者ではPEMが問題となっており，寝たきりの人はその割合が高いといわれている。PEMでは生体は脂肪組織が減少し，筋蛋白質の異化亢進が進み，筋委縮が起き，そのため骨の突出が顕著となる。さらに，組織の浮腫を招くことにより皮膚が傷つきやすくなり，治癒が遷延するとされている。

　PEMの評価で基本となるのは，食事状況，体重減少率，血清アルブミン値などであり，患者の栄養状態を把握することは褥瘡治療に欠かせない視点であるといえる。本事例は検査結果から，体の状態が低栄養状態に傾きつつあることがうかがえる。褥瘡を遷延化させないためにも，栄養士による栄養指導などについて適切な時期の介入を検討し，患者の全身管理を行う必要がある。

 皮膚欠損用創傷被覆材の処方せんの記載方法

　在宅患者へ皮膚欠損用創傷被覆材を処方せんにより供給する条件は前述の通りであるため，以下の例のようになる。

> 例：DESIGN-R分類D3の褥瘡をもつ患者に対し，在宅寝たきり患者処置指導管理料を算定し，ハイドロサイドライフ　12.9cm×12.9cm（保険算定面積7.6cm×7.6cm＝57.76cm^2）を3週間分として10枚処方する場合
> Rp　ハイドロサイドライフ　12.9cm×12.9cm（保険算定面積57.76cm^2）
>
> 　　　　　　　　　　　　　　　　　　　　　　　　　　　　　　　　　　10枚

（スミス・アンド・ネフュー ウンドマネジメント株式会社資料より）

・保険算定可能な面積はパッド部分のみが対象となり，製品の外箱または添付文書に表示されている。処方せんに記載してもらうとよい。
・ハイドロサイドライフは皮膚欠損用創傷被覆材の皮下組織に至る創傷用（標準型）であり，1cm^{2}当たり10円となる。
・皮膚欠損用創傷被覆材は，インスリン製剤と注射針のような医薬品とのセット処方ではなく，皮膚欠損用創傷被覆材のみでも処方できる。

事例 23 　国試問題の正解と現場で求められる正解

❖ 第102薬剤師国家試験問題 問204 より

75歳男性。体重70kg。脳梗塞により右半身の麻痺があり，処方1の薬剤を服用していた。その後，嚥下機能が低下し誤嚥性肺炎を起こし入院したが，刻み食を食べることができるまでに回復した。血圧の上昇が認められたため，退院時に処方2が追加され，介護者が以下の処方箋を持って薬局を訪れた。

（処方1）
アスピリン腸溶錠 100mg　　　　　　　　1回1錠（1日1錠）粉砕
アラセプリル錠 25mg　　　　　　　　　　1回1錠（1日1錠）粉砕
ランソプラゾール口腔内崩壊錠15mg　　　1回1錠（1日1錠）
　　1日1回 朝食後 14日分
（処方2）
ニフェジピン腸溶細粒2% 0.5g　　　　　　1回1包（1日2包）
　　　　　　　　　　　　　　　　　　　　1日2回　朝夕食後　14日分

問
薬剤師の対応として，適切なのはどれか。2つ選べ。
1　腸溶錠の粉砕指示があるので処方医に疑義照会をする。
2　アスピリン腸溶錠は解熱鎮痛を目的として処方されていると説明する。
3　グレープフルーツジュースは服用時でなければ飲んでも構わないと説明する。
4　胃潰瘍又は十二指腸潰瘍の既往の有無を確認する。
5　めまいが現れたら直ちにニフェジピンの服用を中止するように説明する。

ある日，**調剤室**で…

 薬剤師A: 薬剤師の国試問題って，ずいぶん現場に近いものになってきたね。

 薬剤師B: そうなんですよ。この問題の正解は1と4ですよね。このくらいの確認は，きちんとできなくてはいませんよね。

 薬剤師A: 確かにね。でも，これはあくまでも試験として対応の正誤を問うもので，現場では，これだけで対応できると思ってはいけないよ。試験では出し切れなかった問題点を薬剤師としてどれだけ見つけられるか考えることも大切だよ。

 薬剤師B: えっ！　これくらいでいいんじゃ…。

さあ，このケースで，あなたなら **どうする？？**

現場の Question

:・試験問題の例のような状況で，現場の薬剤師に求められる視点は？

考え方のPoint

● アスピリンの選択は正しいか

　患者は脳梗塞ということで，血小板凝集抑制効果を期待して低用量アスピリンが処方されている。血栓の形成には血小板凝集と血液凝固能の亢進が関与する。脳梗塞に対しても，心房細動などによる塞栓性脳梗塞であれば，使用されるのは抗凝固薬であり，アスピリンではない。どのような処方の履歴があったかを確認することも大切である。

　心房細動による脳梗塞の場合，入院当初はDOAC（直接経口抗血栓薬：direct oral anticoagulant）が使用され，リハビリ病院に転院すると安価なワルファリンに変更され，外来で通院するようになると，ワルファリンの管理の煩雑さや出血リスクを回避したいとの思いからか，アスピリンに変更されることがあるので，注意が必要である。まず薬剤師として最初に考えたいのは，アスピリンでよいかである。

● 胃腸障害への対策

　アスピリンの処方が適正であれば，次に考えたいのが胃腸障害である。低用量アスピリンの投与にあたって，特に注意するのが出血性潰瘍である。他のNSAIDsによる消化性潰瘍と同様，低用量アスピリンによる潰瘍も自覚症状に乏しく，突然の消化管出血により発見されることが多い。低用量だからといって潰瘍発生の危険性が低いということはなく，最近は，その使用量の増加を背景に，発症件数の増加が指摘されている。

　アスピリンによる出血性潰瘍の危険を増大させる因子としては，消化性潰瘍・出血の既往に加えて，高齢，他のNSAIDsや副腎皮質ステロイド薬，抗凝血薬の併用などが指摘されており，出血性潰瘍を予防するためには，これらの要因に注意を払い，対応を進める必要がある。

　NSAIDsによる潰瘍治癒後の再発予防については，プロスタグランジン製剤，プロトンポンプインヒビター（PPI），高用量のH_2遮断薬（ファモチジン80mg/日）に関して有効とするエビデンスがある。

● 口腔ケアと食事への配慮

　患者は誤嚥性肺炎で入院していたが，うまく嚥下できるようになったとの情報から考えるべきことは，まず口腔ケアの大切さである。歯磨きの徹底，義歯の手入れ，歯周病の治療などがきちんとなされているかを確認し，誤嚥性肺炎の予防に努めることが重要である。

　処方1にはACE阻害薬があり，これは嚥下反射・咳反射を担う内因性物質のサブスタンスPを増加させるため，誤嚥性肺炎の予防につながる。しかし，処方2で追加になったニフェジピンはカルシウム拮抗薬で，胃食道下部括約部の圧を弱くすることから，食べたものが逆流しやすくなる可能性がある。したがって，胃の中のものが逆流しにくい体位をとることが大切で，できるだけ頭位を高く保つように説明することも重要である。

　特に，PPIが処方されているため，薬剤の胃酸抑制作用により胃内pHが上昇し，胃内の細菌定着率が高まり，腸内細菌叢が撹乱されることに対する注意が必要である。その意味でも口腔ケアは重要となる。米国ではPPIがOTC薬としても販売されており，FDAより2012年2月，PPIとクロストリジウム・ディフィシル関連下痢症（Clostridium Difficile Associated Diarrhea；CDAD）に関する安全性情報が発表され，広く注意が喚起されている。口腔ケアとともに便の状態の観察も重要である。

　そのほか，刻み食としてどのようなものを食べているのかを確認し，低栄養は深刻な問題であることから，高齢者に向けた嚥下困難者用の食品や給食の紹介なども薬剤師として介入したい点である。

こんなことを考えてほしい

薬剤師A：薬剤師国試では，薬について最低限知っていなければならないことが出題されるけれど，それだけで十分ではないことを知っておいてね。

薬剤師B：確かに，目の前の患者さんを考えれば，いろいろな視点が求められますね。一人ひとりの患者さんに真剣に向き合って頑張ります。

平成29年6月9日に閣議決定された「経済財政運営と改革の基本方針2017〜人材への投資を通じた生産性向上〜」では，社会保障の項目のなかに「調剤報酬については，薬剤の調製などの対物業務に係る評価の適正化を行うとともに，在宅訪問や残薬解消などの対人業務を重視した評価を，薬局の機能分化の在り方を含め検討する」との記載がある。

　対人業務とは，いったい何だろうか。在宅訪問したとき，胃の中のものが逆流しにくい体位をとるにはどうしたらよいかなど，具体的に提案できる，患者に寄り添える薬剤師が今，地域に求められている。

付録

この薬が処方されたら，
この視点はもっておこう！

リチウムとの相互作用が
添付文書に記載されている薬剤

C型慢性肝炎治療薬（内服薬）

重篤な腎障害時の禁忌薬

過活動膀胱治療薬，神経因性膀胱治療薬，腹圧性尿失禁治療薬

経口糖尿病治療薬一覧

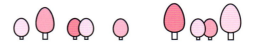

この薬が処方されたら，この視点はもっておこう！

1枚の処方せん——。薬剤師はそこに記載された薬剤を見て，疑義照会が必要か，どのような説明が患者に必要かをわずか数分の間に判断しなければならない。

そこで，21の薬剤について思い浮かべる特徴などを新人薬剤師に書きあげてもらった。その記載内容をみると，薬の作用について，特にどのような受容

医薬品名	処方せん応需の時に思い浮かべたい内容
ロサルタンカリウム	・ARB：アンジオテンシンⅡタイプ1受容体（AT1R）拮抗作用。レニン-アンジオテンシン-アルドステロン系抑制（全身，組織）。降圧作用（適応：高血圧） ・臓器保護作用：腎臓（適応：高血圧・蛋白尿を伴う2型糖尿病における糖尿病性腎症），心臓など ・心血管病などのリスク軽減，長期予後改善：脳卒中，冠動脈疾患，心不全，糖尿病 ・血清尿酸値低下作用 ・主な副作用：過度の血圧低下，高カリウム血症，低血糖 ・未変化体，活性代謝物が作用に関与 ・ACE阻害薬との違い：キマーゼにより産生されるアンジオテンシンⅡにも作用。ブラジキニンへの影響小。咳の副作用少。
ピオグリタゾン塩酸塩	・インスリン抵抗性改善薬：血糖改善作用，2型糖尿病に適用 ・末梢（筋肉組織，脂肪組織）作用：糖の取り込みおよび糖の利用促進，肥満 ・肝臓での作用：糖の放出抑制 ・アディポネクチン上昇作用：脂肪細胞の質の改善 ・主な副作用：心不全の増悪，発症，浮腫，肝機能障害，貧血など ・ほかの糖尿病用薬との併用による低血糖 ・性別を確認： 　女性⇒浮腫の副作用の発現・骨折リスクの上昇 　男性⇒膀胱がんリスクの上昇については否定的な報告のほうが多くなってきているが注意
シタグリプチンリン酸塩水和物	・DPP-4阻害作用：血糖改善作用，2型糖尿病に適用 ・インスリン分泌促進作用 ・膵島（β細胞）保護作用 ・グルカゴン分泌抑制 ・腎臓で排泄されるため，腎機能障害のある患者で用量調整が必要 ・重大な副作用：皮膚粘膜眼症候群，低血糖，肝機能障害，黄疸，急性腎不全，急性腎不全，急性膵炎（頻度不明），間質性肺炎，腸閉塞，横紋筋融解症，血小板減少（頻度不明），類天疱瘡 ・主な副作用：低血糖症，便秘など 懸念されていた急性膵炎，膵癌，感染症の発現頻度の増加に関しては否定的 ・他の糖尿病薬や血糖を低下させる薬との併用による低血糖

体に働きかけるかといった知識の面では優れていると思われた。一方で，その知識が具体的な服薬指導にはなかなか結び付いていない現状があるのではないかと危惧される。

以下の表には，その21薬剤について，臨床現場でどのような視点で患者対応することが必要かを記載した。漏れがあるとは思われるが，実習生の教育や新人教育の教材として利用していただきたい。

薬剤師Aが挙げた内容	薬剤師Bが挙げた内容	患者対応での注意点
・AT1選択性 ・空咳↓↓ ・腎保護 ・高Kの副作用あり ・妊婦に禁忌	・ARB ・腎保護作用 ・高度腎障害には用量注意	・高カリウム血症の副作用が思い浮かぶことが大切。脱水，解熱鎮痛薬の使用，カリウムを多く含むサプリメントの使用に対する患者指導は重要。2型糖尿病腎症の人では特にカリウムの上昇に注意。 ・低血糖の副作用に注意が必要。糖尿病治療薬やカリウムチャネルを遮断するジソピラミドなどの併用は注意が必要。 ・ロサルタンカリウムの血清尿酸値低下作用は，近位尿細管での尿酸再吸収抑制が関与。他のARBとの使い分けの副効用として覚えておこう。 ・腎保護作用は，過剰にナトリウムを摂取した場合には効果が期待できない。減塩についての指導も忘れずに行う。
・インスリン抵抗性改善薬 ・PPARrを刺激 ・TNF-αの産生抑制←インスリン抵抗性 ・アディポネクチン産生促進←インスリン抵抗性 ・心不全，浮腫 ・女性は少量から使用 ・肥満に出やすい	・インスリン抵抗性改善薬 ・心機能確認 ・低血糖注意	・低血糖に注意。 ・女性の高齢者，BMI25以上の人に浮腫が現れやすい。急激な体重増加やむくみに注意。 ・肥大した脂肪細胞を小型化することから，内臓脂肪が多い人に効果を示しやすいが，副作用として肥満にも注意が必要。食事のコントロールが重要。 ・膀胱がんに関しては，マスコミの報道で一般の人にも知られている可能性が高い。現在は否定する報告が多いが，膀胱がんのリスクを説明し，念のため血尿，頻尿，排尿痛などに気づいたら泌尿器科を受診するよう説明。
・DPP-4阻害 ・低血糖を起こしにくい ・血糖依存的にインスリン促進 ・1日1回 ・グルカゴン濃度低下	・DPP-4阻害 ・比較的低血糖を起こしにくい ・基本的に1日1回ほかは2回	・患者はシタグリプチリンの適応症にあっているか。 ・糖尿病治療の意義を理解しているか。 　　治療の継続の重要性 　　血糖値・ヘモグロビンA1cについての理解 　　三大合併症への理解と予防 　　フットケアなど ・腎機能障害がないか（腎機能障害のある患者で用量調整が必要） 　　NSAIDsの使用や脱水状態など腎への影響に注意 ・食事療法の意義を理解し，実行しているか 　　内臓脂肪減少の意義，栄養バランス，減塩の重要性などについて伝える 　　食事や運動など生活習慣について確認し，アドバイスをする ・副作用への注意 　　低血糖（強い空腹感，発汗，手指の震え，考えがまとまらない，足が出にくいといった症状），便秘やシックデイ対策について理解 　　持続的な冷や汗が出るような腹痛など急性膵炎の症状の理解 ・OTC薬やサプリメントとの併用についての注意 　　アスピリンなど血糖降下作用がある薬剤との併用や，血糖値が気になる人の特定保健用食品や機能性表示食品との併用に注意

次頁へ続く

医薬品名	処方せん応需の時に思い浮かべたい内容
アロプリノール	・高尿酸血症治療薬：尿酸産生抑制作用（キサンチンオキシダーゼ阻害）による ・尿酸産生過剰型に使用：ただし，腎機能低下例，尿酸結石やその既往，肝障害によりベンズブロマロンが使用できない場合などは，尿酸排泄低下型の患者にも使用される ・痛風発作との関係：痛風発作時には開始しない。投与初期の痛風発作の一時的な増強に注意 少量（50～100mg/日）より開始 ・腎機能低下例では投与量に注意：代謝物（オキシプリノール）にも活性がある。未変化体，活性代謝物ともに腎排泄 ・重篤な副作用に注意：重篤な発疹・過敏症状（皮膚粘膜眼症候群，中毒性表皮壊死症，剥脱性皮膚炎など），血液障害（無顆粒球症，再生不良性貧血など），劇症肝炎，腎不全，間質性肺炎，横紋筋融解症，薬剤過敏症症候群 ・相互作用に注意：併用による重症の過敏反応の発現（カプトプリル，ヒドロクロロチアジド，アンピシリン，ペントスタチン）。キサンチンオキシダーゼ阻害による他剤の代謝阻害（メルカプトプリン，キサンチン系薬剤など），その他の薬物代謝阻害作用も報告されている（フェニトイン，シクロスポリン，ワルファリンなど）
セレコキシブ	・COX-2選択性非ステロイド性消炎鎮痛薬 ・関節リウマチ，変形性関節症，腰痛症，肩関節周囲炎，頸肩腕症候群，腱・腱鞘炎，手術後，外傷後ならびに抜歯後の消炎・鎮痛 ・胃粘膜障害：発症頻度は低い。ただし，すでに発症している胃粘膜障害の治癒遅延の可能性がある ・心血管系障害の発現：脳卒中や心筋梗塞などの発現が増加するとの指摘がある。使用期間の延長とともにリスクが増大する可能性がある。心血管系疾患がある場合には特に注意 ・その他，注意すべき副作用：発疹・過敏症状（皮膚粘膜眼症候群，中毒性表皮壊死症，剥脱性皮膚炎など），浮腫，血圧上昇，心不全，腎障害，肝障害，血液障害（汎血球減少，無顆粒球症，再生不良性貧血など），めまい・傾眠 ・相互作用に注意：COX-2阻害，プロスタグランジン合成阻害による作用の減弱（ACE阻害薬，ARB，ループ・チアジド系利尿薬）。低用量アスピリンとの併用による胃粘膜障害の増強。主代謝酵素はCYP2C9。CYP2C9阻害作用をもつ薬剤による代謝阻害（フルコナゾール），CYP2C9の競合的阻害（フルバスタチンなど），CYP2D6阻害作用あり。CYP2D6を主代謝酵素とする薬剤の代謝阻害（パロキセチンなど） CYP2C9の遺伝子多型（CYP2C9*1/*3，日本人では2～4%）では野生型（CYP2C9*1/*1）と比較して単回投与でAUCが1.6倍とのデータがある
フェンタニル（経皮吸収型製剤）	・麻薬性鎮痛薬：強オピオイド。オピオイドμ受容体作動薬。μ1受容体に対する選択性が高い ・他の剤形：舌下錠，バッカル，注射 ・貼付製剤：72時間持続型。作用発現が遅い。初回貼付では効果発現までに半日程度かかる。剥離後も1日程度残存 ・適応：がん性疼痛。がんによる持続性疼痛の緩和を目的に使用。突出痛（breakthrough pain）には使用しない 中等度～強度の痛みが対象。モルヒネ製剤（新製剤ではオピオイド鎮痛薬）からの切り替えで使用。侵害受容性疼痛に対する効果が高い。 ・貼付部位の温度が上昇すると吸収が増大する。発熱時は特に注意 ・副作用：吐き気，便秘の副作用に対する反応が必須 重篤な副作用（呼吸抑制，傾眠，せん妄，幻覚など）に注意 その他，口渇，かゆみなど ・相互作用： ◇中枢神経抑制作用の増強（他の中枢神経抑制作用をもつ薬剤，アルコール）。特に呼吸抑制，顕著な鎮静，昏睡に注意 ◇CYP3A4で代謝。これらの酵素を阻害する薬剤との併用により代謝が阻害され作用増強（イトラコナゾール，アミオダロン，クラリスロマイシン，フルボキサミンなど）

薬剤師Aが挙げた内容	薬剤師Bが挙げた内容	患者対応での注意点
キサンチンオキシダーゼで代謝されても効果は継続 尿酸の生合成抑制 メルカプトプリン，アザチオプリンの代謝阻害 　副作用↑↑ 痛風	・尿酸合成阻害 ・肝機能に注意	・血清尿酸値を下げるため，痛風発作時には開始しないこと。服用開始により痛風発作が惹起されることがあるので注意。 ・少量より開始されているか，処方チェックを忘れずに。 ・重篤な副作用がいろいろあるので，副作用早期発見のための情報提供が重要。発疹（特に赤丸の中に白丸その中に赤丸の発疹はSJSの可能性あり），体のだるさ，褐色尿，のどの痛みなど風邪症状が治りにくい，出血などがある場合は，受診を勧める。 ・高尿酸血症に対しては，尿路結石の防止など尿管管理が重要。水分の摂取や，尿のpHを6〜7に保つことが大切。 ・腎排泄型なので，腎機能障害のある患者には用量注意。腎機能へ影響を与える解熱鎮痛薬などには注意が必要。早朝尿で尿蛋白やpHをチェックする習慣をつけてもらうとよい。
COX-Ⅱ選択性が高く，胃腸障害が少ない 心血管イベント，血栓症等のリスク増大 むくみ	・NSAIDs ・COXⅡ選択的阻害薬 ・COXⅠ阻害がないため副作用が少ない ・「〜コキシブ」は作用時間が長い	・COXⅡ選択的阻害性による他のNSAIDsとの違いを知っておこう。胃腸障害が少ない。腎機能障害によるむくみなどは少なめ。 ・心血管系血栓塞栓性の副作用は，当初危惧されたよりは少ないと考えられているが，注意は必要。 ・CYP2C9の遺伝子多型による作用の増強に注意。 ・CYP2D6阻害作用があるため，相互作用に注意。CYP2C9で代謝されるため，競合的相互作用に注意。 ・めまいや眠気の副作用があるため，自動車の運転など危険を伴う作業に注意 ・SJSの発疹にも注意。赤丸の中に白丸その中に赤丸。
オピオイド モルヒネより効力が強く，少量 オピオイドローテーションの使用 貼付で長時間 物自体は作用が速く，短時間 麻薬性鎮痛薬に関して大学では，モルヒネの作用やオピオイド受容体については詳細に学習したが，実際の臨床上の使い分けや注意点についてはあまり教育されていないように思う。	・麻薬 ・鎮痛作用の強さを確認 ・貼り薬の注意点 ・オピオイドローテーション ・適正使用時は依存性は起こらない	・オピオイドローテーション 　フェンタニル貼付薬に切り替わる前のオピオイド，切り替えの理由 　切り替えの具体的な注意点の説明（医師からの指示の確認） 　貼付のタイミング 　切り替え時の突出痛。退薬症状の対応 　貼付，剥離の具体的な手技，廃棄方法。スキンケアを積極的に行う 　経皮吸収量の増加要因に対する具体的な注意（傷の部位，電気毛布の使用，高温での入浴，発熱時など） ・乾燥肌，皮膚に密着していない場合などは吸収が低下 ・中枢抑制による副作用 　眠気，傾眠傾向，意識障害，幻覚，痙攣など ・QOLの低下につながる副作用 　吐き気，食欲不振，便秘，口渇，痒み，発疹，排尿障害など ・相互作用に注意 ＊フェンタニルは貼付剤であることや，便秘や吐き気の副作用が少ないこと，モルヒネと比較して痒みの副作用も少ないことが特徴。活性代謝物に腎機能低下時にも比較的安全に使用されることが，ローテーションの際の理由として検討されることが多い。

次頁へ続く

医薬品名	処方せん応需の時に思い浮かべたい内容
アスピリン〈低用量〉	・抗血小板薬，非ステロイド性消炎鎮痛薬 ・アスピリンジレンマ 　◇低用量⇒血小板トロンボキサン A2（TXA2）合成阻害作用による血小板凝集抑制 　◇高用量⇒血小板凝集抑制作用をもつ血管壁プロスタグランジン I 2（PGI2）合成阻害 ・血栓・塞栓形性の抑制：狭心症，心筋梗塞，虚血性脳血管障害，CABG 後（冠動脈バイパス術），PTCA 後（経皮経管冠動脈形成術），川崎病に適応 ・低用量継続投与が原則 ・速効性を期待する場合がある 　◇心筋梗塞，PTCA の初期治療には数倍の投与量が必要 　◇急性心筋梗塞，脳梗塞急性期には腸溶性製剤は噛み砕いて服用 　◇川崎病急性期には 10 倍量を投与（抗炎症作用を期待） ・出血傾向に注意：脳出血，消化管出血など 　◇有用性は主に血栓抑制／出血リスクの兼ね合いで決まる（脳血栓抑制と脳出血） 　◇抜歯時，手術時の対応 ・消化性潰瘍に注意：出血性潰瘍，下血など。自覚症状が少ないことも多い ・その他注意すべき副作用：発疹・過敏症状（皮膚粘膜眼症候群，中毒性表皮壊死症，剥脱性皮膚炎など），肝障害・黄疸，アスピリン喘息，浮腫，血圧上昇など ・小児への投与に注意：インフルエンザ，水痘などのウイルス性疾患罹患時のライ症候群の危険性 ・相互作用に注意： 　◇抗凝血作用をもつ薬剤との併用による出血傾向の増強。SSRI についても注意 　◇胃粘膜障害作用をもつ薬剤との併用による消化管作用のリスクの増大 　◇イブプロフェン，ナプロキセン，ピロキシカムとの併用は血小板凝集抑制作用の減弱に注意 　◇その他大量投与による血漿蛋白の置換による他剤の作用増強（SU 剤，フェニトイン，バルプロ酸など），血糖低下作用，尿酸排泄促進薬の作用への拮抗などにも注意
プレガバリン	・電位依存性カルシウムチャネル α 2 δ サブユニットへの結合によるカルシウムチャネル阻害作用。GABA 誘導体 ・神経障害性疼痛，線維筋痛症に伴う疼痛。類似薬であるガバペンチンは抗てんかん薬として使用 ・注意すべき副作用 　浮腫の発現頻度が高い。重大な副作用として心不全，肺水腫の報告あり。体重増加の報告も多い 　浮動性めまい，不眠，眠気，傾眠，錯乱などの精神神経症状の発現頻度が高い。転倒，事故による外傷の報告もあり 　霧視，複視，視力低下などの眼障害の報告も多い ・その他の重大な副作用：意識消失，心不全，肺水腫，SJS，肝炎，低血糖，横紋筋融解症，腎不全，血管浮腫 ・体内でほとんど代謝を受けず，未変化体のまま腎臓から排泄。腎機能低下時は用量調整が必要。蛋白結合率は低い ・相互作用による副作用の増強に注意 　中枢神経抑制作用を有する薬剤（オピオイド，ベンゾジアゼピン系薬剤など）⇒めまい，傾眠 　浮腫を引き起こす薬剤（チアゾリジン系薬剤など） 　血管浮腫を引き起こす薬剤（ACE 阻害薬など）

薬剤師Aが挙げた内容	薬剤師Bが挙げた内容	患者対応での注意点
少量で血小板凝集抑制 ⇒昔，主婦が服用することが多く問題になった 血小板のシクロオキシゲナーゼ阻害（不可逆） TXA2生成抑制 ⇒サラサラ アスピリンジレンマ（多く使用すると作用が減弱） 喘息誘発 抜歯に注意 胃腸障害	・NSAIDs ・胃の調子を確認 ・使用時の用量を確認 ・低用量時にOTC薬でアスピリンを使用していないか ・出血が起きていないか	・患者の症状が低用量アスピリンの適応症に合っているか。心房細動による脳梗塞の予防などに使用されていないかを確認 ・出血の危険性を確認 ・胃粘膜障害，胃潰瘍などの有無を確認 ・アスピリン喘息の確認，副鼻腔炎や鼻茸，嗅覚異常がある場合は，アスピリン喘息になる可能性もあるため，アスピリン喘息について説明する。アスピリン喘息がある場合は，処方変更を依頼するとともに，アスピリン喘息のことをお薬手帳に記載し，心筋梗塞などを起こしたときに速効性を期待して使用されないように注意する。 ・出血に注意：脳出血と消化管出血に注意が必要。鼻血，歯肉出血，青あざ，血尿，便の黒色化，嘔吐物にコーヒー残渣のようなものが混ざるといったことに対する注意。 血尿に気付いた場合は，膀胱がんの可能性も考えて泌尿器科を受診するように必ず伝える。 ・皮膚粘膜眼症候群（特に赤丸の中に白丸その中に赤丸の発疹） ・抜歯，検査，手術などの処置をする場合は，服用中であることを必ず伝える。 ・出血が副作用にある医薬品との併用は注意が必要 ・イチョウ葉，EPAなどの出血を引き起こすサプリメントなどの併用は避けるよう説明する。
速効性はない グルタミン酸？遊離抑制 深くは知らない	・神経性の痛みに使用 ・副作用の眠気に注意 ・糖尿性神経障害にも適応がある	・患者はプレガバリンの適応症に合っているか 今の症状に対して鎮痛作用を有する薬を服用していたか。その効果の有無 ・めまいなどの副作用を軽減するために，低用量から開始して，1週間以上かけて十分量まで増量。継続して服用する。高齢者では25 mgから投与が開始されることが多い。急に中止すると不眠，悪心，頭痛，下痢などの症状が現れることがあるので，1週間以上かけて徐々に減量する。自己判断で増量や減量はしないように説明 ・心不全，高血圧，糖尿病など，浮腫や体重増加により増悪する疾病や病態の有無。体重管理の重要性 ・腎機能障害がないか（腎機能障害のある患者では用量調整が必要） NSAIDsの使用や脱水状態など，腎への影響に注意 ・副作用への注意 めまい，ふらつき，眠気など，空腹時の服用や増量時に注意。自動車の運転や危険な作業は避ける。浮腫，体重増加などがみられるため，体重の測定を行い，動悸，息切れなど心不全症状も確認する。食事にも注意。霧視，複視，視力低下などにも注意。 ・サプリメントの併用 バレリアン，セントジョーンズ・ワートなど中枢抑制作用のあるサプリメントは，眠気やめまいの作用が増強する可能性があるため注意

次頁へ続く

医薬品名	処方せん応需の時に思い浮かべたい内容
ジソピラミド	・抗不整脈薬：催不整脈作用 ・ボーン・ウィリアムスの分類：Ⅰa群（Class Ⅰ：ナトリウムチャネル遮断薬） ・シシリアン・ガンビットの分類：ナトリウムチャネル（Slow），カリウムチャネル，ムスカリン受容体に作用 ・カリウムチャネル遮断作用：QT延長，膵β細胞のカリウムチャネル遮断作用（低血糖），低カリウム血症による不整脈の誘発に注意 ・ムスカリン受容体遮断作用：口渇，腸管運動抑制作用（便秘，イレウスなど），緑内障の悪化，排尿障害 ・CYP3A4が代謝に関与：相互作用が多い ・QT延長を有する薬剤：併用禁忌が多い
ドネペジル塩酸塩	・コリンエステラーゼ阻害薬 ・先発品の効能・効果は，アルツハイマー型認知症およびレビー小体型認知症における認知症症状の進行抑制 ・アルツハイマー型認知症・症状の進行抑制：病態の進行抑制効果は期待できない。中核症状である記憶障害，見当識障害，判断力の低下などの進行を抑制 ・少量から漸増投与：消化器系副作用の軽減目的で3mg/日から投与開始。有効量は5mg/日以上。軽度〜中等度5mg/日。高度10mg/日。 ・合併症・既往歴への注意：コリン作動性作用による影響に注意 　◇洞不全，心房・房室伝導障害などの不整脈：迷走神経刺激による徐脈，伝導障害 　◇消化性潰瘍：胃酸分泌亢進，消化管運動亢進など 　◇気管支喘息・閉塞性肺疾患：気管支収縮，気管支粘液分泌亢進 　◇錐体外路障害：線条体のコリン作動性神経亢進 ・副作用：コリン作動性作用の影響に注意 　◇徐脈，心ブロック，心不全など 　◇消化性潰瘍，消化管出血，胃痛，下痢，腹痛，流涎など 　◇尿失禁，頻尿 　◇気管支収縮，呼吸困難 　◇錐体外路障害 　◇発汗，筋痛など ・副作用：中枢神経への作用に注意 　◇てんかん発作，痙攣，興奮，不穏，不眠，攻撃性などの中枢神経刺激症状 　◇眠気の発現もあり ・重篤な副作用：悪性症候群，横紋筋融解症，肝機能障害，急性腎不全，急性膵炎など ・ピペリジン誘導体：他のピペリジン誘導体に対する過敏症に注意（投与禁忌） ・相互作用： 　◇コリン刺激作用を有する薬剤（コリン賦活薬，コリンエステラーゼ阻害薬，脱分極性筋弛緩薬），抗コリン作用を有する薬剤（中枢性抗コリン薬，ブチルスコポラミン臭化物など）との併用による作用増強・減弱 　◇CYP3A4，一部2D6で代謝：これらの酵素を阻害する薬剤との併用による代謝阻害，作用増強（イトラコナゾール，エリスロマイシン，キニジン硫酸塩水和物） 　これらの酵素を誘導する薬剤による代謝促進，作用減弱（カルバマゼピン，フェニトインなど） 　◇胃粘膜障害作用をもつ薬剤との併用による胃粘膜障害のリスクの増大（非ステロイド性消炎鎮痛薬，副腎皮質ステロイド薬など）

薬剤師 A が挙げた内容	薬剤師 B が挙げた内容	患者対応での注意点
抗不整脈薬 Na チャネル Ⅰa 群は，特に心房細動が起こりやすい 抗コリン作用が特に強く，眼圧上昇あり 重篤なうっ血性心不全に使えない K チャネルも遮断 活動電位，不応期延長，QT 延長	・抗不整脈 ・Ⅰa 群 ・Na 遮断薬	・臨床上問題となるカリウムチャネルへの影響による副作用，QT 延長の副作用は思い浮かびやすいが，それとともに，膵臓でのカリウムチャネルへの影響による低血糖も思い浮かぶようにすることが大切。 ・カリウムの適度な摂取などを呼びかけ，下痢の時など低カリウム血症に注意。カリウムの検査値もチェックできるようにしておこう。 ・相互作用が多い。代謝物が強い抗コリン作用を有する。 ・QT 延長が相加的に増強する薬剤との併用禁忌が多い。 ・抗コリン作用から眼圧上昇だけでなく，口渇，便秘，排尿障害も思い浮かぶようにしておこう。
中枢アセチルコリンエステラーゼを可逆的に阻害 アルツハイマー メマンチンとは併用可 3mg から→5mg→10mg。胃腸障害軽減目的。3mg は治療域ではない	・アルツハイマー ・胃腸障害 ・認知症の型の核確認 ・初期投与量の確認 ・増量時の副作用の確認	・アルツハイマー型認知症治療薬。先発品はレビー小体型認知症に適応がある。 ・投与量は添付文書にしたがい増量するが，副作用が問題となるとき，特にレビー小体型認知症の場合は抗精神病薬に対する過敏反応が知られており，少量で副作用が出やすいなど問題がある。1mg でコントロールされる患者の報告も多い。添付文書の用量以下でも保険上はその使用が認められているので，添付文書にしたがった使用がなされない場合があることを知っておく。 ・服薬を介助してくれる人がいるか。服薬継続のための対策を考える。 ・服用後の状態を十分観察し，その情報を医師に伝えるように指導 ・自動車などの運転をしないように十分説明する。 ・副作用の初期症状について確認 　下痢，腹痛，胃痛，食欲不振 　徐脈，浮腫，血圧の変動 　尿失禁，頻尿 　動作がぎこちない，転びやすい，手の震え 　不眠，眠気，興奮，攻撃性 　発汗，筋肉痛 ・相互作用は，薬物代謝酵素 (CYP3A4, CYP2D6) やコリン作用や抗コリン作用を有する薬との併用などに注意

次頁へ続く

医薬品名	処方せん応需の時に思い浮かべたい内容
エチゾラム	・ベンゾジアゼピン系薬剤：抗不安作用，傾眠・鎮静作用，筋弛緩作用 ・抗不安薬に分類されることが多いが，筋弛緩作用も強い 　不安・緊張，睡眠障害，抑うつ症状の改善に使用 　頸椎症，腰痛症，筋収縮性頭痛に使用 ・高力価，短期作用型：ハングオーバー（持ち越し効果）の危険性が少ない。反跳性不眠，日中の不安に注意。連用による薬物依存に注意 ・眠気，注意力の低下，脱力感，ふらつき，転倒，ドライマウスなどの副作用に注意。特に高齢者 ・重篤な副作用にも注意：呼吸抑制，横紋筋融解症，悪性症候群，肝機能障害，間質性肺炎など ・注意すべき相互作用：中枢神経抑制作用の増強（他の中枢神経抑制作用をもつ薬剤，アルコール） 　CYP3A4，2C9で代謝。これらの酵素を阻害する薬剤との併用による代謝阻害，作用増強（フルボキサミンマレイン酸塩など） ・向精神薬に指定。上限30日まで。
ミコナゾール硝酸塩（膣坐剤）	・薬効群：イミダゾール系抗真菌薬 ・膣坐剤：基剤 ハードファット ・作用機序：真菌細胞膜のエルゴステロール合成阻害。真菌細胞膜のP450を阻害 ・適応，作用：カンジダによる膣炎・外陰膣炎に適応。カンジダ，白癬菌などの真菌に対する抗菌作用。グラム陽性菌に対する抗菌作用もあり。6～14日間連続使用 ・副作用：発赤，刺激感，瘙痒感などの刺激症状に注意 ・他の剤形：クリーム，外用液剤，経口ゲル剤，注射製剤 ・一般用医薬品：膣カンジダ再発治療薬として市販
セフジニル	・経口第3世代セフェム系抗生物質：グラム陽性菌＋グラム陰性菌をカバー ・殺菌的作用。時間依存性薬剤 ・腎排泄型薬剤：体内でほとんど代謝を受けず，未変化体のまま尿中に排泄 ・重大な副作用：アレルギー症状，偽膜性大腸炎，血液障害，腎障害，肝障害，間質性肺炎など ・投与期間の延長に伴い特に注意が必要となる副作用：菌交代症，偽膜性大腸炎，下痢，ビタミンK欠乏症，ビタミンB群欠乏症 ・相互作用に注意： ◇鉄剤による吸収低下（便，尿が赤色調となる） ◇制酸薬（アルミニウム，マグネシウム含有）による吸収低下 ◇ビタミンK欠乏による影響：ワルファリンの作用増強。他の抗凝血薬，出血傾向を引き起こす可能性のある薬剤についても注意 ◇ビタミンB群欠乏による影響：ビタミンB群を欠乏させる可能性のある他の薬剤との併用に注意。H_2遮断薬・PPI（ビタミンB_{12}の吸収低下），イソニアジド（ビタミンB_6欠乏症の発現）など ◇腸内細菌叢の抑制による他剤の吸収への影響：配糖体となっている薬剤（漢方薬の吸収減，ジギタリス製剤の吸収増加など），低用量ピルの腸肝循環抑制による再吸収減少 ・カプセル剤と小児用細粒製剤：非プロドラッグエステル型。小児用製剤は比較的苦味が少なく服用しやすい

薬剤師Aが挙げた内容	薬剤師Bが挙げた内容	患者対応での注意点
短時間 ベンゾジアゼピン系薬剤 GABAAR↑, GABA↑ cl-開口, 過分極 反跳不眠 健忘 筋弛緩	・ベンゾジアゼピン系薬剤 ・短時間作用型 ・筋肉をほぐす作用があるため, 肩こりにも適応	・適応が広範囲に及ぶので服用目的を確認 ・服用に際しての不安や疑問をもっていないか丁寧に確認 ・中枢神経抑制作用による副作用には特に注意が必要。注意力の低下, 脱力感, ふらつきなどがみられる。高齢者では, 特に転倒による骨折などのほか, 車の運転を控えるよう説明を忘れずに。眼瞼痙攣のような特異な副作用もある ・口渇にも注意。口腔ケアについて説明 ・重大な副作用：悪性症候群に注意。発熱, 体のだるさ, 褐色尿, 息切れなど副作用の初期症状が確認できるように説明 ・連用中の急激な減少, 投与の中止による離脱症状に注意が必要
抗真菌薬 C-14脱メチル酵素を阻害し, エルゴステロールの生合成阻害 CYP3A阻害	・アゾール系抗真菌薬	・カンジダによる膣炎・外陰膣炎に使用 ・油脂性ハードファットを基剤とする製剤で, 体温で溶解する。ほかにイソコナゾールの膣坐剤もあるが, 水溶性基剤の製剤は膣内の分泌物を吸収して崩壊する。この基剤の違いによる使い分けが必要。 ・症状の改善がみられない場合は, 再受診を勧める。膣炎の原因はカンジダだけではない。ヘルペスウイルス, クラミジア, 下着や生理用品によるかぶれもある。それらに抗真菌薬は無効。 ・カンジダ症が起こりやすくなる薬 　抗生物質, 低用量ピル, 女性ホルモン剤, 副腎皮質ホルモン, メトトレキサートなど。 ・抗菌石鹸などで洗いすぎないように注意。 ・症状の再発時の使用に対して, 一般用医薬品についての情報提供も行う。
トランスペプチダーゼ阻害(Cell壁阻害) 第3世代(陽性 弱, 陰性 強) セファロスポリナーゼに抵抗性あり (βラクタマーゼに強い) 大学教育では, 抗菌薬に関しては, その作用機序の違いを中心に教えられる。	・セフェム系抗生剤 ・キレート形成	・受診の症状がセフジニルの適応症に合っているか確認する。ウイルス性の感染症などには抗生物質を使用しないようにすることが大切。 ・時間依存性であるため服用間隔に注意。保育園に行っているような場合は服用間隔に注意を払う。副作用がなければ飲み切ること。 ・薬剤アレルギーの有無の確認。 ・腸内細菌抑制による下痢に注意が必要。抗菌薬による下痢は多くの場合, ビフィズス菌などの常在菌が抑制され, 消化機能の低下から, 糖質貯留による浸透圧亢進, 低級脂肪酸産生低下による水分吸収抑制などから下痢が発現するもので, 重篤化することは少ない。耐性乳酸菌製剤が併用されることがある。併用されていない場合, 乳酸菌, オリゴ糖などを含むOTC薬やサプリメントの活用も推奨するとよい。 ・菌交代症が起こり, 常在菌が減少, 毒素を産生する細菌が増殖し, 感染性腸炎が引き起こされることがある。 ・鉄などとのキレート形成と作用の減弱。便や尿の着色について説明

次頁へ続く

医薬品名	処方せん応需の時に思い浮かべたい内容
レボフロキサシン水和物	・第2世代キノロン系抗菌薬（ニューキノロン），フルオロキノロン：グラム陰性菌に強い抗菌力．肺炎球菌，連鎖球菌，黄色ブドウ球菌などのグラム陽性菌にも抗菌力をもつ．結核菌，クラジア，レジオネラ，Q熱リケッチアにも有効 ・殺菌的作用，濃度依存性薬剤 　耐性菌の抑制，抗菌力の向上を目的に，1日1回，500mg投与が勧められる． ・腎排泄型薬剤：体内でほとんど代謝を受けず，未変化体のまま尿中に排泄 ・重大な副作用：アレルギー症状（中毒性表皮壊死症，皮膚粘膜眼症候群，光線過敏症など），紋筋融解症，アキレス腱障害，偽膜性大腸炎，血液障害，腎障害，肝障害，間質性肺炎など ・投与量の増加に伴い特に注意が必要となる副作用：痙攣，抑うつ・不眠などの精神症状，低血糖，QT延長など ・相互作用に注意 　◇非ステロイド性消炎鎮痛薬との併用による痙攣の誘発（フェニル酢酸系，プロピオン酸系薬は併用注意） 　◇アルミニウム，マグネシウムイオンとの難溶性キレート形性による吸収低下 　◇CYP1A2阻害作用は比較的弱い．ただし，ワルファリンの作用増強に注意
フェキソフェナジン塩酸塩	・第2世代抗ヒスタミン薬：ヒスタミンH1受容体拮抗作用，ケミカルメディエーター遊離抑制作用 ・主としてアレルギー性疾患に使用：アレルギー性鼻炎，アトピー性皮膚炎などに適応．気管支喘息には適応なし．7歳以上から適応 ・眠気の副作用が比較的少ない ・重大な副作用：肝障害，黄疸 ・相互作用に注意： 　◇肝臓でほとんど代謝されない：CYP3A4などによる影響を受けない 　◇P糖蛋白の基質：P糖蛋白を阻害する薬剤との併用による吸収増加の可能性（エリスロマイシンなど）．水酸化アルミニウム・水酸化マグネシウムと一緒に服用すると，一時的に吸着され吸収量が減少する 　◇大量のグレープフルーツジュースなどフルーツジュースとの同時摂取による血中濃度低下の可能性がある．一般的には問題となることはないとされている．
クロベタゾールプロピオン酸エステル軟膏	・副腎皮質ステロイド軟膏：ストロンゲストに分類．作用が最も強力 ・抗炎症作用：血管収縮，浮腫抑制，肉芽腫抑制作用など ・湿疹・皮膚炎，痒疹などのほか，掌蹠膿疱症，乾癬，天疱瘡群，肉芽腫症などの難治性皮膚疾患，円形脱毛症に幅広く適応 ・長期・大量使用時の体内への吸収による副作用：下垂体・副腎皮質系抑制 ・重大な副作用：（眼瞼使用時）眼圧亢進，緑内障 ・その他の皮膚への副作用：皮膚感染症（真菌症，伝染性膿痂疹，毛のう炎，ウイルス感染症など），にきび，酒さ様皮膚炎，皮膚萎縮，毛細血管拡張，色素脱失など ・17位モノエステル型ステロイド：アルカリ性基剤で分解．他の軟膏との混合に注意 ・後発品変更時には，添加物の違いに注意

薬剤師Aが挙げた内容	薬剤師Bが挙げた内容	患者対応での注意点
DNAジャイレース阻害、トポイソメラーゼⅡ阻害 広域なスペクトル 未変化体で腎排泄（尿中に多く移行） 痙攣誘発 光線過敏症 緑膿菌に効く NSAIDsと使用×←抗GABAによる ミネラル（キレート） フッ素が入っている 大学教育では、抗菌薬に関しては、その作用機序の違いを中心に教えられる。	・ニューキノロン系抗菌薬 ・キレート形成 ・NSAIDsとの併用による痙攣 ・横紋筋融解症	・症状がレボフロキサシンの適応症に合っているか確認する。レボフロキサシンは結核にも適応をもっているが、一般的な呼吸器感染症と診断され短期間処方された場合、一時的に症状が改善しても、服用をやめると症状が出てくる。結核を見逃さないようにすることも大切。結核の場合は、他の抗結核薬と併用 ・ニューキノロン系抗菌薬の3大相互作用は、① NSAIDsとの併用による痙攣、それに引き続く横紋筋融解症、② CYP1A2の阻害作用、③金属カチオンとのキレート形成による相互作用。これらの作用はニューキノロン系のなかでも異なっており、それらも使い分けるときの重要な要素となる。レボフロキサシンは痙攣誘発のリスクは比較的低い。金属カチオンはアルミニウム、マグネシウム、鉄でのキレート形成に注意が必要で、カルシウムは影響がほとんどない。CYP1A2 ついては、ほとんど影響がない。 ・カリウムチャネルを阻害することによるQT延長や低血糖に対して注意が必要。特に高齢者では注意。QT延長作用のある薬剤との併用注意。 ・光線過敏症、アキレス腱の断裂など、特異な副作用に注意。 ・下痢（セフジニル参照）に対して耐性乳酸菌製剤の使用は保険では認められていない。乳酸菌、オリゴ糖などを含むOTC薬やサプリメントの活用も推奨することになる。 ・頭痛や不眠などの副作用が出ても見逃されることがある。
第2世代 ケミカルメディエーター遊離抑制 中枢作用↓、抗コリン作用↓ 花粉、蕁麻疹 予防効果あり	・抗ヒスタミン薬 第2世代 ・第1世代に比べて副作用が少ない	・鼻汁、くしゃみ、痒みなどに対して効果が期待できるが、鼻閉に対する効果はあまり高くない。花粉症など症状改善の満足度を確認する。 ・服用後の気になる症状の確認。副作用が少なく安全性が高い薬だと、つい副作用の確認を忘れがちになる。肝障害の副作用も忘れない。 ・制酸剤など水酸化アルミニウム、水酸化マグネシウムを含む胃薬とは一緒に飲まないように注意する。 ・バレリアンなど鎮静作用をもつサプリメントとの併用は注意が必要。
大学ではステロイド（外用）については特に習わない 白内障に注意程度 〈コメント〉 内障については、現在は否定されている	・ステロイド ・リバウンド注意 ・長期使用時の骨粗鬆症 〈コメント〉 骨粗鬆症の副作用は内服した場合の問題	・クロベタゾールプロピオン酸エステル軟膏の適応症に合っているか。皮膚症状や部位、炎症の程度などを確認。ストロンゲストに位置付けられている。「アトピー性皮膚炎治療ガイドライン2016年」の治療で重症でも「必要かつ十分な効果を有するベリーストロングないしストロングクラスのステロイド外用薬を第一選択とする」とされており、その使用は限定される。 ・ステロイド恐怖症と呼ばれる人が存在する。ステロイド外用剤の使用に対する不安や疑問をもっていないかを確認する。 ・症状が改善したら漸減する。 ・一般的にステロイドの副作用に挙げられるムーンフェイス、骨粗鬆症などは内服によるものである。また、ステロイド軟膏に対する目への影響としては、緑内障を引き起こすことがあり注意が必要である。ただし、ステロイドによる白内障は否定されている。白内障に関しては、アトピーの治療がうまく行われていないことから、目をこすったり叩いたりすることが原因ではないかとされている。ただし、添付文書に副作用として記載されている。薬剤師として最新の知識を得て対応したい。 ・局所的副作用に注意：痒み、発赤、発疹などの増悪。化膿、びらん、ニキビなど

次頁へ続く

医薬品名	処方せん応需の時に思い浮かべたい内容
パロキセチン塩酸塩水和物	・SSRI： 　◇抗うつ作用，抗不安作用 　◇セロトニントランスポーター阻害によるシナプス前終末部でのセロトニン再取り込み阻害 　◇ノルアドレナリン，ドパミントランスポーター阻害作用は弱く，セロトニンに対する選択性が高い 　◇アセチルコリン，アドレナリン，ヒスタミンなどの受容体に対する作用は弱い ・適応：うつ病・うつ状態，パニック障害，強迫性障害，社会不安障害，外傷後ストレス障害 ・半減期：約15時間。基本的には1日1回投与 ・主代謝酵素：CYP2D6。遺伝多型に注意。活性代謝物なし ・CYP2D6阻害作用： 　◇相互作用に注意 　◇用量増加による自己代謝阻害の可能性。投与量と血中濃度の関係は非線形 ・アドヒアランスに影響する可能性の高い副作用： 　眠気，倦怠感，頭痛，吐き気，食欲不振，体重増加，性機能障害など ・重篤な副作用にも注意：activation syndrome，自殺企図，他害行為，悪性症候群，SIADH，出血傾向，肝機能障害など。中止後症状にも注意 ・注意すべき相互作用： 　◇セロトニンの作用増強によるセロトニン症候群の発現：MAO阻害薬，他のSSRI，トリプタン系薬剤，L-トリプトファン含有製剤・サプリメント，セント・ジョーンズ・ワートなど 　◇出血傾向の増強：ワルファリン，非ステロイド性解熱鎮痛薬，他のSSRI，三環系抗うつ薬，抗精神病薬など 　◇CYP2D6を主代謝酵素とする薬剤の作用増強：ピモジド，チオリダジン（以上，併用禁忌），ペルフェナジン，リスペリドン，三環系抗うつ薬，β遮断薬，フレカイニド，プロパフェノン，タモキシフェンなど 　◇CYP2D6阻害作用をもつ薬剤との併用による代謝阻害：シメチジン，キニジンなど。競合的阻害にも注意 　◇CYP2D6誘導作用をもつ薬剤との併用による代謝亢進：フェニトイン，フェノバルビタール，カルバマゼピン，リファンピシンなど
プラミペキソール塩酸塩	・非麦角系ドパミン受容体作動薬：ドパミンD_2，D_3受容体に対する親和性が高い ・パーキンソン病治療薬として使用 　1日量0.25mgから始め，2週目に1日量を0.5mgとし，以後経過を観察しながら，1週間ごとに1日量として0.5mgずつ増量し，維持量（標準1日量1.5〜4.5mg）を定める。1日量が1.5mg未満の場合は2回に分割して朝夕食後に，1.5mg以上の場合は3回に分割して毎食後経口投与する。1日量は4.5mgを超えない。 ・先発品には，中等度から高度の特発性レストレスレッグス症候群（下肢静止不能症候群）の適応あり。0.25mgを1日1回就寝2〜3時間前に経口投与。投与は1日0.125mgより開始し，症状に応じて1日0.75mgを超えない範囲で適宜増減するが，増量は1週間以上の間隔を空ける。 ・重篤な精神神経系副作用に注意：突発性睡眠，悪性症候群（急激な減量・中止時）など。病的賭博などの衝動制御障害にも注意 ・その他の副作用 　◇精神神経症状：傾眠，めまい，ジスキネジアなど 　◇消化器症状：嘔気，食欲不振，消化不良，便秘，口渇など 　◇麦角系製剤に比べて，心膜・胸膜・後腹膜などの線維化，心臓弁膜症のリスクは低い 　◇特発性レストレスレッグス症候群患者を対象とした特定使用成績調査における調査症例511例中77例（15.1％）に副作用が認められた。主な副作用は，悪心14例（2.8％），傾眠9例（1.8％），頭痛，浮動性めまい，下肢静止不能症候群がそれぞれ5例（1.0％）などであった（再審査終了時） ・腎排泄型薬剤：肝臓での代謝をほとんど受けない。有機カチオン輸送系による腎尿細管からの分泌あり 注意すべき相互作用 　◇ドパミン受容体遮断作用をもつ薬剤との併用による作用減弱，病態の悪化（フェノチアジン系・ブチロフェノン系抗精神病薬，メトクロプラミド，スルピリドなど），眠気などの副作用の増強（鎮静薬，アルコール） 　◇有機カチオン輸送系による尿細管分泌を受ける薬剤との併用による分泌の減少の可能性（シメチジン，アマンタジン塩酸塩）

薬剤師Aが挙げた内容	薬剤師Bが挙げた内容	患者対応での注意点
SSRI 継続でダウンレギュレーションあり→効果発揮 パニック障害に使える 自殺リスク増加（18歳まで注意） セロトニン症候群	・SSRI ・抗うつ薬	・服用目的について、医師からの説明内容を理解し納得しているか確認する。双極性障害の可能性も検討する。 ・他の抗うつ薬を服用したことがあるか。また、その時の副作用などを確認。 ・CYP2D6で代謝される。遺伝子多型の可能性の検討。プロメタジン、デキストロメトルファンなどを服用したときの反応を確認。 ・急性期、持続・維持期、投与中止期のすべての治療期を通じて、服薬アドヒアランスを維持することが重要である。投与初期に現れる副作用をできるだけ抑える。アクチベーションシンドロームに注意。眠気は初期のアドヒアランス低下の大きな理由となる。食欲低下などは、食事と一緒に服用することで軽減できる。持続・維持期では、症状がよくなっても服薬を継続する必要性を伝える。体重増加、性機能障害などQOLに影響する副作用にも注意する。 ・突然の中断による中止後症状にも注意。 ・悪性症候群、低ナトリウム血症、SIADHに注意。 ・CYP2D6で代謝され、それを阻害する作用も有する。非線形の血中濃度。増量時には注意が必要。 ・自殺目的での過量服用を防ぐため、1回調剤分の処方日数が多くならないように注意 ・セント・ジョーンズ・ワートなどサプリメントの使用に注意が必要。
非麦角アルカロイド 心臓弁膜症を起こしにくい パーキンソン病 レストレスにも可	・抗パーキンソン病薬 ・非麦角製剤	[むずむず足症候群に使用された場合] ・むずむず足症候群の症状の確認 　症状は皮膚の表面ではなく、筋肉や骨などの深部に感じるもので、「むずむず感」、「虫がはっている」、「ちりちり感」、「引きつる」、「うずく」、「ほてる」といった症状のほかに、痛みやかゆみとしての訴えもある。これらの不快な症状は、脚をさすったり、叩いたり、寝返りを打ったりする動作で消失する。 ・夕方から夜間にかけて症状がひどくなるため、入眠障害、中途覚醒などを引き起こすことがある。 ・むずむず脚症候群の要因、鉄欠乏性貧血、重篤な腎機能障害、パーキンソン病、ドパミン受容体遮断薬使用者、抗ヒスタミン薬もむずむず脚症候群を引き起こす可能性がある。 ・継続して様子を確認しながら、用量を調整。 ・副作用は、悪心、傾眠、めまい、頭痛に注意 　念のため、突発性睡眠、買い物依存、ギャンブル依存、薬物依存なども頭において患者対応をする。 ・OTC薬の風邪薬、咳止め、鼻炎用薬、乗り物酔い予防薬のなかには症状を悪化させる可能性がある成分が配合されている。 ・相互作用に注意 ・日常の注意点、カフェイン、喫煙、アルコールの過剰摂取など注意が必要。

次頁へ続く

医薬品名	処方せん応需の時に思い浮かべたい内容
サルポグレラート塩酸塩	・抗血小板薬 ・セロトニン2受容体（5-HT_2受容体）拮抗薬 　◇血小板5-HT_2受容体拮抗作用 　⇒血小板凝集抑制 　◇血管平滑筋5-HT_2受容体拮抗作用 　⇒血管収縮抑制 ・血栓形成の抑制，末梢循環改善作用：慢性動脈閉塞症（閉塞性動脈硬化症・閉塞性血栓血管炎）に伴う潰瘍，疼痛，冷感などの虚血性諸症状の改善に適応 ・肝臓（複数のCYP）で代謝後，腎臓より排泄。活性代謝物あり 　未変化体，活性代謝物ともに半減期は比較的短い（1〜2時間前後） ・出血傾向に注意：脳出血，消化管出血など ・そのほか注意すべき副作用：血液障害（血小板減少，無顆粒球症），肝機能障害，頭痛など ・相互作用に注意： 　◇抗凝血作用をもつ薬剤との併用による出血傾向の増強
チオトロピウム臭化物水和物 （レスピマット）	・長時間作用性抗コリン薬（LAMA：Long Acting Muskarinic Antagonist）の吸入薬：気管支のムスカリン受容体を遮断し，迷走神経興奮による気管支収縮を抑制。作用は24時間以上持続 ・ムスカリン受容体M_3選択性：ムスカリン受容体サブタイプM_1〜M_5に対して同等の親和性を示すが，M_3受容体からの解離が遅く，M_3選択的作用を示す ・スピリーバ1.25μgレスピマット60吸入：気管支喘息 　スピリーバ2.5μgレスピマット60吸入：気管支喘息，慢性閉塞性肺疾患（COPD：慢性気管支炎，肺気腫）に使用。COPDの安定期治療の中心的薬剤。管理薬として定期的に使用。中等症からの第1選択薬。気流閉塞の進行・死亡率を抑制する可能性もあり。気管支喘息に対しては，「喘息予防・管理ガイドライン2015」において，ステップ3〜4での使用が追加された。 ・経口投与不可：経口ではほとんど吸収されず，吸入薬として使用。吸入時のバイオアベイラビリティは19.5%（スピリーバカプセル），33%（スピリーバレスピマット）。体内でほとんど代謝を受けず，未変化体のまま尿中に排泄 ・重大な副作用：心不全，不整脈（心房細動，期外収縮），イレウス ・その他注意が必要となる副作用：口渇（高頻度），咽頭刺激感，咳，嗄声，便秘，排尿障害，眼圧上昇など ・2種類の吸入方法 　◇ミスト状にした薬剤を吸入：カートリッジを専用吸入器具（レスピマット）に挿入して吸入 ＊1噴霧中チオトロピウム2.5μgおよび長時間作用性$β_2$刺激薬（LABA：Long Acting Agonist）オロダテロール2.5μgを含有する製剤もある。

薬剤師Aが挙げた内容	薬剤師Bが挙げた内容	患者対応での注意点
血小板の5-HT_2遮断 血小板凝集抑制	・5-HT_2阻害薬 ・抗血小板薬	・患者の症状がサルポグレラートの適応症に合っているか確認。閉塞動脈硬化症による足の冷寒，しびれ感，疼痛，潰瘍，間歇性跛行の確認と服用後の症状改善の確認。 ・出血に注意：鼻血，歯肉出血，青あざ，血尿，便の黒色化，嘔吐物にコーヒー残査のようなものが混ざるといったことに対する注意。 　血尿に気づいた場合は，膀胱がんの可能性も考え泌尿器科を受診するように必ず伝える。 ・抜歯，検査，手術などの処置をする場合は服用中であることを必ず伝える。 ・重大な副作用である血液障害の自覚症状を伝える。 ・頭痛，眠気などの副作用に注意 ・イチョウ葉，EPAなどの出血を引き起こすサプリメントなどの併用は避けるよう説明する。
抗コリン薬 4級アンモニウムで吸収されにくい 長時間作用型 COPDにOK	・抗コリン薬 ・喘息の予防に使用 ・口渇など抗コリン作用による副作用に注意	・患者の症状はチオトロピウムの適応症に合っているか。 　　COPDかどうか。 　　喘息の場合は，ICSなどで症状の改善が得られない場合，あるいは患者の重症度から必要と判断された場合のみ，ICSなどと併用して使用する。$β_2$刺激薬との併用により$β_2$刺激薬単独よりも気管支拡張効果が増強される。 ・前立腺肥大などで排尿障害がある患者および閉塞隅角緑内障の患者には禁忌である。 ・安定期の管理薬，継続の重要性の理解。増悪事の対応についての理解。 ・吸入手技の理解 　　空打ち4回程度必要。1回2吸入，1日1回，ゆっくり深く吸入，息止め10秒程度 ・吸入のほうが経口よりバイオアベイラビリティが高い 　　全身性の作用についても注意が必要。不整脈，イレウスなど。口渇や咽頭刺激感，嗄声などについても注意 ・COPDの患者では，利尿薬の使用は気道分泌物の粘稠度を増加させる可能性があり，注意が必要 ・全身の栄養管理の理解 ・禁煙

次頁へ続く

医薬品名	処方せん応需の時に思い浮かべたい内容
ブデソニド／ホルモテロールフマル酸塩水和物	・吸入ステロイド〔ICS：Inhaled Corticosteroid/ 長時間作用性β₂刺激薬（LABA）〕 ・配合剤ブデソニドによる気道炎症抑制作用，ホルモテロールによる気管支のβ₂受容体刺激作用に基づく気管支拡張作用。相乗効果あり ・気管支喘息，慢性閉塞性肺疾患（慢性気管支炎，肺気腫）に使用 ・気管支喘息治療の長期管理薬（コントローラー）：治療ステップ2以上から，1日2回定期的に用。コントロール状態に応じて1回の吸入回数を増減。1日の最高量は1回4吸入1日2回（合8吸入）までとする。ホルモテロールはLABAであるが，気管支拡張作用発現時間は1分と短ため，発作発現時に本剤の頓用吸入を追加で行うことができる ・COPD：1回2吸入を1日2回吸入 ・ドライパウダー製剤：吸入デバイス（タービュヘイラー）内に30または60回分を内蔵。粒子が小さく（粒子径中央値3μm以下），吸入時の刺激が少ない ・経口薬に比べて全身への吸収は少ない：肺への到達度はブデソニド約30%，ホルモテロール50%。吸収後は肝臓で代謝（ブデソニド：CYP3A4，ホルモテロール CYP2D6，CYP2C）。初回通過効果があり，ブデソニド経口時のバイオアベイラビリティは約13% ・重大な副作用（まれ）：アナフィラキシー様症状，血清カリウム値の低下 ・その他，注意が必要となる副作用：嗄声，咽喉頭の刺激感，口腔カンジダ症など ⇒吸入後のうがいが必須。その他，動悸，筋痙攣，振戦，高血糖などもあり
ラモセトロン塩酸塩	・5-HT₃受容体拮抗薬：ストレスによる大腸運動亢進・水分輸送異常の抑制，大腸痛覚閾値の昇，制吐作用 ・下痢型過敏性腸症候群に使用 ・抗悪性腫瘍薬（シスプラチンなど）投与に伴う消化器症状（悪心，嘔吐）の治療に使用される注薬もある。 ◇当初は男性の下痢型過敏性腸症候群治療薬として承認されたが，2015年5月より女性の下型過敏性腸症候群に適応が拡大された。 ◇効果，副作用，体内動態に性差：副作用発現率は女性のほうが高い。C_{max}，AUCは女性のうが大きい。 成人男性にはラモセトロン塩酸塩として5μgを1日1回経口投与。1日最高投与量は10μg 成人女性にはラモセトロン塩酸塩として2.5μgを1日1回経口投与。1日最高投与量は5μg ・大腸運動抑制による副作用に注意：便秘，硬便，腹部膨満など。イレウス，虚血性大腸炎の険性にも注意 ・注意すべき相互作用：大腸運動抑制作用の増強（抗コリン作用を有する薬剤，モルヒネ製剤，ペラミド塩酸塩，その他の止瀉薬など） 主としてCYP1A2で代謝。CYP1A2を阻害する薬剤との併用による代謝阻害，作用増強（ルボキサミンなど）

薬剤師 A が挙げた内容	薬剤師 B が挙げた内容	患者対応での注意点
・配合剤については大学で習わない	・喘息予防薬 ・β刺激による動悸に注意 ・使用後のうがい	・患者の症状は本剤の適応症に合っているか。 　[治療ステップ2以上の喘息だったとして，以下は喘息の治療として記載する] ・喘息のコントローラーとして継続する重要性の理解。発作発現時の追加での頓用吸入についての理解。アドヒアランスの維持に努める ・吸入手技の理解 　空打ち3回程度必要。発作時にも同一薬剤の使用が可能であるため，1デバイスの持ち歩きで治療が可能。真っすぐに立てて回す。維持療法の最大量は1回4吸入1日2回の全8吸入まで吸入可能。発作発現時は1吸入して，数分経過しても発作が続く場合は，さらに追加で吸入する。1回の発作に最大6吸入まで使用可能。維持と頓用合わせて通常8吸入とするが，一時的であれば12吸入まで増量可能。 　吸入は強く深く。息止めをして，ゆっくり吐く。吸入後はガラガラうがいとブクブクうがいを各々2回以上行う ・副作用：嗄声，咽喉等刺激感，口腔カンジダ症，吐き気，食欲不振，便秘，全身倦怠感，動悸，振戦など ・相互作用に注意 　イトラコナゾールなどCYP3A4阻害薬との併用注意。CYP2D6を阻害する薬剤の併用は，ホルモテロールの作用増強に注意が必要 ・カフェイン，甘草，グリチルリチンなどの過剰摂取に注意：低カリウム血症に注意が必要 ・喘息日記やピークフローの測定などにより，喘息治療に積極的に関わることの重要性
・5-HT_3の遮断 ・下痢型の腸症候群	・5-HT_3阻害 ・男性の過敏性腸症候群に使用 〈コメント〉 　今は女性への適応もあり！	・患者の症状がラモセトロンの適応症に合っているか確認。 ・発熱，血便，大腸がんなどの器質的異常がないと診断されているか確認 ・1日1回継続的に服用することで下痢症状の改善効果が期待できることを説明。 ・お通じの状態：便の性状，排便のリズム，排便習慣などの確認 ・便秘の副作用に注意：便秘になったとき，下剤の使用などが困難な場合もあり，排便コントロールが狂い症状が悪化する可能性もある。3日以上排便がないなど便秘に気づいたら相談するよう説明。 ・抗コリン作用を有する薬など，お通じに影響を与えるOTC薬の併用には注意が必要なため，必ず薬剤師に相談するよう説明する。サプリメントや機能性表示食品の使用も慎重に対応することが大切。 ・CYP1A2で代謝されるので，ニューキノロン抗菌薬などとの併用にも注意が必要。

押さえておきたい副作用のチェックポイント

	早期発見のために知っておきたい項目
低血糖	【低血糖の症状】 ①自律神経系 　強い空腹感，軽い脱力感，動悸，頻脈，発汗，不安，手指振戦など ②中枢神経系 　頭痛，かすみ目，めまい，眠気，認識力低下，見当識障害，悪夢，せん妄，傾眠，昏睡など 【低血糖を引き起こす可能性のある薬剤】 ①糖尿病治療薬 ②その他の薬効群の薬剤 　・アスピリン 　・キノロン系抗菌薬 　・抗不整脈薬（カリウムチャネル遮断作用をもつもの：ジソピラミド，シベンゾリンなど） 　・アンジオテンシンⅡ受容体拮抗薬（ARB），ACE阻害薬 　・セフェム系抗菌薬（ピボキシル基をもつもの：セフカペンピボキシル，セフジトレンピボキシルなど。小児への長期投与時，低カルニチン血症による低血糖）など 【低血糖症状をマスクする可能性のある薬剤】 　β遮断薬
高カリウム血症	【高カリウム血症の症状】 　軽度の場合は無症状であることが多い ①消化器症状 　吐き気，食欲不振，下痢など ②神経・筋肉症状 　口の周りや手足のしびれ，しゃべりづらい，知覚過敏，脱力感など ③不整脈 　高度の高カリウム血症で発現（血清カリウム値5.5mEq/L以上），徐脈傾向，心室細動，心停止の危険性もあり 　早期発見のためには心電図による検査も必要。心電図では，テント状の高いT波→PR間隔延長→P波の消失，QRS間隔の延長→QRS波とT波の融合と変化 【高カリウム血症を引き起こす可能性のある主な薬剤】 ①カリウム製剤 ②ACE阻害薬，アンジオテンシンⅡ受容体拮抗薬（ARB） ③カリウム保持性利尿薬，アルドステロン受容体拮抗薬 ④スタチン系薬剤 ⑤非ステロイド性消炎鎮痛薬（NSAIDs） ⑥β遮断薬，ジギタリス製剤 ⑦その他：シクロスポリン，タクロリムス水和物，スルファメトキサゾール・トリメトプリムなど

	早期発見のために知っておきたい項目
低カリウム血症	【低カリウム血症の症状】 　血清カリウムのわずかな低下でも，体内カリウム量の大幅な減少の可能性に注意 　初期症状だけみると，高カリウム血症と類似することも多い ①消化器症状 　吐き気，食欲不振，便秘，腹部膨満感など ②筋肉症状 　全身倦怠感，筋力低下，脱力感など。症状が進むと嚥下困難，呼吸麻痺，腸閉塞，横紋筋融解症など ③不整脈 　リスクは高カリウム血症に比べると低いとされる。期外収縮，心室細動などが発現することもある ④その他 　多飲，多尿，血圧上昇など 【低カリウム血症を引き起こす可能性のある主な薬剤】 ①ループ利尿剤，サイアザイド系利尿薬 ②副腎皮質ホルモン製剤，甘草・グリチルリチン含有製剤 ③下剤 ④β遮断薬 ⑤キサンチン系薬剤，インスリン ⑥その他，低マグネシウム血症を引き起こす可能性のある薬剤についても注意（イオン交換樹脂，テトラサイクリン系薬剤，ニューキノロン系薬剤など）
血液障害	【血液障害の初期症状】 ①白血球減少，顆粒球減少，無顆粒球症 　発熱，悪寒，咽頭痛などの感染症状 ②血小板減少：皮下・粘膜の出血症状〔鼻出血，口腔内出血，歯肉出血，眼球結膜下出血，あおあざ（出血斑）〕，血尿，黒色便，生理出血が止まりにくい，出血量が増えるなど ③貧血 　顔面蒼白，疲労感，動悸，息切れ，めまい，頭重感，意欲低下，白目が黄色いなど ④汎血球減少，再生不良性貧血 　上記①〜③の症状が複合して現れる。赤血球の寿命は約120日と長いため，貧血症状に先立って，白血球減少，血小板減少による感染症状，出血症状がみられることが多い。 【注意が必要な主な薬剤】 ①チクロピジン塩酸塩 ②チアマゾール ③抗がん薬 ④リウマチ治療薬 ⑤抗ウイルス薬 ⑥非ステロイド性消炎鎮痛薬 ⑦H_2遮断薬　など 【早期発見のために添付文書に記載されている主な検査項目】 ①白血球数，白血球分画 ②血小板数 ③赤血球数，網状赤血球数，ヘモグロビン濃度，ヘマトクリット値，平均赤血球容積（MCV）など

	早期発見のために知っておきたい項目
肝障害	【肝障害の初期症状】 ・全身症状：全身倦怠感，黄疸症状（尿の色が濃くなる，白目や皮膚が黄色い，かゆみなど），発熱 ・消化器症状：食欲不振，吐き気，心窩部痛など ・アレルギー症状を伴うことがある：発疹，かゆみ，発熱など ・自覚症状がみられないこともある 【注意が必要な主な薬剤】 ①アセトアミノフェン ②チクロピジン塩酸塩 ③ベンズブロマロン ④テルビナフィン塩酸塩 ⑤テガフール製剤 ⑥ハロタン ⑦非ステロイド性消炎鎮痛薬 ⑧抗結核薬 ⑨抗てんかん薬　など 【早期発見のために添付文書に記載されている主な検査項目】 ① AST（GOT），ALT（GPT） ② ALP，γ-GTP ③血清ビリルビン値　など
頻尿・尿失禁	【頻尿・尿失禁を起こしやすい疾患】 ・脳血管障害，脊髄損傷 ・パーキンソン病，認知症，せん妄 ・腎疾患，心疾患，糖尿病，糖尿病性神経疾患 ・過活動膀胱，前立腺肥大，間質性膀胱炎 ・尿路感染症，性感染症，膣炎，性器脱 【頻尿・尿失禁を起こしやすい人】 ・高齢者 ・妊娠中の女性，出産経験のある女性 ・肥満傾向にある人，便秘がちの人 ・コーヒーやアルコールをよく飲む人 ・服用中の他の薬剤やサプリメントの影響　など 【頻尿・尿失禁の副作用が知られている薬剤】 ・カルシウム拮抗薬，α遮断薬，β遮断薬 ・降圧利尿薬 ・抗精神病薬，抗うつ薬，抗不安薬，睡眠薬 ・抗てんかん薬 ・抗パーキンソン病薬，中枢性筋弛緩薬，キサンチン系薬剤 ・コリン作動薬，抗コリン薬，抗アレルギー薬など 【頻尿・尿失禁が症状の1つとしてみられる重大な副作用例】 ・白質脳症などを含む精神神経障害 ・高血糖，糖尿病性ケトアシドーシス，糖尿病昏睡 ・腎・尿路結石 ・膀胱炎様症状 ・偽アルドステロン症

メモ

リチウムとの相互作用が添付文書に記載されている薬剤（2017年9月5日現在）

薬　効	分　類	一般名	商品名	併用注意/併用禁忌	
抗てんかん薬	第一世代薬	カルバマゼピン	テグレトール 錠100mg/200mg 細粒50%	併用注意	
	第二世代薬	トピラマート	トピナ 細粒10% 錠25mg/50mg/100mg	併用注意	
解熱鎮痛消炎薬	NSAIDs	アスピリン	「純生」アスピリン各社	併用注意	
	NSAIDs	アスピリン/ダイアルミネート	バファリン配合錠A330	併用注意	
	非ピリン系	アセトアミノフェン	アセトアミノフェン各社	併用注意	
	NSAIDs	アセメタシン	ランツジールコーワ 錠30mg	併用注意	
	NSAIDs	アンピロキシカム	フルカム カプセル13.5mg/27mg	併用注意	
	NSAIDs	イブプロフェン	ブルフェン 錠100/200 顆粒20%	併用注意	
	NSAIDs	インドメタシン	インテバン SP25/37.5	併用注意	
	NSAIDs	インドメタシンファルネシル	インフリー カプセル100mg Sカプセル200mg	併用注意	
	NSAIDs	エテンザミド	エテンザミド「ヨシダ」	併用注意	
	NSAIDs	エトドラク	オステラック 錠100/200	併用注意	
	NSAIDs	オキサプロジン	アルボ 錠100mg/200mg	併用注意	
	NSAIDs	ケトプロフェン	カピステン 筋注50mg	併用注意	

臨床症状/措置方法	機序・危険因子
精神神経系症状（錯乱，粗大振戦，失見当識等）が現れたとの報告がある。	機序は不明である。
左記薬剤の血中濃度が上昇又は低下することがある。	機序は不明である。
類薬（インドメタシン等）でリチウム中毒を起こすことが報告されている。	類薬（インドメタシン等）は腎のプロスタグランジン生合成を抑制し，腎血流量を減少させることにより，リチウムの腎排泄を低下させる。
血中リチウム濃度を上昇させ，リチウム中毒を起こす恐れがある。	本剤の腎におけるプロスタグランジン生合成抑制作用により，リチウムの腎排泄が減少し，血中濃度が上昇するためと考えられる。
他の非ステロイド性消炎鎮痛剤（インドメタシン，イブプロフェン等）で，リチウムとの併用によりリチウムの血中濃度が上昇し，リチウム中毒を呈したとの報告がある。	非ステロイド性消炎鎮痛剤は腎のプロスタグランジン合成を抑制することにより，炭酸リチウムの排泄が減少し，血中濃度が上昇すると考えられている。
血中リチウム濃度が上昇し，リチウム中毒を呈したとの報告がある。	インドメタシンのプロスタグランジン合成阻害作用により腎血流量が減少し，リチウムの腎排泄が減少するためと考えられている。
本剤の活性本体であるピロキシカムとの併用により，リチウムの血中濃度が上昇し，リチウム中毒を呈したとの報告があるので，併用する場合には観察を十分に行い慎重に投与すること。	ピロキシカムの腎におけるプロスタグランジン生合成阻害により，これらの薬剤の腎排泄が減少し，血中濃度が上昇するためと考えられている。
リチウムの血中濃度が上昇し，リチウム中毒を呈したとの報告があるので，併用する場合にはリチウムの血中濃度をモニターするなど観察を十分に行い，慎重に投与すること。	本剤のプロスタグランジン合成阻害作用により，腎でのナトリウム排泄が減少してリチウムクリアランスを低下させ，リチウムの血中濃度が上昇すると考えられる。
血中リチウム濃度が上昇し，リチウム中毒を呈したとの報告がある。	本剤のプロスタグランジン合成阻害作用により腎血流量が減少し，リチウムの腎排泄が減少するためと考えられている。
本剤の活性代謝物のインドメタシンとの併用により，これらの医薬品の作用が増強されたとの報告があるので，併用する場合にはこれらの医薬品を減量するなど注意すること。	インドメタシンによりリチウムの腎クリアランスが減少し，リチウムの血中濃度が上昇する。
血中リチウム濃度を上昇させ，リチウム中毒を起こす恐れがあるので血中のリチウム濃度に注意し，必要があれば減量すること。	本剤は腎のプロスタグランジン生合成を抑制し，腎血流量を減少させることにより，リチウムの腎排泄を低下させる。
血中リチウム濃度を上昇させ，リチウム中毒を起こす恐れがあるので，血中のリチウム濃度に注意し，必要があれば減量すること。	本剤の腎におけるプロスタグランジン生合成阻害作用により，炭酸リチウムの腎排泄を減少させるためと考えられている。
血中濃度を上昇させ，リチウム中毒を起こす恐れがあるので，血中のリチウム濃度に注意し，必要があれば減量すること。	本剤の腎におけるプロスタグランジン生合成阻害作用により，炭酸リチウムの腎排泄が減少するためと考えられている。
リチウム中毒を起こす恐れがあるので，必要があれば減量すること。	プロスタグランジン生合成阻害作用によりリチウムの腎排泄を減少させ，リチウムの血中濃度を上昇させると考えられる。

次頁へ続く

薬効	分類	一般名	商品名	併用注意/併用禁忌	
解熱鎮痛消炎薬	NSAIDs	ザルトプロフェン	ソレトン 錠80	併用注意	
	NSAIDs	ジクロフェナクナトリウム	ボルタレン SRカプセル37.5mg サポ12.5mg/25mg/50mg 錠25mg	併用注意	
	ピリン系	スルピリン水和物	「純生」スルピリン各社	併用注意	
	NSAIDs	セレコキシブ	セレコックス 錠100mg/200mg	併用注意	
	NSAIDs	チアプロフェン酸	スルガム 錠100mg/200mg	併用注意	
	NSAIDs	ナブメトン	レリフェン 錠400mg	併用注意	
	NSAIDs	ナプロキセン	ナイキサン 錠100mg	併用注意	
	NSAIDs	ピロキシカム	バキソ カプセル10/20 坐剤20mg	併用注意	
	NSAIDs	プラノプロフェン	ニフラン 錠75mg	併用注意	
	NSAIDs	フルフェナム酸アルミニウム	オパイリン 錠125mg/250mg	併用注意	
	NSAIDs	フルルビプロフェン	フロベン 錠40 顆粒8%	併用注意	
	NSAIDs	フルルビプロフェンアキセチル	ロピオン 静注50mg	併用注意	
	NSAIDs	プログルメタシンマレイン酸塩	ミリダシン 錠90mg	併用注意	

臨床症状/措置方法	機序・危険因子
リチウム製剤の作用を増強するとの報告があるので、リチウム製剤の用量を調節するなど注意すること。	本剤の腎におけるプロスタグランジン生合成抑制作用により、これらの薬剤の腎排泄が減少し、血中濃度が高くなる可能性が考えられている。
リチウムの血中濃度を高め、その作用を増強することがある。必要に応じて、これらの薬剤の用量を調節する。	本剤の腎プロスタグランジン合成阻害作用により、これらの薬剤の腎クリアランスが低下するためと考えられる。
リチウム中毒を起こす恐れがある。	PG合成抑制により、リチウムの腎排泄が減少し、血中濃度が上昇すると考えられている。
リチウムの血漿中濃度が上昇し(「薬物動態」の項参照)、リチウムの作用が増強する恐れがある。リチウムを使用中の患者に本剤の投与を開始又は中止するときには十分に患者をモニターすること。	機序は明らかではないが、腎排泄を阻害するためと考えられている。
血中リチウム濃度が上昇し、リチウム中毒を起こす恐れがあるので、観察を十分に行うこと。	プロスタグランジン合成を抑制することにより、炭酸リチウムの腎排泄が減少し血中濃度が上昇するため。
血中リチウム濃度を上昇させ、リチウム中毒を起こす恐れがあるので血中リチウム濃度に注意し、必要があれば、用量を調節すること。	本剤のプロスタグランジン生合成抑制作用により、これらの薬剤の腎排泄が減少し、血中濃度が上昇するためと考えられる。
リチウム中毒(振戦,悪心,嘔吐等)を起こすことがある。定期的にリチウムの血中濃度を測定し、異常が認められた場合にはリチウム製剤を減量するなど適切な処置を行う。	本剤はリチウムの腎クリアランスを低下させ、血中濃度を上昇させる。
リチウムの血中濃度が上昇し、リチウム中毒を呈したとの報告があるので、血中リチウム濃度を測定するなど注意すること。	本剤の腎におけるプロスタグランジン生合成阻害により、これらの薬剤の腎排泄が減少し、血中濃度が上昇するためと考えられる。
リチウム中毒を起こす恐れがあるので、血中のリチウム濃度に注意し、必要があれば減量すること。	本剤が腎のプロスタグランジン合成を阻害することにより、炭酸リチウムの腎排泄が減少し、血中濃度が上昇するためと考えられている。
血中濃度を上昇させ、リチウム中毒を起こす恐れがあるので、血中のリチウム濃度に注意し、必要があれば減量すること。	本剤の腎におけるプロスタグランジン生合成阻害作用により、炭酸リチウムの腎排泄が減少するためと考えられている。
リチウムの血中濃度が上昇し、リチウム中毒を呈する恐れがあるので、併用する場合にはリチウムの血中濃度をモニターするなど観察を十分に行い、慎重に投与すること。	本剤のプロスタグランジン合成阻害作用により、腎でのナトリウム排泄が減少してリチウムクリアランスを低下させ、リチウムの血中濃度が上昇すると考えられる。
リチウムの血中濃度が上昇し、リチウム中毒を呈する恐れがあるので、併用する場合にはリチウムの血中濃度をモニターするなど観察を十分に行い、慎重に投与すること。	本剤のプロスタグランジン合成阻害作用により、腎でのナトリウム排泄が減少してリチウムクリアランスを低下させ、リチウムの血中濃度が上昇すると考えられる。
血中リチウム濃度が上昇し、リチウム中毒を呈したとの報告がある。	インドメタシンのプロスタグランジン合成阻害作用により、腎血流量が減少し、リチウムの腎排泄が減少するためと考えられている。

次頁へ続く

薬効	分類	一般名	商品名	併用注意/併用禁忌
解熱鎮痛消炎薬	NSAIDs	メフェナム酸	ポンタール 　カプセル250mg 　錠250mg 　シロップ3.25% 　散50% 　細粒98.5%	併用注意
	NSAIDs	メロキシカム	モービック 　錠5mg/10mg	併用注意
	NSAIDs	モフェゾラク	ジソペイン 　錠75	併用注意
	NSAIDs	ロキソプロフェンナトリウム水和物	ロキソニン 　錠60mg 　細粒10%	併用注意
	NSAIDs	ロルノキシカム	ロルカム 　錠2mg/4mg	併用注意
抗うつ薬	NaSSA	ミルタザピン	リフレックス 　錠15mg/30mg	併用注意
	SNRI	デュロキセチン塩酸塩	サインバルタ 　カプセル20mg/30mg	併用注意
	SNRI	ベンラファキシン塩酸塩	イフェクサー 　SRカプセル37.5mg/75mg	併用注意
	SNRI	ミルナシプラン塩酸塩	トレドミン 　錠12.5mg/15mg/25mg/50mg	併用注意
	SSRI	エスシタロプラムシュウ酸塩	レクサプロ 　錠10mg	併用注意
	SSRI	塩酸セルトラリン	ジェイゾロフト 　錠25mg/50mg/100mg/ 　OD錠25mg/50mg/100mg	併用注意

	臨床症状 / 措置方法	機序・危険因子
	血中リチウム濃度を上昇させ，リチウム中毒を起こすことがあるので血中のリチウム濃度に注意し，必要があれば減量すること。	本剤の腎におけるプロスタグランジン生合成抑制作用により，炭酸リチウムの腎排泄が減少し血中濃度が上昇するためと考えられる。
	血中リチウム濃度が上昇する。他の非ステロイド性消炎鎮痛剤で，リチウム中毒を呈したとの報告があるので，本剤の治療開始，用量の変更及び中止時には，血中リチウム濃度を測定するなど留意すること。	プロスタグランジン合成阻害作用により，リチウムの腎排泄が遅延するためと考えられている。
	リチウム中毒を起こす恐れがあるので，血中のリチウム濃度に注意し，必要があれば減量すること。	本剤が腎のプロスタグランジン合成を阻害することにより，炭酸リチウムの腎排泄が減少し，血中濃度が上昇するためと考えられている。
	血中リチウム濃度を上昇させ，リチウム中毒を起こすことがあるので血中のリチウム濃度に注意し，必要があれば減量すること。	機序は不明であるが，本剤の腎におけるプロスタグランジン生合成抑制作用により，これらの薬剤の腎排泄が減少し血中濃度が上昇するためと考えられている。
	併用時Cmaxが約20％増加したことがヒト（外国人）で報告されている。リチウム血中濃度を上昇させリチウム中毒を起こす恐れがあるので，血中のリチウム濃度に注意し，必要があれば減量すること。	本剤の腎におけるプロスタグランジン生合成阻害により，二次的に再吸収が促進され，リチウムの腎排泄が減少するためと考えられている。
	セロトニン症候群等が生じる恐れがあるので，注意して投与すること。	セロトニン作用が増強する恐れがある。
	相互にセロトニン作用を増強することによりセロトニン症候群等のセロトニン作用による症状が現れることがあるので，本剤及びこれらの薬剤の用量を減量するなど注意して投与すること。	本剤はセロトニン再取り込み阻害作用を有するため，併用により，セロトニン作用が増強することがある。[「重大な副作用」の項参照]
	相互にセロトニン作用を増強することにより，セロトニン症候群等が現れる恐れがあるので，本剤及びこれらの薬剤の用量を減量するなど注意して投与すること。	本剤はセロトニン再取り込み阻害作用を有するため，併用により，相互にセロトニン作用が増強することがある。[「重大な副作用」の項参照]
	他の抗うつ剤で併用によりセロトニン症候群が現れることが報告されている。	機序は不明。
	セロトニン症候群等のセロトニン作用による症状が現れることがある。これらの薬物を併用する際には観察を十分に行うこと。（「重大な副作用」の項参照）	本剤はセロトニン再取り込み阻害作用を有するため，併用により，セロトニン作用が増強することがある。
	セロトニンに関連した副作用（振戦等）が増大する恐れがある。	相互に作用を増強させる恐れがある。

次頁へ続く

薬効	分類	一般名	商品名	併用注意/併用禁忌
抗うつ薬	SSRI	パロキセチン塩酸塩水和物	パキシル CR錠12.5mg/25mg 錠5mg/10mg/20mg	併用注意
	SSRI	フルボキサミンマレイン酸塩	デプロメール 錠25/50/75	併用注意
	モノアミン再取り込み阻害薬	イミプラミン塩酸塩	イミドール 糖衣錠(10)/(25)	併用注意
	モノアミン再取り込み阻害薬	クロミプラミン塩酸塩	アナフラニール 錠10mg/25mg	併用注意
抗精神病薬	定型(イミノジベンジル系)	クロカプラミン塩酸塩水和物	クロフェクトン 錠10mg/25mg/50mg 顆粒10%	併用注意
	定型(イミノジベンジル系)	モサプラミン塩酸塩	クレミン 錠10mg/25mg/50mg 顆粒10%	併用注意
	定型(フェノチアジン系)	塩酸ペルフェナジン	ピーゼットシー 筋注2mg	併用注意
	定型(フェノチアジン系)	クロルプロマジンフェノールフタリン酸塩	ウインタミン 細粒(10%)	併用注意
	定型(フェノチアジン系)	クロルプロマジン塩酸塩	コントミン 筋注10mg/25mg/50mg 糖衣錠12.5mg/25mg/50mg/100mg	併用注意
	定型(フェノチアジン系)	フルフェナジンマレイン酸塩	フルメジン 糖衣錠(0.25)/(0.5)/(1) 散0.2%	併用注意

臨床症状/措置方法	機序・危険因子
セロトニン症候群等のセロトニン作用による症状が現れることがある。これらの薬物を併用する際には観察を十分に行うこと。(「重大な副作用」の項参照)	相互にセロトニン作用が増強する恐れがある。
セロトニン症候群等のセロトニン作用による症状が現れる恐れがあるので，減量するなど，観察を十分に行いながら慎重に投与すること。	セロトニン作用を相互に増強させるためと考えられる。
セロトニン症候群が現れる恐れがある。	相互にセロトニン作動性が増強される可能性がある。
セロトニン症候群が現れる恐れがある。	相互にセロトニン作動性が増強される可能性がある。
心電図変化，重症の錐体外路症状，持続性のジスキネジア，突発性のSyndrome malin（悪性症候群），非可逆性の脳障害を起こす恐れがあるので，観察を十分に行い，このような症状が現れた場合には投与を中止すること。	機序は不明であるが，併用による抗ドパミン作用の増強等が考えられている。
心電図変化，重症の錐体外路症状，持続性のジスキネジア，突発性のSyndrome malin（悪性症候群），非可逆性の脳障害を起こす恐れがあるので，観察を十分に行い，このような症状が現れた場合には投与を中止すること。	機序は不明であるが，併用による抗ドパミン作用の増強等が考えられている。
心電図変化，重症の錐体外路症状，持続性のジスキネジア，突発性のSyndrome malin（悪性症候群），非可逆性の脳障害を起こす恐れがあるので，観察を十分に行い，このような症状が現れた場合には投与を中止すること。	機序は不明であるが，併用による抗ドパミン作用の増強等が考えられている。
臨床症状：心電図変化，重症の錐体外路症状，持続性のジスキネジア，突発性のSyndrome malin（悪性症候群），非可逆性の脳障害を起こすとの報告がある。 措置方法：観察を十分に行い，慎重に投与すること。なお，このような症状が現れた場合には投与を中止すること。	機序は不明。
心電図変化，重症の錐体外路症状，持続性のジスキネジア，突発性のSyndrome malin（悪性症候群），非可逆性の脳障害を起こす恐れがあるので，観察を十分に行い，このような症状が現れた場合には投与を中止すること。	機序は不明であるが，併用による抗ドパミン作用の増強等が考えられている。
心電図変化，重症の錐体外路症状，持続性のジスキネジア，突発性のSyndrome malin（悪性症候群），非可逆性の脳障害を起こす恐れがあるので，観察を十分に行い，このような症状が現れた場合には投与を中止すること。	機序は不明であるが，併用による抗ドパミン作用の増強等が考えられている。

次頁へ続く

薬効	分類	一般名	商品名	併用注意/併用禁忌
抗精神病薬	定型（フェノチアジン系）	プロクロルペラジンメシル酸塩（＊：プロクロルペラジンマレイン酸塩）	ノバミン 　筋注5mg 　錠5mg＊	併用注意
	定型（フェノチアジン系）	プロペリシアジン	ニューレプチル 　錠5mg/10mg/25mg 　細粒10％ 　内服液1％	併用注意
	定型（フェノチアジン系）	ペルフェナジンフェンジゾ酸塩	ピーゼットシー 　散1％	併用注意
	定型（フェノチアジン系）	ペルフェナジンマレイン酸塩	ピーゼットシー 　糖衣錠2mg/4mg/8mg	併用注意
	定型（フェノチアジン系）	レボメプロマジンマレイン酸塩	ヒルナミン 　錠(5mg)/(25mg)/(50mg) 　散50％ 　細粒10％	併用注意
	定型（フェノチアジン系）	レボメプロマジン塩酸塩	ヒルナミン 　筋注25mg	併用注意
	定型（ブチロフェノン系）	スピペロン	スピロピタン 　錠0.25mg/1mg	併用注意
	定型（ブチロフェノン系）	チミペロン	トロペロン 　錠0.5mg/1mg/3mg 　細粒1％ 　注4mg	併用注意

臨床症状／措置方法	機序・危険因子
臨床症状：心電図変化，重症の錐体外路症状，持続性のジスキネジア，突発性のSyndrome malin（悪性症候群），非可逆性の脳障害を起こすとの報告がある。 措置方法：観察を十分に行い，慎重に投与すること。なお，このような症状が現れた場合には投与を中止すること。	機序は不明。
心電図変化，重症の錐体外路症状，持続性のジスキネジア，突発性の悪性症候群（Syndrome malin），非可逆性の脳障害を起こすとの報告がある。 観察を十分に行い，慎重に投与すること。なお，このような症状が現れた場合には，投与を中止すること。	機序は不明。
心電図変化，重症の錐体外路症状，持続性のジスキネジア，突発性のSyndrome malin（悪性症候群），非可逆性の脳障害を起こす恐れがあるので，観察を十分に行い，このような症状が現れた場合には投与を中止すること。	機序は不明であるが，併用による抗ドパミン作用の増強等が考えられている。
心電図変化，重症の錐体外路症状，持続性のジスキネジア，突発性のSyndrome malin（悪性症候群），非可逆性の脳障害を起こす恐れがあるので，観察を十分に行い，このような症状が現れた場合には投与を中止すること。	機序は不明であるが，併用による抗ドパミン作用の増強等が考えられている。
臨床症状：心電図変化，重症の錐体外路症状，持続性のジスキネジア，突発性のSyndrome malin（悪性症候群），非可逆性の脳障害を起こすとの報告がある。 措置方法：観察を十分に行い，慎重に投与すること。なお，このような症状が現れた場合には投与を中止すること。	機序は不明。
臨床症状：心電図変化，重症の錐体外路症状，持続性のジスキネジア，突発性のSyndrome malin（悪性症候群），非可逆性の脳障害を起こすとの報告がある。 措置方法：観察を十分に行い，慎重に投与すること。なお，このような症状が現れた場合には投与を中止すること。	機序は不明。
心電図変化，重症の錐体外路症状，持続性のジスキネジア，突発性の悪性症候群（Syndrome malin），非可逆性の脳障害を起こす恐れがあるので，観察を十分に行い，このような症状が現れた場合には投与を中止すること。	機序は不明であるが，併用による抗ドパミン作用の増強等が考えられている。
類似化合物で心電図変化，重症の錐体外路症状，持続性のジスキネジア，突発性のSyndrome malin（悪性症候群），非可逆性の脳障害を起こすとの報告がある。 観察を十分に行う。	機序は明らかでないが，ブチロフェノン系薬剤は脳内ドパミン受容体とアデニルシクラーゼ活性を遮断し，リチウムもアデニルシクラーゼ活性を抑制して，相互に中枢神経抑制作用を増強すると考えられている。

次頁へ続く

薬　効	分　類	一般名	商品名	併用注意/併用禁忌
抗精神病薬	定型（ブチロフェノン系）	ハロペリドール	セレネース 錠0.75mg/1mg/1.5mg/3mg 細粒1% 注5mg 内服液0.2%	併用注意
	定型（ブチロフェノン系）	ピパンペロン塩酸塩	プロピタン 錠50mg 散10%	併用注意
	定型（ブチロフェノン系）	ブロムペリドール	インプロメン 錠1mg/3mg/6mg/ 細粒1%	併用注意
	非定型	クロザピン	クロザリル 錠25mg/100mg	併用注意
	配合剤	クロルプロマジン塩酸塩/プロメタジン塩酸塩/フェノバルビタール	ベゲタミン -A配合錠 -B配合錠	併用注意
	持効型	ハロペリドールデカン酸エステル	ネオペリドール 注50/100	併用注意
	持効型	フルフェナジンデカン酸エステル	フルデカシン 筋注25mg	併用注意
骨格筋弛緩薬	骨格筋弛緩薬	ロクロニウム臭化物	エスラックス 静注25mg/2.5mL/50mg/5.0mL	併用注意
利尿薬	カリウム保持性	カンレノ酸カリウム	ソルダクトン 静注用100mg/200mg	併用注意
	カリウム保持性	スピロノラクトン	アルダクトンA 細粒10% 錠25mg/50mg	併用注意

臨床症状/措置方法	機序・危険因子
心電図変化，重症の錐体外路症状，持続性のジスキネジア，突発性の悪性症候群（Syndrome malin），非可逆性の脳障害を起こすとの報告があるので，観察を十分に行い，このような症状が現れた場合には投与を中止すること。	機序は不明であるが，併用による抗ドパミン作用の増強等が考えられている。
心電図変化，重症の錐体外路症状，持続性のジスキネジア，突発性の悪性症候群（Syndrome malin），非可逆性の脳障害を起こす恐れがあるので，観察を十分に行い，このような症状が現れた場合には投与を中止すること。	機序は不明であるが，併用による抗ドパミン作用の増強等が考えられている。
類似化合物（ハロペリドール）でリチウムとの併用により心電図変化，重症の錐体外路症状，持続性のジスキネジア，突発性のSyndrome malin（悪性症候群），非可逆性の脳障害を起こすとの報告があるので，観察を十分に行い，このような症状が現れた場合には投与を中止すること。	機序は不明であるが，併用による抗ドパミン作用の増強等が考えられている。
悪性症候群発現の危険性が増加するとの報告がある。	機序は不明である。
臨床症状：心電図変化，重症の錐体外路症状，持続性のジスキネジア，突発性のSyndrome malin（悪性症候群），非可逆性の脳障害を起こすとの報告がある。 措置方法：観察を十分に行い，慎重に投与すること。なお，このような症状が現れた場合には投与を中止すること。	機序は不明。
類薬（ハロペリドール）との併用で心電図変化，重症の錐体外路症状，持続性のジスキネジア，突発性の悪性症候群（Syndrome malin），非可逆性の脳障害を起こすことが報告されているので，観察を十分に行い，このような症状が現れた場合には投与を中止すること。	機序は不明であるが，併用による抗ドパミン作用の増強等が考えられている。
心電図変化，重症の錐体外路症状，持続性のジスキネジア，突発性のSyndrome malin（悪性症候群），非可逆性の脳障害を起こす恐れがあるので，観察を十分に行い，このような症状が現れた場合には投与を中止すること。	機序は不明であるが，併用による抗ドパミン作用の増強等が考えられている。
本剤の筋弛緩作用が増強されることがあるので，併用する場合には減量するなど注意すること。	筋弛緩作用を有する。
利尿剤又はACE阻害剤との併用により，リチウム中毒を起こすことが報告されているので，血中リチウム濃度に注意すること。	ナトリウムイオン不足はリチウムイオンの貯留を促進するといわれているため，ナトリウム排泄を促進することにより起こると考えられる。
利尿剤又はACE阻害剤との併用により，リチウム中毒を起こすことが報告されているので，血中リチウム濃度に注意すること。	ナトリウムイオン不足はリチウムイオンの貯留を促進するといわれているため，ナトリウム排泄を促進することにより起こると考えられる。

次頁へ続く

薬効	分類	一般名	商品名	併用注意/併用禁忌
利尿薬	サイアザイド	インダパミド	ナトリックス 錠1/2	併用注意
	サイアザイド	トリクロルメチアジド	フルイトラン 錠1mg/2mg	併用注意
	サイアザイド	ベンチルヒドロクロロチアジド	ベハイド 錠4mg	併用注意
	サイアザイド	メチクラン	アレステン 錠150mg	併用注意
	サイアザイド	メフルシド	バイカロン 錠25mg	併用注意
	ループ	アゾセミド	ダイアート 錠30mg/60mg	併用注意
	ループ	トラセミド	ルプラック 錠4mg/8mg	併用注意
	ループ	ブメタニド	ルネトロン 錠1mg 注射液0.5mg	併用注意
	ループ	フロセミド	ラシックス 錠10mg/20mg/40mg 細粒4% 注100mg/20mg	併用注意
降圧薬	ACE阻害薬	アラセプリル	セタプリル 錠12.5mg/25mg/50mg	併用注意
	ACE阻害薬	イミダプリル塩酸塩	タナトリル 錠10/2.5/5	併用注意
	ACE阻害薬	エナラプリルマレイン酸塩	セリース 錠2.5mg/5mg/10mg	併用注意
	ACE阻害薬	エナラプリルマレイン酸塩	レニベース 錠2.5/5/10	併用注意
	ACE阻害薬	カプトプリル	カプトリル ーRカプセル18.75mg 錠12.5mg/25mg 細粒5%	併用注意

	臨床症状/措置方法	機序・危険因子
	リチウム中毒を増強させることがあるので，血清リチウム濃度の測定を行い，注意すること。	リチウムの腎における再吸収を促進し，リチウムの血中濃度を上昇させる。
	臨床症状：リチウム中毒（振戦，消化器愁訴等）が増強される。 措置方法：血清リチウム濃度の測定を行うなど注意すること。	チアジド系利尿剤は遠位尿細管でナトリウムの再吸収を抑制するが，長期投与では近位尿細管で代償的にナトリウム，リチウムの再吸収を促進し，リチウムの血中濃度が上昇する。
	振戦，消化器愁訴等，リチウム中毒を増強することがある。血清リチウム濃度に注意すること。	利尿剤は腎におけるリチウムの再吸収を促進し，リチウムの血中濃度を上昇させる。
	振戦，消化器愁訴等，リチウム中毒を増強する恐れがある。血清リチウム濃度に注意すること。	本剤は腎におけるリチウムの再吸収を促進しリチウムの血中濃度を上昇させると考えられる。
	リチウム中毒（手指の振戦，せん妄，痙攣等）を起こす恐れがある。血清リチウム濃度に注意すること。	チアジド系利尿剤の長期投与ではナトリウムの近位尿細管再吸収が代償的に増加し，その結果，リチウムの再吸収も同様に増加するといわれている。
	リチウムの毒性を増強する恐れがあるので，血中リチウム濃度に注意すること。	リチウムの腎での再吸収を促進し，リチウムの血中濃度が上昇すると考えられる。
	リチウム中毒を起こす恐れがあるので，血中リチウム濃度に注意すること。	リチウムの腎における再吸収を促進し，リチウムの血中濃度が上昇する恐れがある。
	リチウム中毒を起こすことがある。	リチウムの再吸収が促進され，リチウムの血中濃度が上昇すると考えられる。
	リチウム毒性を増強する恐れがあるので，血中リチウム濃度等に注意する。	リチウムの腎での再吸収を促進し，リチウムの血中濃度が上昇する。
	他のアンジオテンシン変換酵素阻害剤（カプトプリル，エナラプリル，リシノプリル）との併用により，リチウム中毒が報告されているので，本剤においても血中のリチウム濃度に注意すること。	リチウムとナトリウムは近位尿細管で競合的に再吸収されており，本剤によるナトリウム排泄作用によりリチウムの再吸収が促進される。
	リチウム中毒（眠気，振戦，錯乱等）を起こすことがある。 定期的にリチウムの血中濃度を測定し，異常があれば減量もしくは投与中止する。	腎尿細管におけるリチウムの再吸収を促進すると考えられる。
	リチウム中毒が報告されているので，血中リチウム濃度に注意すること。	本剤のナトリウム排泄作用により，リチウムの蓄積が起こると考えられている。
	リチウム中毒が報告されているので，血中リチウム濃度に注意すること。	本剤のナトリウム排泄作用により，リチウムの蓄積がおこると考えられている。
	併用によりリチウム中毒を起こすことが報告されているので，血中のリチウム濃度に注意すること。	明確な機序は不明であるが，ナトリウムイオン不足はリチウムイオンの貯留を促進するといわれているため，本剤がナトリウム排泄を促進することにより起こると考えられる。

次頁へ続く

薬効	分類	一般名	商品名	併用注意/併用禁忌	
降圧薬	ACE阻害薬	キナプリル塩酸塩	コナン 錠5mg/10mg/20mg	併用注意	
	ACE阻害薬	シラザプリル水和物	インヒベース 錠0.25/0.5/1	併用注意	
	ACE阻害薬	テモカプリル塩酸塩	エースコール 錠1mg/2mg/4mg	併用注意	
	ACE阻害薬	デラプリル塩酸塩	アデカット 7.5mg錠/15mg錠/30mg錠	併用注意	
	ACE阻害薬	トランドラプリル	オドリック 錠0.5mg/1mg	併用注意	
	ACE阻害薬	ベナゼプリル塩酸塩	チバセン 錠2.5mg/5mg/10mg	併用注意	
	ACE阻害薬	ペリンドプリルエルブミン	コバシル 錠2mg/4mg	併用注意	
	ACE阻害薬	リシノプリル水和物	ゼストリル 錠5/10/20	併用注意	
	ARB	アジルサルタン	アジルバ 錠10mg/20mg/40mg	併用注意	
	ARB	イルベサルタン	アバプロ 錠50mg/100mg/200mg	併用注意	
	ARB	オルメサルタンメドキソミル	オルメテック 錠5mg/10mg/20mg/40mg/ OD錠5mg/10mg/20mg/40mg	併用注意	
	ARB	カンデサルタンシレキセチル	ブロプレス 錠2/4/8/12	併用注意	

臨床症状/措置方法	機序・危険因子
外国において，他のACE阻害剤（カプトプリル，エナラプリルマレイン酸塩，リシノプリル）との併用により，リチウム中毒（運動失調，振戦，下痢，脱水状態，低血圧，乏尿）が報告されているので，リチウムと併用する場合は，血中のリチウム濃度に注意する。	機序は確立されていない。
外国において，他のアンジオテンシン変換酵素阻害剤（カプトプリル，エナラプリルマレイン酸塩，リシノプリル）との併用により，リチウム中毒が報告されているので血中のリチウム濃度に注意すること。	腎尿細管におけるリチウムの再吸収を促進する。
他のアンジオテンシン変換酵素阻害剤（カプトプリル，エナラプリルマレイン酸塩，リシノプリル水和物）との併用により，リチウム中毒を起こすことが報告されているので，血中のリチウム濃度に注意すること。	明確な機序は不明であるが，ナトリウムイオン不足はリチウムイオンの貯留を促進するといわれているため，本剤がナトリウム排泄を促進することにより起こると考えられる。
外国において，リチウムと他のアンジオテンシン変換酵素阻害剤（カプトプリル，エナラプリルマレイン酸塩，リシノプリル水和物）との併用により，リチウム中毒が報告されているので，リチウムと併用する場合には，血中のリチウム濃度に注意すること。	腎尿細管におけるリチウムの再吸収が促進される。
リチウム中毒（振戦，消化器愁訴等）が報告されているので，血中のリチウム濃度に注意すること。	ACE阻害剤は腎でのナトリウム再吸収を抑制するため，競合的にリチウムの再吸収が促進されて，リチウムの血中濃度が上昇すると考えられている。
リチウム中毒を起こすことがある。血中リチウム濃度に注意すること。	アンジオテンシン変換酵素阻害剤は腎尿細管におけるリチウムの再吸収を促進するため。
リチウム中毒（症状：振戦，消化器愁訴等）が現れる恐れがある。 併用する場合は，リチウムの血中濃度に注意する。	本剤のナトリウム排泄増加作用により，リチウムの蓄積がおこると考えられている。
臨床症状：リチウム中毒（錯乱，振戦，消化器愁訴等）が現れることがある。 措置方法：併用する場合は血中のリチウム濃度に注意すること。	機序：リチウムの近位尿細管での再吸収はナトリウムと競合するため，ACE阻害薬のナトリウム排泄増加作用によるナトリウム欠乏によりリチウムの再吸収が促進されリチウム貯留を来すことがある。
リチウム中毒が起こる恐れがあるので，リチウムと併用する場合には，血中のリチウム濃度に注意すること。	腎尿細管におけるリチウムの再吸収が促進される。
リチウム中毒が報告されているので，血中リチウム濃度に注意すること。	リチウムの再吸収はナトリウムと競合するため，本剤のナトリウム排泄作用により，リチウムの再吸収が促進されると考えられる。
血中リチウム濃度が上昇し，リチウム中毒を起こす恐れがあるので，血中リチウム濃度に注意すること。	明確な機序は不明であるが，ナトリウムイオン不足はリチウムイオンの貯留を促進するといわれているため，本剤がナトリウム排泄を促進することにより起こると考えられる。
リチウム中毒が報告されているので，リチウムと併用する場合には，血中のリチウム濃度に注意すること。	腎尿細管におけるリチウムの再吸収が促進される。

次頁へ続く

薬　効	分　類	一般名	商品名	併用注意/併用禁忌	
降圧薬	ARB	テルミサルタン	ミカルディス 錠20mg/40mg/80mg	併用注意	
	ARB	バルサルタン	ディオバン OD錠20mg/40mg/80mg/160mg 錠20mg/40mg/80mg/160mg	併用注意	
	ARB	ロサルタンカリウム	ニューロタン 錠25mg/50mg/100mg	併用注意	
	ARB/ Ca拮抗薬	アジルサルタン/ アムロジピンベシル酸塩	ザクラス 配合錠LD/HD	併用注意	
	ARB/ Ca拮抗薬	イルベサルタン/ アムロジピンベシル酸塩	アイミクス 配合錠LD/HD	併用注意	
	ARB/ Ca拮抗薬	オルメサルタンメドキソミル/アゼルニジピン	レザルタス 配合錠LD/HD	併用注意	
	ARB/ Ca拮抗薬	カンデサルタンシレキセチル/アムロジピン	ユニシア 配合錠LD/HD	併用注意	
	ARB/ Ca拮抗薬	テルミサルタン/ アムロジピンベシル酸塩	ミカムロ 配合錠AP/BP	併用注意	
	ARB/ Ca拮抗薬	バルサルタン/アムロジピンベシル酸塩	エックスフォージ 配合OD錠 配合錠	併用注意	
	ARB/ Ca拮抗薬	バルサルタン/シルニジピン	アテディオ 配合錠	併用注意	
	ARB/ Ca拮抗薬/ 利尿薬	テルミサルタン/ アムロジピンベシル酸塩/ヒドロクロロチアジド	ミカトリオ 配合錠	併用注意	
	ARB/ 利尿薬	イルベサルタン/ トリクロルメチアジド	イルトラ 配合錠LD/HD	併用注意	

	臨床症状／措置方法	機序・危険因子
	アンジオテンシン変換酵素阻害剤との併用により，リチウム中毒を起こすことが報告されているので，血中リチウム濃度に注意すること。	明確な機序は不明であるが，ナトリウムイオン不足はリチウムイオンの貯留を促進するといわれているため，本剤のナトリウム排泄を促進することにより起こると考えられる。
	血中リチウム濃度が上昇し，リチウム中毒を起こすことが報告されているので，血中リチウム濃度に注意すること。	本剤のナトリウム排泄作用により，リチウムの蓄積が起こると考えられている。
	リチウム中毒が報告されているので，血中リチウム濃度に注意すること。	本剤のナトリウム排泄作用により，リチウムの蓄積が起こると考えられている。
	アジルサルタンとの併用において，リチウム中毒が起こる恐れがあるので，リチウムと併用する場合には，血中のリチウム濃度に注意すること。	アジルサルタンにより腎尿細管におけるリチウムの再吸収が促進される。
	イルベサルタンによるリチウム中毒が報告されているので，血中リチウム濃度に注意すること。	リチウムの再吸収はナトリウムと競合するため，イルベサルタンのナトリウム排泄作用により，リチウムの再吸収が促進されると考えられる。
	オルメサルタン メドキソミルとの併用により，血中リチウム濃度が上昇し，リチウム中毒を起こす恐れがあるので，血中リチウム濃度に注意すること。	明確な機序は不明であるが，ナトリウムイオン不足はリチウムイオンの貯留を促進するといわれているため，オルメサルタン メドキソミルがナトリウム排泄を促進することにより起こると考えられる。
	カンデサルタン シレキセチルとの併用において，リチウム中毒が報告されているので，リチウムと併用する場合には，血中のリチウム濃度に注意すること。	カンデサルタン シレキセチルにより腎尿細管におけるリチウムの再吸収が促進される。
	アンジオテンシン変換酵素阻害剤との併用により，リチウム中毒を起こすことが報告されているので，血中リチウム濃度に注意すること。	テルミサルタン：明確な機序は不明であるが，ナトリウムイオン不足はリチウムイオンの貯留を促進するといわれているため，テルミサルタンがナトリウム排泄を促進することにより起こると考えられる。
	血中リチウム濃度が上昇し，リチウム中毒を起こすことが報告されているので，血中リチウム濃度に注意すること。	バルサルタンのナトリウム排泄作用により，リチウムの蓄積が起こると考えられている。
	血中リチウム濃度が上昇し，リチウム中毒を起こすことが報告されているので，血中リチウム濃度に注意すること。	バルサルタンのナトリウム排泄作用により，リチウムの蓄積が起こると考えられている。
	アンジオテンシン変換酵素阻害剤との併用により，リチウム中毒を起こすことが報告されているので，血中リチウム濃度に注意すること。ヒドロクロロチアジドにより，振戦，消化器愁訴等，リチウム中毒を増強することがある。血中リチウム濃度に注意すること。	テルミサルタン：明確な機序は不明であるが，ナトリウムイオン不足はリチウムイオンの貯留を促進するといわれているため，テルミサルタンがナトリウム排泄を促進することにより起こると考えられる。ヒドロクロロチアジド：腎におけるリチウムの再吸収を促進し，リチウムの血中濃度を上昇させる。
	リチウム中毒が報告されているので，血中リチウム濃度に注意すること。 臨床症状：リチウム中毒（振戦，消化器愁訴等）が増強される。 措置方法：血清リチウム濃度の測定を行うなど注意すること。	イルベサルタン：リチウムの再吸収はナトリウムと競合するため，本剤のナトリウム排泄作用により，リチウムの再吸収が促進されると考えられる。 トリクロルメチアジド：チアジド系利尿剤は遠位尿細管でナトリウムの再吸収を抑制するが，長期投与では近位尿細管で代償的にナトリウム，リチウムの再吸収を促進し，リチウムの血中濃度が上昇する。

次頁へ続く

薬効	分類	一般名	商品名	併用注意/併用禁忌	
降圧薬	ARB/利尿薬	カンデサルタンシレキセチル/ヒドロクロロチアジド	エカード配合錠 LD/HD	併用注意	
	ARB/利尿薬	テルミサルタン/ヒドロクロロチアジド	ミコンビ配合錠 AP/BP	併用注意	
	ARB/利尿薬	バルサルタン/ヒドロクロロチアジド	コディオ配合錠 MD/EX	併用注意	
	ARB/利尿薬	ロサルタンカリウム/ヒドロクロロチアジド	プレミネント配合錠 LD/HD	併用注意	
	アルドステロン拮抗薬	エプレレノン	セララ錠25mg/50mg/100mg	併用注意	
	配合剤	ベンチルヒドロクロロチアジド/レセルピン/カルバゾクロム	ベハイド RA配合錠	併用注意	
ホルモン剤	インスリン製剤	インスリン グルリジン（遺伝子組換え）	アピドラ注100単位/mL	併用注意	
		インスリン グラルギン（遺伝子組換え）	ランタス XR注ソロスター		
外皮用薬	経皮吸収型消炎鎮痛薬	エスフルルビプロフェン/ハッカ油	ロコアテープ	併用注意	
	がん性皮膚潰瘍臭改善薬	メトロニダゾール	ロゼックスゲル0.75%	併用注意	
抗血栓薬	血小板凝集抑制薬	アスピリン	バイアスピリン錠100mg	併用注意	
	血小板凝集抑制薬	アスピリン/ダイアルミネート	バファリン配合錠 A81	併用注意	

臨床症状／措置方法	機序・危険因子
リチウム中毒が報告されているので，リチウムと併用する場合には，血中のリチウム濃度に注意すること。	腎尿細管におけるリチウムの再吸収が促進される。
アンジオテンシン変換酵素阻害剤との併用により，リチウム中毒を起こすことが報告されているので，血中リチウム濃度に注意すること。ヒドロクロロチアジドにより，振戦，消化器愁訴等，リチウム中毒を増強することがある。血中リチウム濃度に注意すること。	テルミサルタン：明確な機序は不明であるが，ナトリウムイオン不足はリチウムイオンの貯留を促進するといわれているため，テルミサルタンがナトリウム排泄を促進することにより起こると考えられる。ヒドロクロロチアジド：腎におけるリチウムの再吸収を促進し，リチウムの血中濃度を上昇させる。
振戦，消化器愁訴等，リチウム中毒を増強することがある。血清リチウム濃度に注意すること。血中リチウム濃度が上昇し，リチウム中毒を起こすことが報告されているので，血中リチウム濃度に注意すること。	ヒドロクロロチアジドは腎におけるリチウムの再吸収を促進し，リチウムの血中濃度を上昇させる。バルサルタンのナトリウム排泄作用により，リチウムの蓄積が起こると考えられている。
リチウム中毒が報告されているので，血中リチウム濃度に注意すること。振戦，消化器愁訴等，リチウム中毒を増強することがある。血清リチウム濃度に注意すること。	本剤の成分であるロサルタンカリウムのナトリウム排泄作用により，リチウムの蓄積がおこると考えられている。本剤の成分であるヒドロクロロチアジドは腎におけるリチウムの再吸収を促進し，リチウムの血中濃度を上昇させる。
利尿薬又はACE阻害薬との併用により，リチウム中毒を起こすことが報告されているので，血中リチウム濃度に注意すること。	明確な機序は不明であるが，ナトリウムイオン不足はリチウムイオンの貯留を促進するといわれているため，ナトリウム排泄を促進することにより起こると考えられる。
振戦，消化器愁訴等，リチウム中毒を増強することがある。血清リチウム濃度に注意すること。	利尿剤は腎におけるリチウムの再吸収を促進し，リチウムの血中濃度を上昇させる。
血糖降下作用の増強による低血糖症状［「4. 副作用」の項参照］，又は減弱による高血糖症状［「2. 重要な基本的注意」の項参照］が現れることがある。併用する場合は血糖値その他患者の状態を十分観察しながら投与すること。	機序不明。インスリン分泌が減少したとの報告，逆に低血糖が発現したとの報告がある。
リチウムの血中濃度が上昇し，リチウム中毒を呈する恐れがあるので，併用する場合にはリチウムの血中濃度をモニターするなど観察を十分に行い，慎重に投与すること。	エスフルルビプロフェンのプロスタグランジン合成阻害作用により，腎でのナトリウム排泄が減少してリチウムクリアランスを低下させ，リチウムの血中濃度が上昇すると考えられる。
リチウムの血中濃度が上昇し，リチウム中毒が現れることがある。	不明。
リチウム中毒を起こすことが報告されている。	本剤（高用量投与時）は腎のプロスタグランジンの生合成を抑制し，腎血流量を減少させることにより，リチウムの腎排泄を低下させることが考えられる。
血中リチウム濃度を上昇させ，リチウム中毒を起こす恐れがある。	本剤の腎におけるプロスタグランジン生合成抑制作用により，リチウムの腎排泄が減少し，血中濃度が上昇するためと考えられる。

次頁へ続く

薬　効	分　類	一般名	商品名	併用注意/併用禁忌
抗血栓薬	血小板凝集抑制薬	アスピリン/ランソプラゾール	タケルダ 　配合錠	併用注意
	血小板凝集抑制薬	クロピドグレル硫酸塩/アスピリン	コンプラビン 　配合錠	併用注意
電解質製剤	無機質製剤	ヨウ化カリウム	「純生」ヨウ化カリウム各社	併用注意
その他の抗生物質製剤	ヘリコバクター・ピロリ除菌薬	ボノプラザンフマル酸塩/アモキシシリン/メトロニダゾール	ボノピオン 　パック	併用注意
	ヘリコバクター・ピロリ除菌薬	ラベプラゾールナトリウム/アモキシシリン水和物/メトロニダゾール	ラベファイン 　パック	併用注意
	ヘリコバクター・ピロリ除菌薬	ランソプラゾール/アモキシシリン/メトロニダゾール	ランピオン 　パック	併用注意
抗原虫薬	抗原虫剤	メトロニダゾール	アネメトロ 　点滴静注液500mg フラジール 　内服錠250mg	併用注意

臨床症状/措置方法	機序・危険因子
リチウム中毒を起こすことが報告されている。	アスピリン（高用量投与時）は腎のプロスタグランジンの生合成を抑制し、腎血流量を減少させることにより、リチウムの腎排泄を低下させることが考えられている。
アスピリンとの併用により、リチウム中毒を起こすことが報告されている。	アスピリン（高用量投与時）は腎のプロスタグランジンの生合成を抑制し、腎血流量を減少させることにより、リチウムの腎排泄を低下させることが考えられる。
甲状腺機能低下作用、甲状腺腫発症作用を増大させることがあるので、脳下垂体−甲状腺反応の変化、甲状腺機能を測定するなど慎重に投与すること。	
メトロニダゾール（フラジール）：リチウムの血中濃度が上昇し、リチウム中毒が現れることがある。	メトロニダゾール（フラジール）：機序は不明。
フラジール：リチウムの血中濃度が上昇し、リチウム中毒が現れることがある。	フラジール：不明。
フラジール：リチウムの血中濃度が上昇し、リチウム中毒が現れることがある。	フラジール：機序は不明。
リチウムの血中濃度が上昇し、リチウム中毒が現れることがある。	機序不明。

C型慢性肝炎治療薬（内服薬）

分類			NS3/4A プロテアーゼ阻害薬		
一般名			テラプレビル	シメプレビル	バニプレビル
商品名（メーカー）			テラビック（田辺三菱）	ソブリアード（ヤンセン）	バニヘップ（MSD）
効能・効果	C型慢性肝炎	セログループ1	○ (1) 血中 HCV RNA 量が高値の未治療患者 (2) IFN を含む治療法により無効又は再燃となった患者	○ (1) 血中 HCV RNA 量が高値の未治療患者 (2) IFN を含む治療法により無効又は再燃となった患者	○ (1) 血中 HCV RNA 量が高値の未治療患者 (2) IFN を含む治療法により無効又は再燃となった患者
		セログループ2	○ IFN 製剤の単独療法，又はリバビリンとの併用療法で無効又は再燃となった患者	—	—
	C型代償性肝硬変	セログループ1	—	—	—
		セログループ2	—	—	—
用法・用量			1回750mg，1日3回食後，12週間	1回100mg，1日1回，12週間	1回300mg，1日2回 （未治療，IFN治療再燃には12週間） （IFN治療無効には24週間）
使用時の併用薬剤			3剤併用 Peg-IFNα-2b（遺伝子組換え），リバビリン	3剤併用 Peg-IFNα-2a（遺伝子組換え），リバビリンまたはPeg-IFNα-2b（遺伝子組換え），リバビリン	3剤併用 Peg-IFNα-2b（遺伝子組換え），リバビリン
禁忌			・過敏症の既往歴 ・重篤な皮膚障害の発現歴 ・コントロールの困難な心疾患 　（心筋梗塞，心不全，不整脈等） ・異常ヘモグロビン症 　（サラセミア，鎌状赤血球性貧血等）	・過敏症の既往歴	・過敏症の既往歴 ・重度の肝機能障害

2016年11月にグラジナ錠（グラゾプレビル）とエレルサ錠（エルバスビル）の併用療法，2017年2月にジメンシー配合錠（アスナプレビル／ダクラタスビル／ベクラブビル）が新たにDAAs療法に加わった。

	NS5A 阻害薬	NS5B ポリメラーゼ阻害薬	NS5A・NS5B ポリメラーゼ阻害薬（配合剤）	NS5A・NS3/4A プロテアーゼ阻害薬・リトナビル（配合剤）
	アスナプレビル	ダクラタスビル	ソホスブビル	レジパスビル・ソホスブビル	オムビタスビル・パリタプレビル・リトナビル
	スンベプラ（ブリストル）	ダクルインザ（ブリストル）	ソバルディ（ギリアド）	ハーボニー（ギリアド）	ヴィキラックス（アッヴィ）
	○	○	—	○	○
	—	—	○	—	○
	○	○	—	○	○
	—	—	○	—	—
	1回100mg, 1日2回, 24週間	1回60mg, 1日1回, 24週間	1回400mg, 1日1回, 12週間	1回1錠, 1日1回, 12週間（レジパスビル90mg, ソホスブビル400mg）	〈セログループ1〉1回2錠, 1日1回, 食後, 12週間（オムビタスビル25mg, パリタプレビル150mg, リトナビル100mg）〈セログループ2〉16週間（用量は同じ）
	2剤併用（IFN不要）ダクラタスビル	2剤併用（IFN不要）アスナプレビル	2剤併用（IFN不要）リバビリン	（IFN不要）不要	（IFN不要）〈セログループ1〉不要〈セログループ2〉リバビリン
	・過敏症の既往歴 ・中等度以上の肝機能障害, 非代償性肝疾患	・過敏症の既往歴 ・妊婦妊娠可能性のある婦人	・過敏症の既往歴 ・重度の腎機能障害	・過敏症の既往歴 ・重度の腎機能障害/透析	・過敏症の既往歴 ・中等度以上の肝機能障害 ・腎機能・肝機能障害（コルヒチン投与中）

次頁へ続く

分類	NS3/4A プロテアーゼ阻害薬		
一般名	テラプレビル	シメプレビル	バニプレビル
商品名(メーカー)	テラビック(田辺三菱)	ソブリアード(ヤンセン)	バニヘップ(MSD)
併用禁忌 (成分名など詳細は 添付文書参照)	・CYP3A4/5基質薬物 ・CYP3A4誘導薬物	・CYP3A(4)誘導薬物	・CYP3A誘導薬物 ・CYP3A阻害薬物 ・OATP1B1/3阻害薬物
主な併用注意 (成分名など詳細は 添付文書参照)	・CYP3A4誘導薬物 ・CYP3A4阻害薬物 ・CYP3A4/5基質薬物 ・P-gp基質薬物	・CYP3A誘導薬物 ・CYP3A阻害薬物 ・CYP3A基質薬物 ・P-gp基質薬物 ・P-gp阻害薬物 ・OATP1B1基質薬物 ・BCRP基質薬物	・CYP3A誘導薬物 ・CYP3A阻害薬物 ・CYP3A基質薬物 ・P-gp基質薬物 ・OATP1B1/3基質薬物 ・BCRP基質薬物
主な代謝 (カッコ内は その他の代謝)	CYP3A4	CYP3A,(2C8, 2C19)	CYP3A
基質	―	OATP1B1/3, 2B1 P-gp BCRP, MRP2	OATP1B1/3
阻害作用	CYP3A4/5 OATP1B1 P-gp	CYP2A6, 2C8, 2D6, 2C19, 3A OATP1B1/3 P-gp BCRP, MRP2	CYP3A OATP1B1/3 P-gp BCRP
誘導作用	―	―	―
薬価収載年月	2011年11月	2013年11月	2014年11月
薬価	1429.6円/錠	13122.8円/CP	2812円/CP

	NS5A 阻害薬	NS5A 阻害薬	NS5B ポリメラーゼ阻害薬	NS5A・NS5B ポリメラーゼ阻害薬（配合剤）	NS5A・NS3/4A プロテアーゼ阻害薬・リトナビル（配合剤）
	アスナプレビル	ダクラタスビル	ソホスブビル	レジパスビル・ソホスブビル	オムビタスビル・パリタプレビル・リトナビル
	スンベプラ（ブリストル）	ダクルインザ（ブリストル）	ソバルディ（ギリアド）	ハーボニー（ギリアド）	ヴィキラックス（アッヴィ）
	・CYP3A 誘導薬物 ・CYP3A 阻害薬物 ・OATP1B1/2B1 阻害薬物 ・CYP2D6 基質薬物	・CYP3A4 誘導薬物	・P 糖蛋白質誘導薬物	・P 糖蛋白質誘導薬物	・CYP3A4 基質薬物 ・CYP3A 誘導薬物 ・P 糖蛋白質基質薬物 ・BCRP 基質薬物 ・OATP 基質薬物
	・CYP2D6 基質薬物 ・CYP3A4 基質薬物 ・P-gp 基質薬物 ・OATP1B1/3 基質薬物	・CYP3A4 誘導薬物 ・CYP3A4 阻害薬物 ・P-gp 基質薬物 ・OATP1B1/3 基質薬物 ・BCRP 基質薬物	・P 糖蛋白質誘導薬物	・P 糖蛋白質誘導薬物 ・P 糖蛋白質基質薬物 ・BCRP 基質薬物	・CYP3A4 基質薬物 ・CYP3A 阻害薬物 ・BCRP 基質薬物 ・BCRP 阻害薬物 ・CYP2C19 基質薬物 ・P 糖蛋白質基質薬物 ・P 糖蛋白質阻害薬物 ・OATP 基質薬物 ・OATP 阻害薬物
	CYP3A4, 3A5,（2A6, 2B6, 2C9, 2C19, 2D6)	CYP3A4,（3A5, 2C8）	非 CYP	レジパスビル：非特定, ソホスブビル：非 CYP	パリタプレビル：CYP3A4/5 リトナビル：CYP3A4/5
	OATP1B1/2B1 P-gp	P-gp	P-gp BCRP	P-gp BCRP	オムビタスビル：P-gp パリタプレビル：P-gp, BCRP, OATP1B1/3 リトナビル：P-g
	CYP2D6 OATP1B1/3 P-gp	OATP1B1/3 P-gp BCRP	—	レジパスビル：P-gp, BCRP	パリタプレビル：P-gp, BCRP, OATP1B1/3 リトナビル：P-gp, CYP3A4, BCRP
	CYP3A4	—	—	—	リトナビル：CYP2C19
	2014年9月	2014年9月	2015年5月	2015年8月	2015年11月
	2847.4円/CP	7902.9円/錠	42239.6円/錠	54796.9円/錠	23057.5円/錠

重篤な腎障害時の禁忌薬

	分類	医薬品名(成分名)	
降圧薬	抗アルドステロン	セララ(エプレレノン)	
	ACE阻害薬	アデカット(デラプリル)	
		インヒベース(シラザプリル)	
		エースコール(テモカプリル)	
		オドリック,プレラン(トランドラプリル)	
		カプトリル(カプトプリル)	
		コナン(キナプリル)	
		コバシル(ペリンドプリルエルブミン)	
		レニベース(エナラプリル)	
		ゼストリル,ロンゲス(リシノプリル)	
		セタプリル(アラセプリル)	
		タナトリル(イミダプリル)	
		チバセン(ベナゼプリル)	
	ARB+利尿薬	イルトラ(イルベサルタン,トリクロルメチアジド)	
		エカード(カンデサルタン,ヒドロクロロチアジド)	
		コディオ(バルサルタン,ヒドロクロロチアジド)	
		プレミネント(ロサルタンカリウム,ヒドロクロロチアジド)	
		ミコンビ(テルミサルタン,ヒドロクロロチアジド)	
	利尿薬+交感神経抑制薬+止血剤	ベハイドRA(ベンチルヒドロクロロチアジド,レセルピン,カルバゾクロム)	
	血圧降下剤	ニトプロ(ニトロプルシド)	
肺高血圧治療薬	PDE阻害薬	アドシルカ(タダラフィル)	
	sGC刺激薬	アデムパス(リオシグアト)	
抗アレルギー薬	H_1受容体拮抗薬	ザイザル(レボセチリジン)	
		ジルテック(セチリジン)	
抗不整脈薬	Naチャネル阻害薬(1a群)	シベノール(シベンゾリン)	
	Kチャネル遮断薬(Ⅲ群)	ソタコール(ソタロール)	
痛風治療薬	痛風予防薬	コルヒチン(コルヒチン)	
	尿酸排泄促進薬	ベネシッド(プロベネシド)	
		ユリノーム(ベンズブロマロン)	
利尿薬	ループ利尿薬	ダイアート(アゾセミド)	
		ラシックス(フロセミド)	
		ルネトロン(ブメタニド)	
		ルプラック(トラセミド)	
	K保持性利尿薬	アルダクトンA(スピロノラクトン)	
		ソルダクトン(カンレノ酸カリウム)	
		トリテレン(トリアムテレン)	
	サイアザイド系	ヒドロクロロチアジド(ヒドロクロロチアジド)	
		フルイトラン(トリクロルメチアジド)	
		ベハイド(ベンチルヒドロクロロチアジド)	
	サイアザイド系類似薬	ノルモナール(トリパミド)	
		バイカロン(メフルシド)	
	非サイアザイド系	アレステン(メチクラン)	
		ナトリックス(インダパミド)	
	V_2受容体拮抗薬	サムスカ(トルバプタン)	
	炭酸脱水酵素阻害薬	ダイアモックス(アセタゾラミド)	

禁忌	作用で問題になる点
中等度以上の腎機能障害	高カリウム血症
AN69を用いた透析患者	アナフィラキシー様症状の発現
AN69を用いた透析患者	アナフィラキシー様症状の発現
AN69を用いた透析患者	アナフィラキシー様症状の発現
AN69を用いた透析患者	アナフィラキシー様症状の発現
AN69を用いた透析患者	アナフィラキシー様症状の発現
AN69を用いた透析患者	アナフィラキシー様症状の発現
AN69を用いた透析患者	アナフィラキシー様症状の発現
AN69を用いた透析患者	アナフィラキシー様症状の発現
AN69を用いた透析患者	アナフィラキシー様症状の発現
AN69を用いた透析患者	アナフィラキシー様症状の発現
AN69を用いた透析患者	アナフィラキシー様症状の発現
透析患者，無尿，急性腎不全	効果が期待できないため，腎機能の悪化
透析患者，無尿，急性腎不全	効果が期待できないため，腎機能の悪化
透析患者，無尿，急性腎不全	効果が期待できないため，腎機能の悪化
透析患者，無尿，急性腎不全	効果が期待できないため，腎機能の悪化
透析患者，無尿，急性腎不全	効果が期待できないため，腎機能の悪化
透析患者，無尿，急性腎不全	無効，高窒素血症の恐れ
重度な腎障害	代謝，排泄の遅延，血中濃度上昇
重度な腎障害	使用経験が少ない，血中濃度上昇
重度な腎障害	使用経験がない，血中濃度上昇
重度な腎障害	高い血中濃度持続の恐れ
重度な腎障害	高い血中濃度持続の恐れ
透析中の患者	急激な血中濃度の上昇
重篤な腎障害	血中濃度の上昇，重篤な副作用発現の恐れ
腎臓の障害	血中濃度の上昇
高度の腎障害，腎結石	尿中尿酸排泄量の増加，症状の悪化
高度の腎障害，腎結石	尿中尿酸排泄量の増加，症状の悪化
無尿	効果が期待できないため
無尿	効果が期待できないため
無尿	効果が期待できないため，尿素窒素の上昇
無尿	効果が期待できないため
無尿，急性腎不全	腎機能悪化，高カリウム血症
無尿，急性腎不全	腎機能悪化，高カリウム血症
無尿，急性腎不全	腎機能悪化，高カリウム血症
無尿，急性腎不全	効果が期待できないため，腎機能の悪化
無尿，急性腎不全	効果が期待できないため，腎機能の悪化
無尿，急性腎不全	効果が期待できないため，高窒素血症を起こす恐れ
無尿，急性腎不全	体内貯留，腎機能悪化
無尿，急性腎不全	腎機能の悪化
無尿，急性腎不全	腎機能の悪化
無尿，急性腎不全	腎機能の悪化
無尿，急性腎不全	効果が期待できないため
無尿，急性腎不全	排泄遅延，副作用増強

次頁へ続く

分類		医薬品名(成分名)	
糖尿病治療薬	スルホニルウレア系	アベマイド(クロルプロパミド)	
		アマリール(グリメピリド)	
		オイグルコン,ダオニール(グリベンクラミド)	
		グリミクロン(グリクラジド)	
		ジメリン(アセトヘキサミド)	
		デアメリンS(グリクロピラミド)	
	インスリン抵抗性改善薬	アクトス(ピオグリタゾン)	
	速攻型食後血糖降下薬	スターシス,ファスティック(ナテグリニド)	
	ビグアナイド系	ジベトス(ブホルミン)	
		メトグルコ(メトホルミン)	
		グリコラン(メトホルミン)	
	DPP4阻害薬	ザファテック(トレラグリプチン)	
	GLP-1作動薬	バイエッタ(エキセナチド)	
	DPP4阻害薬＋ビグアナイド系	エクメット(ビルダグリプチン,メトホルミン)	
	インスリン抵抗性改善薬＋ビグアナイド系	メタクト(ピオグリタゾン＋メトホルミン)	
	インスリン抵抗性改善薬＋スルホニルウレア系	ソニアス(ピオグリタゾン＋グリメピリド)	
	インスリン抵抗性改善薬＋DPP4阻害薬	リオベル(ピオグリタゾン＋アログリプチン)	
抗精神病薬	SDA	インヴェガ,ゼプリオン(パリペリドン)	
	SDA	クロザリル(クロザピン)	
抗鬱薬	SNRI	イフェクサーSR(ベンラファキシン)	
	SNRI	サインバルタ(デュロキセチン)	
気分安定薬	抗躁薬	リーマス(リチウム)	
抗てんかん薬	炭酸脱水素酵素阻害薬	オスポロット(スルチアム)	
	抗てんかん薬,鎮静剤	臭化カリウム(臭化カリウム)	
	抗てんかん薬,鎮静剤	臭化ナトリウム(臭化ナトリウム)	
	Naチャネル阻害薬	ヒダントールD,E,F,複合アレビアチン(フェニトイン＋フェノバルビタール)	
	T型Caチャネル遮断薬	ミノアレ(トリメタジオン)	
抗めまい薬	血流増加薬	セファドール(ジフェニドール)	
抗パーキンソン薬	ドパミン作用増強薬	シンメトレル(アマンタジン)	
	ドパミン作用増強薬	ドプス(ドロキシドパ)	
	ドパミン作用増強薬	ミラペックスLA(プラミペキソール)	
レストレスレッグス症候群治療薬		レグナイト(ガバペンチン)	
鎮咳薬	鎮咳薬	カフコデN(ジヒドロコデインリン酸塩,アセトアミノフェン他)	
片頭痛治療薬	5HT1B/1D作動薬	アマージ(ナラトリプタン)	
	麦角アルカロイド	クリアミン(エルゴタミン,その他)	
	5HT1B/1D作動薬	マクサルト(リザトリプタン)	
高脂血症治療薬	フィブラート系	ベザリップ,ベザトールSR(ベザフィブラート)	
	フィブラート系	トライコア,リピディル(フェノフィブラート)	
解熱鎮痛剤・抗尿酸薬	解熱鎮痛消炎薬・尿酸排泄促進薬	パラミヂン(ブコローム)	
下剤	下剤	セチロ(硫酸マグネシウム,酸化マグネシウム,その他)	
		ビジクリア(リン酸二水素ナトリウム)	
		マグコロール(クエン酸マグネシウム)	

禁忌	作用で問題になる点
重篤な腎障害	代謝・排泄低下，低血糖の発現の恐れ
重篤な腎障害	低血糖の発現の恐れ
重篤な腎障害	低血糖の発現の恐れ
重篤な腎障害	低血糖の発現の恐れ
重篤な腎障害	低血糖の発現の恐れ
重篤な腎障害	低血糖の発現の恐れ
重篤な腎障害	
重篤な腎障害	低血糖の発現
腎機能障害（軽度障害も含む），透析患者	血中濃度上昇，乳酸アシドーシスを起こす恐れ
中等度以上の腎機能障害 透析患者	血中濃度上昇，乳酸アシドーシスを起こす恐れ
腎機能障害（軽度障害も含む），透析患者	血中濃度上昇，乳酸アシドーシスを起こす恐れ
高度の腎障害，透析患者（末期腎不全患者）	血中濃度上昇
高度の腎障害，透析患者	消化器系副作用により忍容性が認められていない
中等度以上の腎機能障害，透析患者	メトホルミンの血中濃度上昇，乳酸アシドーシスを起こす恐れ
腎機能障害（軽度障害も含む），透析患者	メトホルミンの血中濃度上昇，乳酸アシドーシスを起こす恐れ
重篤な腎障害	低血糖の発現
重篤な腎障害	アログリプチンの血中濃度上昇
中等度から重度の腎機能障害	血中濃度上昇
重度の腎機能障害	腎機能悪化
重度の腎機能障害	使用経験が少ない，血中濃度上昇
高度の腎機能障害	血中濃度の上昇
腎障害	体内貯留，リチウム中毒の発現
腎障害	腎不全の発現
腎機能障害	血中濃度上昇，中毒の恐れ
腎機能障害	血中濃度上昇，中毒の恐れ
重篤な腎障害	血中濃度の上昇，症状悪化
重篤な腎障害	血中濃度上昇
重篤な腎障害	蓄積，副作用の発現
重篤な腎障害	蓄積，副作用の発現
重篤な末梢血管病変のある血液透析患者	症状悪化
透析患者，高度な腎機能障害	副作用の発現
高度の腎機能障害	血中濃度上昇
重篤な腎障害	重篤な転帰をとる恐れ
重度の腎機能障害	血中濃度上昇
腎機能障害	代謝障害により麦角中毒を起こす恐れ
血液透析中の患者	AUCの増加
人工透析患者，腎不全などの重篤な腎疾患	横紋筋融解症が現れやすい
中等度以上の腎機能障害	横紋筋融解症が現れる恐れ
重篤な腎障害	腎障害の悪化
腎機能障害	高マグネシウム血症
透析患者を含む重篤な腎機能障害，急性リン酸腎症	血中リン濃度の上昇，症状悪化
腎障害	高マグネシウム血症

次頁へ続く

	分類	医薬品名（成分名）	
その他の消化器官薬	5-ASA薬	アサコール，ペンタサ（メサラジン）	
	過敏性腸症候群治療薬	コロネル，ポリフル（ポリカルボフィルカルシウム）	
健胃薬	健胃薬	FK（メタケイ酸アルミン酸マグネシウム，その他）	
		KM散（メタケイ酸アルミン酸マグネシウム，その他）	
		M・M配合散（サナルミン，その他）	
		NIM配合散，OM配合散（メタケイ酸アルミン酸マグネシウム，その他）	
		S・M配合散（メタケイ酸アルミン酸マグネシウム，その他）	
		YM散（合成ケイ酸アルミニウム，その他）	
		つくしA・M配合散（乾燥水酸化アルミニウムゲル，その他）	
		ピーマーゲン（合成ケイ酸アルミニウム，その他）	
		マナミンTM散（メタケイ酸アルミン酸マグネシウム，その他）	
消化性潰瘍用剤	防御因子増強薬	アルサルミン（スクラルファート）	
	防御因子増強薬	イサロン，アスコンプ（アルジオキサ）	
	防御因子増強薬	キャベジンUコーワ散（メタケイ酸アルミン酸マグネシウム，その他）	
	防御因子増強薬	コランチル（乾燥水酸化アルミニウムゲル，その他）	
	防御因子増強薬	エピサネートG配合顆粒（水酸化アルミニウムゲル，他）	
制酸剤	制酸剤	アシドレス（水酸化アルミニウムゲル，他）	
		アルミゲル（乾燥水酸化アルミニウムゲル）	
		コランチル（乾燥水酸化アルミニウムゲル，他）	
		マーロックス（乾燥水酸化アルミニウムゲル，他）	
		マルファ（水酸化アルミニウムゲル，他）	
		合成ケイ酸アルミニウム（合成ケイ酸アルミニウム）	
止痢薬	止痢薬	アドソルビン（天然ケイ酸アルミニウム）	
夜尿症治療薬	抗利尿ホルモン	ミニリンメルト（デスモプレシン）	
子宮内膜症治療薬	黄体ホルモン	ボンゾール（ダナゾール）	
月経困難症治療薬	黄体ホルモン，卵胞ホルモン	ヤーズ（ドロスピレノン，エチニルエストラジオール）	
女性ホルモン剤	黄体ホルモン，卵胞ホルモン	ルナベル，オーソ，シンフェーズ（ノルエチステロン，エチニルエストラジオール）	
	黄体ホルモン，卵胞ホルモン	マーベロン（デソゲストレル，エチニルエストラジオール）	
	黄体ホルモン，卵胞ホルモン	アンジュ，トリキュラー（ノボノルゲストレル，エチニルエストラジオール）	
勃起不全薬	PDE5阻害薬	レビトラ（バルデナフィル）	
抗血栓薬	Xa阻害薬	アリクストラ皮下注（フォンダパリヌクス）	
		イグザレルト（リバーロキサバン）	
	Xa阻害薬	クレキサン（エノキサパリン）	
	Xa阻害薬	エリキュース（アピキサバン）	
	抗フィブリノゲン	デフィブラーゼ（バトロキソビン）	
	直接トロンビン阻害薬	プラザキサ（ダビガトラン）	
	Xa阻害薬	リクシアナ（エドキサバン）	
	VK拮抗薬	ワーファリン（ワルファリン）	
抗リウマチ薬	DMARD	カルフェニール（ロベンザリッド）	
	金製剤	シオゾール（金チオリンゴ酸）	
	葉酸拮抗代謝薬	リウマトレックス（メトトレキサート）	
	金製剤	オーラノフィン（オーラノフィン）	
	刺激療法剤	リマチル（ブシラミン）	
	刺激療法剤	メタルカプターゼ（ペニシラミン）	

禁忌	作用で問題になる点
重篤な腎障害	症状悪化
腎結石，腎不全	石灰沈着を助長
透析患者	アルミニウム脳症，アルミニウム骨症が現れる恐れ
透析患者	アルミニウム脳症，アルミニウム骨症が現れる恐れ
透析患者	アルミニウム脳症，アルミニウム骨症が現れる恐れ
透析患者	アルミニウム脳症，アルミニウム骨症が現れる恐れ
透析患者	アルミニウム脳症，アルミニウム骨症が現れる恐れ
透析患者	アルミニウム脳症，アルミニウム骨症が現れる恐れ
透析患者	アルミニウム脳症，アルミニウム骨症が現れる恐れ
透析患者	アルミニウム脳症，アルミニウム骨症が現れる恐れ
透析患者	アルミニウム脳症，アルミニウム骨症が現れる恐れ
透析患者	アルミニウム脳症，アルミニウム骨症が現れる恐れ
透析患者	アルミニウム脳症，アルミニウム骨症が現れる恐れ
透析患者	アルミニウム脳症，アルミニウム骨症が現れる恐れ
透析患者	アルミニウム脳症，アルミニウム骨症が現れる恐れ
透析患者	アルミニウム脳症，アルミニウム骨症が現れる恐れ
透析患者	アルミニウム脳症，アルミニウム骨症が現れる恐れ
透析患者	アルミニウム脳症，アルミニウム骨症が現れる恐れ
透析患者	アルミニウム脳症，アルミニウム骨症が現れる恐れ
透析患者	アルミニウム脳症，アルミニウム骨症が現れる恐れ
透析患者	アルミニウム脳症，アルミニウム骨症が現れる恐れ
中等度以上の腎機能障害	血中濃度の増加
重篤な腎障害	浮腫等の症状の恐れ
糖尿病性腎症，重篤な腎障害，急性腎不全	血栓症のリスク上昇
糖尿病性腎症	血栓症のリスク上昇
糖尿病性腎症	血栓症等の心血管系の障害が発生しやすくなる
糖尿病性腎症	血栓症等の心血管系の障害が発生しやすくなる
血液透析が必要な腎患者	血中濃度上昇，副作用の恐れ
重度の腎障害	血中濃度上昇，出血の恐れ
重度の腎障害	使用経験がないため
重度の腎障害	血中濃度上昇，出血の恐れ
重度の腎障害	使用経験が少ないため
重篤な腎障害	本剤の代謝に影響
透析患者を含む高度の腎障害	排泄遅延，出血リスク上昇
高度の腎機能障害	使用経験が少ないため，出血のリスク上昇
重篤な腎障害	代謝・排泄の遅延，出血のリスク上昇
重篤な腎障害	血中濃度の上昇，副作用増強
腎障害	症状悪化，重篤な副作用発現の恐れ
腎障害	副作用の増強
腎障害	症状悪化
腎障害	重篤な障害発現の恐れ
腎障害（原則禁忌）	重篤な障害発現の恐れ

次頁へ続く

	分類	医薬品名(成分名)	
骨粗鬆症薬	ビスホスホネート製剤	アクトネル, ベネット(リセドロン酸)	
	ビスホスホネート製剤	ダイドロネル(エチドロン酸ニナトリウム)	
抗癌剤	白金製剤	アクプラ(ネダプラチン)	
	トポイソメラーゼⅡ阻害薬	イダマイシン(イダルビシン)	
	アルキル化薬	イホマイド(イホスファミド)	
	ADA阻害薬	コホリン(ペントスタチン)	
	代謝拮抗剤	ゼローダ(カペシタビン)	
	白金製剤	ブリプラチン(シスプラチン)	
	代謝拮抗剤	ティーエスワン(テガフール, ギメラシル, オテラシル)	
	代謝拮抗剤	フルダラ(フルダラビン)	
	抗腫瘍性抗生物質	ブレオ(ブレオマイシン)	
	VA誘導体	ベサノイド(トレチノイン)	
	抗腫瘍性抗生物質	ペプレオ(ペプロマイシン)	
抗ウイルス薬	抗ウイルス薬	ソバルディ(ソホスブビル)	
	抗ウイルス薬	ハーボニー(レジパスビル, ソホスブビル)	
	抗ウイルス薬	ホスカビル(ホスカルネット)	
	抗ウイルス薬	レベトール, コペガス(リバビリン)	
ピロリ菌除菌薬	ペニシリン系, マクロライド系, カリウムイオン競合型アシッドブロッカー	ボノサップパック(アモキシシリン, クラリスロマイシン, ボノプラザン)	
	ペニシリン系, マクロライド系, PPI	ラベキュアパック(アモキシシリン, クラリスロマイシン, ラベプラゾール)	
	ペニシリン系, マクロライド系, PPI	ランサップ(アモキシシリン, クラリスロマイシン, ランソプラゾール)	
	ペニシリン系, 抗原虫薬, PPI	ランピオンパック(アモキシシリン, メトロニダゾール, ランソプラゾール)	
無機質製剤	無機質製剤	アスパラカリウム(L-アスパラギン酸カリウム)	
		アスパラ(L-アスパラギン酸カリウム, L-アスパラギン酸マグネシウム)	
		塩化アンモニウム(塩化アンモニウム)	
		グルコンサンK(グルコン酸カリウム)	
		酢酸カリウム(酢酸カリウム)	
		スローケー(塩化カリウム)	
		ソリタT顆粒2号, 3号(塩化カリウム, その他)	
カルシウム剤	カルシウム剤	アスパラCA(L-アスパラギン酸カルシウム)	
		カルチコール(グルコン酸カルシウム)	
		リン酸水素カルシウム(リン酸水素カルシウム)	
		塩化カルシウム(塩化カルシウム)	
		乳酸カルシウム, 乳石錠(乳酸カルシウム)	
ビタミン剤	VA誘導体	チガソン(エトレチナート)	
栄養剤	栄養剤	アミカリック(必須アミノ酸, その他)	
		ESポリタミン顆粒(必須アミノ酸, その他)	
		エンシュア・H(蛋白質, その他)	
		ツインラインNF(蛋白質, その他)	
		ラコールNF(蛋白質, その他)	
抗酒薬	アルデヒド脱水素酵素阻害薬	シアナマイド(シアナミド)	
	アルデヒド脱水素酵素阻害薬	ノックビン(ジスルフィラム)	
	NMDA受容体遮断薬	レグテクト(アカンプロサート)	

禁忌	作用で問題になる点
高度な腎障害	排泄遅延
重篤な腎障害	排泄阻害
重篤な腎障害	腎障害の悪化
重篤な腎障害	排泄遅延
重篤な腎障害	腎障害の悪化
腎不全患者	腎障害の悪化
重篤な腎障害	排泄遅延，血中濃度上昇
重篤な腎障害	腎障害の悪化，排泄遅延，重篤な副作用発現の恐れ
重篤な腎障害	排泄遅延，血中濃度上昇，骨髄抑制等発現の恐れ
重篤な腎障害	排泄遅延，副作用増強
重篤な腎機能障害	排泄遅延，重篤な肺症状の恐れ
腎障害	重篤な腎機能障害
重篤な腎機能障害	排泄の遅延，重篤な肺症状の恐れ
重度の腎機能障害，透析を必要とする腎不全患者	血中濃度上昇
重度の腎機能障害，透析を必要とする腎不全患者	血中濃度上昇
クレアチニンクリアランス0.4mL/分/kg未満の患者	腎障害の悪化
慢性腎不全，腎機能障害	血中濃度上昇，重大な副作用の恐れ
高度な腎機能障害	アモキシシリン，クラリスロマイシンの血中濃度上昇，副作用の恐れ
高度な腎機能障害	アモキシシリン，クラリスロマイシンの血中濃度上昇，副作用の恐れ
高度な腎機能障害	アモキシシリン，クラリスロマイシンの血中濃度上昇，副作用の恐れ
高度な腎機能障害	アモキシシリンの血中濃度上昇，副作用の恐れ
重篤な腎機能障害	高カリウム血症
重篤な腎機能障害	高カリウム血症
腎障害	症状の悪化
重篤な腎機能障害	高カリウム血症
重篤な腎機能障害	高カリウム血症
乏尿・無尿，高度の腎機能障害	高カリウム血症
重篤な腎障害	水・電解質異常発現，増悪の恐れ
腎結石，重篤な腎不全	高カルシウム血症，腎結石悪化
腎結石，重篤な腎不全	石灰沈着を助長
腎結石，重篤な腎不全	高カルシウム血症
腎結石，重篤な腎不全	石灰沈着を助長
腎結石，重篤な腎不全	高カルシウム血症，腎結石悪化
腎障害	作用の増強
重篤な腎障害	高窒素血症の悪化・誘発
重篤な腎障害	症状の悪化，高窒素症状
蛋白質や電解質の厳密な制限が必要な急性腎炎，ネフローゼ，腎不全末期	高窒素症状，症状の悪化
高度の腎機能障害	高窒素症状，症状の悪化
高度の腎機能障害	高窒素症状，症状の悪化
重篤な腎障害	腎障害の悪化
重篤な腎障害	腎障害の悪化
高度の腎障害	排泄遅延，血中濃度上昇

次頁へ続く

	分類	医薬品名(成分名)	
解毒薬	鉄排泄剤	エクジェイド(デフェラシロクス)	
	鉄排泄剤	デスフェラール(デフェロキサミン)	
外用剤	殺菌消毒薬	ヨードホルム(ヨードホルム)	
	カルシニューリン阻害薬	プロトピック(タクロリムス)	
点眼薬	炭酸脱水酵素阻害薬＋β遮断薬	アゾルガ(ブリンゾラミド，チモロール)	
	炭酸脱水酵素阻害薬	エイゾプト(ブリンゾラミド)	
	炭酸脱水酵素阻害薬＋β遮断薬	コソプト(ドルゾラミド，チモロール)	
	炭酸脱水酵素阻害薬	トルソプト(ドルゾラミド)	
解熱鎮痛剤	NSAIDs	アスピリン，バファリンA330(アスピリン)	
	NSAIDs	アルボ(オキサプロジン)	
	非ピリン系	アンヒバ，カロナール(アセトアミノフェン)	
	NSAIDs	インテバン(インドメタシン)	
	NSAIDs	インフリー(インドメタシン ファルネシル)	
	NSAIDs	エテンザミド(エテンザミド)	
	NSAIDs	オパイリン(フルフェナム酸アルミニウム)	
	NSAIDs	クリノリル(スリンダク)	
	NSAIDs	ジソペイン(モフェゾラク)	
	NSAIDs	スルガム(チアプロフェン)	
	NSAIDs	スルピリン，メチロン(スルピリン)	
	NSAIDs	セレコックス(セレコキシブ)	
	塩基性非ステロイド	ソランタール(チアラミド)	
	オピオイド系鎮痛薬	トラムセット(トラマドール，アセトアミノフェン)	
	NSAIDs	ナイキサン(ナプロキセン)	
	NSAIDs	ニフラン(プラノプロフェン)	
	NSAIDs	ハイペン，オステラック(エトドラク)	
	NSAIDs	バキソ，フェルデン坐剤(ピロキシカム)	
	NSAIDs	フェナゾックス(アンフェナク)	
	NSAIDs	フルカム(アンピロキシカム)	
	NSAIDs	ブルフェン(イブプロフェン)	
	NSAIDs	ロピオン(フルルビプロフェン アキセチル)	
	NSAIDs	フロベン(フルルビプロフェン)	
	NSAIDs	ペオン，ソレトン(ザルトプロフェン)	
	NSAIDs	ボルタレン(ジクロフェナク)	
	NSAIDs	ポンタール(メフェナム酸)	
	NSAIDs	ミリダシン(プログルメタシン)	
	NSAIDs	モービック(メロキシカム)	
	NSAIDs	ランツジール(アセメタシン)	
	NSAIDs	レリフェン(ナブメトン)	
	NSAIDs	ロキソニン(ロキソプロフェン)	
	NSAIDs	ロコアテープ(エスフルルビプロフェン)	
	NSAIDs	ロルカム(ロルノキシカム)	
MRI用造影剤	非イオン性MRI用造影剤	オムニスキャン(ガドジアミド)	
	MRI用造影剤	マグネビスト(ガドペンテト酸メグルミン)	
代用血漿剤	代用血漿剤	サリンヘス(ヒドロキシエチルデンプン)	
	代用血漿剤	ボルベン(ヒドロキシエチルデンプン130000)	
抗菌性物質	アミノグリコシド系	フランセチン・T・パウダー(フラジオマイシン，トリプシン)	
抗マラリア薬	抗マラリア薬	マラロン(アトバコン，プログアニル)	

禁忌	作用で問題になる点
高度の腎機能障害	腎障害の悪化
無尿，重篤な腎障害	排泄の遅延
腎障害	血中総ヨウ素濃度の上昇
高度の腎障害	腎障害の悪化
重篤な腎障害	使用経験なし，排泄遅延
重篤な腎障害	排泄遅延，体内に蓄積，使用経験なし
重篤な腎障害	ドルゾラミドの排泄遅延，体内に蓄積
重篤な腎障害	排泄遅延，体内に蓄積
重篤な腎障害	PG合成阻害，腎血流量低下，腎障害の悪化
重篤な腎障害	PG合成阻害，腎血流量低下，腎障害の悪化
重篤な腎障害	重篤な転帰をとる恐れ
重篤な腎障害	PG合成阻害，腎血流量低下，腎障害の悪化
重篤な腎障害	PG合成阻害，腎血流量低下，腎障害の悪化
重篤な腎障害	PG合成阻害，腎血流量低下，腎障害の悪化
重篤な腎障害	PG合成阻害，腎血流量低下，腎障害の悪化
重篤な腎障害	PG合成阻害，腎血流量低下，腎機能の悪化
重篤な腎障害	PG合成阻害，腎血流量低下，腎障害の悪化
重篤な腎障害	PG合成阻害，腎血流量低下，腎障害の悪化
重篤な腎障害	PG合成阻害，腎血流量低下，腎障害の悪化
重篤な腎障害	排泄機能の低下，重篤な転帰をとる恐れ
重篤な腎障害	重篤な転帰をとる恐れ
重篤な腎障害	PG合成阻害，腎血流量低下，腎障害の悪化
重篤な腎障害	PG合成阻害，腎血流量低下，腎機能の悪化
重篤な腎障害	PG合成阻害，腎血流量低下，腎障害の悪化
重篤な腎障害	PG合成阻害，腎血流量低下，腎機能の悪化
重篤な腎障害	PG合成阻害，腎血流量低下，腎障害の悪化
重篤な腎障害	PG合成阻害，腎血流量低下，腎障害の悪化
重篤な腎障害	PG合成阻害，腎血流量低下，腎障害の悪化
重篤な腎障害	PG合成阻害，腎血流量低下，腎障害の悪化
重篤な腎障害	PG合成阻害，腎血流量低下，腎障害の悪化
重篤な腎障害	PG合成阻害，腎血流量低下，腎障害の悪化
重篤な腎障害	PG合成阻害，腎血流量低下，腎障害の悪化
重篤な腎障害	PG合成阻害，腎血流量低下，腎障害の悪化
重篤な腎障害	PG合成阻害，腎血流量低下，急性腎不全，ネフローゼ症候群などを発現する恐れ
重篤な腎障害	PG合成阻害，腎血流量低下，腎障害の悪化
重篤な腎障害	PG合成阻害，腎血流量低下，腎障害の悪化
重篤な腎障害，腎機能低下患者	腎性全身性線維症，腎症状の悪化
重篤な腎障害	腎性全身性線維症，腎症状の悪化
腎障害（乏尿等を伴う）	腎不全を起こす恐れ
腎不全（乏尿・無尿を伴う），透析患者	排泄遅延
重篤な腎障害	腎症状の悪化
重度の腎障害	プログアニルの排泄遅延，血中濃度上昇

次頁へ続く

分類		医薬品名（成分名）
食欲抑制薬	食欲抑制薬	サノレックス（マジンドール）
ミオクローヌス治療薬	ミオクローヌス治療薬	ミオカーム（ピラセタム）
脳保護薬	フリーラジカルスカベンジャー	ラジカット（エダラボン）
脳下垂体後葉ホルモン剤	抗利尿ホルモン	ピトレシン（バソプレシン）
尿路消毒剤	尿路消毒剤	ヘキサミン（ヘキサミン）
アシドーシス治療薬	アシドーシス治療薬	サム（トロメタモール，塩化カリウム，塩化ナトリウム）
膵臓機能検査薬	膵臓機能検査薬	PFD内服液（ベンチロミド）
尿路器利用潅流液	尿路器利用潅流液	ウロマチックS（D-ソルビトール）

禁忌	作用で問題になる点
重症の腎障害	代謝または排泄の遅延
重症腎不全	排泄の遅延
重篤な腎機能障害	腎機能障害の悪化
慢性腎炎	水分貯留，血中窒素排泄の遅延
腎不全	体内に貯留，毒性の恐れ
無尿，尿毒症などの腎機能障害	水分，電解質代謝異常の悪化
腎機能が高度に低下している患者	一定時間内の尿中排泄率で評価するため
無尿症	不明

過活動膀胱治療薬，神経因性膀胱治療薬，腹圧性尿失禁治療薬

	一般名 (商品名)	用法・用量	用法・用量に関連する注意	禁　忌
過活動膀胱治療薬	酒石酸トルテロジン (デトルシトールカプセル)	成人に4mgを1日1回	腎障害，肝障害がある患者，マクロライド系抗生物質及びアゾール系抗真菌薬等CYP3A4阻害薬を併用している患者では1日1回2mgとする	・尿閉を有する患者 ・閉塞隅角緑内障の患者 ・重篤な心疾患のある患者 ・幽門，十二指腸又は腸管が閉塞している患者及び麻痺性イレウスのある患者 ・胃アトニー又は腸アトニーのある患者 ・重症筋無力症の患者 ・その他 コハク酸ソリフェナシン，フェソテロジンフマル酸塩(重度の肝機能障害患者：Child-Pugh分類C) オキシブチニン塩酸塩(授乳婦)
	フェソテロジンフマル酸塩 (トビエース錠)	成人に4mgを1日1回 必要に応じて8mgまで増量可	重度の腎障害(CCr30mL/min未満)，中等度の肝障害(Child-Pugh分類B)のある患者，強力なCYP3A4阻害薬を投与中の患者では，1日投与量は4mgとする	
	コハク酸ソリフェナシン (ベシケア錠/OD錠)	成人に5mgを1日1回 1日最高投与量10mgまで	・重度の腎障害(CCr30mL/min未満)，中等度の肝障害(Child-Pugh分類B)のある患者へは，1日1回2.5mgから開始し，投与量の上限は5mgまでとする ・高齢者では1日1回5mgから投与を開始し，増量に際しては慎重に行うこと	
	イミダフェナシン (ウリトス錠/OD錠) (ステーブラ錠/OD錠)	成人1回0.1mgを1日2回，朝夕食後 効果不十分な場合は，1回0.2mg，1日0.4mgまで増量可	中等度以上の肝障害，重度の腎障害のある患者では，1回0.1mgを1日2回とする	
	オキシブチニン塩酸塩 (ネオキシテープ73.5mg)	成人に1日1回1枚，下腹部，腰部又は大腿部のいずれかに貼付し，24時間ごとに貼りかえる	貼付による皮膚刺激を避けるため，貼付箇所を毎回変更すること 皮膚症状が現れた場合には，ステロイド外用剤または抗ヒスタミン外用剤等を使用するか，本剤の一時休薬又は中止などの処置を行う	
	プロピベリン塩酸塩 (バップフォー錠/細)	成人に20mgを1日1回，食後 効果不十分な場合は，20mgを1日2回まで増量可 (神経性頻尿，不安定膀胱，膀胱刺激状態(慢性膀胱炎，慢性前立腺炎)にも効果あり)	・20mgを1日1回投与で効果不十分であり，かつ安全性に問題がない場合に増量を検討すること ・高齢者には安全性を考慮して10mg/日より開始するなど慎重に投与すること	・幽門，十二指腸又は腸管が閉塞している患者 ・胃アトニー又は腸アトニーのある患者 ・尿閉を有する患者 ・閉塞隅角緑内障の患者 ・重症筋無力症の患者 ・重篤な心疾患の患者

〔各薬剤添付文書・IF，過活動膀胱診療ガイドライン 第2版(2015)より作成〕

代謝, 排泄	備考
CYP2D6 およびCYP3A4 CYP2D6 により同程度の薬理活性をもつDD01を生成。その後 CYP3A4 により代謝される 反復投与(4mg):トルテロジン T_{max} 約4hr, $T_{1/2}$ 約11.3hr, DD01 T_{max} 約4.4hr, $T_{1/2}$ 約8.53hr 排泄:尿中77%, 糞中17%	・ムスカリン受容体サブタイプへの選択性はない ・膀胱選択性が高い ・脂溶性が比較的低いために中枢への移行が少ない ・CYP2D6活性の欠損や阻害により,本剤の薬理活性はほとんど影響を受けない
速やかに活性代謝物5-HMTに加水分解される。その後 CYP2D6 およびCYP3A4により代謝される 回投与(4,8,16mg):T_{max} 約5hr, $T_{1/2}$ 約7〜10hr 排泄:尿中70%, 糞中7%	・ムスカリン受容体サブタイプへの選択性はない ・トルテロジンの活性代謝物のプロドラッグ。5-HMTのムスカリン受容体親和性はフェソテロジンと比べ100倍高い ・エステラーゼにより加水分解され,速やかに活性代謝物になる ・安定した5-HMT濃度が得られ,効果が濃度依存的に発現しやすい ・唾液腺に比べて膀胱選択性が高く,中枢神経への影響も少ない
主としてCYP3A4により代謝 回投与(5mg):T_{max} 約5.5hr, $T_{1/2}$ 約38hr 排泄:尿中69.2%, 糞中22.5%	・ムスカリン M_3 に対して比較的選択性が高い ・顎下腺よりも膀胱平滑筋に対する選択性が高い ・認知機能への影響が少ないとの報告あり ・半減期が長く,有効性の持続と副作用の軽減に関与していると考えられる
主としてCYP3A4 およびUGT1A4により代謝 CYP3A4でM-2, M-4に,UGT1A4でM-9に代謝 回投与(0.1mg):T_{max} 約1.5hr, $T_{1/2}$ 約2.9hr 排泄:尿中65.6%, 糞中29.4%, 未変化体の尿中排泄10%未満	・ムスカリン受容体 M_3(膀胱平滑筋収縮抑制)と M_1(アセチルコリン遊離抑制)への選択的拮抗作用が高い ・唾液腺に比較して膀胱選択性が高い ・軽度認知機能障害患者の認知症への移行率が低かった
主としてCYP3A4 および3A5により,活性代謝物 DEOなどに代謝 投与:オキシブチニン T_{max} 約18.0hr, $T_{1/2}$ 約15.3hr, DEOT $_{max}$ 約24.0hr, $T_{1/2}$ 約15.4hr 中排泄1.4%	・ムスカリン M_3 および M_1 に対して高い親和性を示す ・抗コリン作用,膀胱平滑筋直接作用あり ・経口抗コリン薬に比べて副作用が少ない ・貼付部位の皮膚反応に注意が必要
主としてCYP3A4により代謝され,活性代謝物 M-1, M-2となる 回投与(20mg):未変化体 T_{max} 約1.67hr, $T_{1/2}$ 約14.78hr, M-1 T_{max} 1.04hr, $T_{1/2}$ 約9.6hr, M-2 T_{max} 約1.69hr, $T_{1/2}$ 約10.07hr 中排泄約16%	・主代謝物であるM-1はカルシウム拮抗作用による平滑筋直接作用を,M-2は抗アセチルコリン作用を有する ・主として平滑筋直接作用により,排尿運動収縮抑制作用を示す

	一般名 (商品名)	用法・用量	用法・用量に関連する注意	禁忌
過活動膀胱治療薬	ミラベグロン (ベタニス錠)	成人に50mgを1日1回,食後	・中等度の肝障害患者(Child-Pughスコア7〜9), 重度の腎障害患者(eGFR15〜29mL/min/1.73m^2)への投与は1日1回25mgから開始する	・重篤な心疾患を有する患者 ・妊婦及び妊娠している可能性のある婦人, 授乳婦 ・重度の肝機能障害患者(Child-Pughスコア10以上 ・フレカイニド酢酸塩あるいはプロパフェノン塩酸塩投与中の患者 [警告]生殖可能な年齢の患者への投与はできる限り避けること
神経因性膀胱治療薬	オキシブチニン塩酸塩 (ポラキス錠)	成人に1回2〜3mgを1日3回 (不安定膀胱にも効果あり)		・明らかな下部尿路閉塞症状のある排尿困難・尿閉等を有する患者 ・緑内障の患者 ・重篤な心疾患のある患者 ・麻痺性イレウスのある患者 ・衰弱患者又は高齢者の腸アトニー, 重症筋無力症の患者 ・授乳婦
	プロピベリン塩酸塩 (バップフォー錠/細)	上記参照	上記参照	上記参照
	フラボキサート塩酸塩 (ブラダロン錠/顆)	成人に1回1錠(1g), 1日3回 (慢性前立腺炎, 慢性膀胱炎にも効果あり)		・幽門, 十二指腸及び腸管が閉塞している患者 ・下部尿路に高度の通過障害のある患者
腹圧性尿失禁治療薬	クレンブテロール塩酸塩 (スピロペント錠/顆)	成人に1回20μg, 1日2回朝夕 適宜増減, 60μg/日を上限とする	高齢者では低用量(1回10μgを1日2回)から用いるなど慎重に投与すること	・下部尿路が閉塞している患者

代謝，排泄	備考
主としてエステラーゼによって加水分解を受け，一部はCYP3A4 およびグルクロン酸抱合によって代謝される CYP2D6 を阻害する P-糖蛋白阻害作用を有する 回投与(50mg)：Tmax3.5hr，T1/236.4hr 泄：尿中55%，糞中34.2%	・β_3 アドレナリン受容体を選択的に刺激し，膀胱を弛緩させることで膀胱の蓄尿機能を高める ・QT 延長を生じるおそれがあるので，心血管系障害を有する患者には，本剤投与開始前に心電図検査など実施し注意をはらうこと。また血圧上昇が現れることがあるので，本剤投与開始前及び投与中は定期的に血圧測定を行うこと
主にCYP3Aサブファミリー(3A4, 3A5 など) 水酸化，エステル加水分解，脱エチル反応 M-6 はオキシブチニンと同程度の活性をもつ 回投与(2～9mg)：T_{max} 約0.7hr，$T_{1/2}$ 約1hr 中排泄(9mg)：22.2%	・抗ムスカリン作用に加え，膀胱平滑筋の直接弛緩作用(カルシウム拮抗作用による)を有している ・アセチルコリン及びATPによる収縮を抑制する(向神経作用) ・抗コリン作用に基づく副作用が比較的高い ・脂溶性のため脳血液関門を通過しやすく，中枢神経系の副作用(認知障害など)を起こす可能性あり。高齢者での使用には注意を要する
上記参照	上記参照
回投与(400mg)：T_{max} 約1hr，$T_{1/2}$ 約3hr 中排泄：未変化体0.002%，代謝物6.4%，代謝物の抱合本42.1%	・膀胱充満時の筋の律動収縮を抑制する。膀胱支配神経(骨盤神経，下腹神経)の興奮による膀胱収縮を緩解する ・膀胱平滑筋に対しCa^{2+} 流入抑制，ホスホジエステラーゼ阻害によるcAMP増加などにより弛緩作用を示す ・平滑筋に対してはその緊張性を保ち，排尿力を低下することなく，正常排尿力を保持する
回投与(20 μg)：T_{max} 約2～5hr，$T_{1/2}$ 約35hr 変化体のまま尿中排泄18～22%	・膀胱内圧低下作用，膀胱平滑筋弛緩作用 ・外尿道括約筋収縮増強作用

経口糖尿病治療薬一覧

分類	一般名 商品名	規格	用法	半減期	作用時間	備考
SU剤[*1]	グリベンクラミド オイグルコン ダオニール	1.25mg 2.5mg	1日 1～2回	2.7	12～24	抗脂肪分解作用および血中NEFA（遊離脂肪酸），トリグリセライドの低下
	グリクラジド グリミクロン グリミクロンHA	20mg （グリミクロンHA） 40mg （グリミクロン）		12.3	12～24	血小板機能抑制作用あり（IF） 抗血栓作用 血管壁プロスタグランジンI2産生促進作用 線溶能亢進作用
	グリメピリド アマリール アマリールOD	0.5mg 1mg 3mg		1.5	12～24	インスリン感受性改善作用あり
グリニド薬[*1]	ナテグリニド スターシス ファスティック	30mg 90mg	1日3回	1.1～1.3	3	食事までの時間は10分以内とする．エパルレスタットとの併用により，本剤の血漿中濃度が最大で1.5倍に上昇する可能性が報告されている．
	ミチグリニドカルシウム水和物 グルファスト グルファストOD	5mg 10mg		1.2	3	食事までの時間は5分以内とする
	レパグリニド シュアポスト	0.25mg 0.5mg		0.8	4	食事までの時間は10分以内とする 併用注意：クロピドグレル，スルファメトキサゾール・トリメトプリム（CYP2C8阻害作用により本剤の代謝が抑制される）
α-グルコシダーゼ阻害	アカルボース グルコバイ グルコバイOD	50mg 100mg	1日3回	—	2～3	劇症肝炎などの重篤な肝機能障害が現れることがある．これらは投与開始後概ね6カ月以内に認められる場合が多いので，投与開始後6カ月までは月1回，その後も定期的に肝機能検査を行うこと．
	ボグリボース ベイスン ベイスンOD	0.2mg 0.3mg		—	2～3	耐糖能異常における2型糖尿病の発症抑制（0.2mgのみが対応） 重篤な肝硬変例で，高アンモニア血症が増悪し意識障害を伴うことがある．
	ミグリトール セイブル セイブルOD	25mg 50mg 75mg		2	1～3	成人にはミグリトールとして1回50mgを1日3回毎食直前に経口投与する．なお，効果不十分な場合には，経過を十分に観察しながら1回量を75mgまで増量する 血液中に吸収される量が多い． 併用注意：プロプラノロール，ラニチジン（これらの薬剤の生物学的利用率が低下することがある），ジゴキシン（ジゴキシンの血漿中濃度が低下することがある）

腎機能障害による調節	代謝排泄	特筆する禁忌	重大な副作用
重篤な場合は禁忌に該当する	主に肝臓にてCYP2C9およびCYP3A4により代謝される	妊婦または妊娠している可能性のある患者 下痢，嘔吐等の胃腸障害のある患者 ボセンタン水和物を投与中の患者 →本剤およびボセンタン水和物は胆汁酸塩の排泄を阻害し，肝細胞内に胆汁酸塩の蓄積をもたらす。	低血糖 無顆粒球症，溶血性貧血 肝炎，肝機能障害，黄疸
	肝臓にて代謝される	妊婦または妊娠している可能性のある患者 下痢，嘔吐等の胃腸障害のある患者	低血糖 無顆粒球症 肝機能障害，黄疸
	主に肝臓にてCYP2C9により代謝される		低血糖 汎血球減少，無顆粒球症，溶血性貧血，血小板減少 肝機能障害，黄疸
透析を必要とするような重症な場合は禁忌に該当する	主に肝臓にてCYP2C9により代謝される	妊婦または妊娠している可能性のある患者 透析を必要とするような重篤な腎機能障害のある患者	低血糖 肝機能障害，黄疸 心筋梗塞 突然死
慎重投与には記載があるが，具体的な減量方法は設けられていない	UGT1A9および1A3によりグルクロン酸抱合される	妊婦または妊娠している可能性のある患者	心筋梗塞 低血糖 肝機能障害
	CYP2C8および一部CYP3A4により代謝される		
	ほとんど吸収されない		低血糖 腸閉塞 肝機能障害，黄疸 (その他の副作用として，腹部膨満感，鼓腸，放屁増加)
	ほとんど吸収されない	特になし	低血糖 腸閉塞 劇症肝炎，肝機能障害，黄疸 高アンモニア血症増悪に伴う意識障害 (その他の副作用として，下痢，放屁，腹部膨満感)
	主に腎臓から未変化体として排泄される	妊婦または妊娠している可能性のある患者	低血糖 腸閉塞 肝機能障害，黄疸 (その他の副作用として，腹部膨満感，鼓腸，下痢)

分類	一般名 商品名	規格	用法	半減期	作用時間	備考
ビグアナイド薬*2	メトホルミン グリコラン メトグルコ	250mg (グリコランメデット)	1日 2～3回	3.6	6～14	1日量500mgより開始し，1日2～3回食後に分割経口投与する。 維持量は効果を観察しながら決めるが，1日最高投与量は750mgとする。
		250mg 500mg (メトグルコ)		2.9	6～14	通常，成人にはメトホルミン塩酸塩として1日500mgより開始し，1日2～3回に分割して食直前または食後に経口投与する。維持量は効果を観察しながら決めるが，通常1日750～1,500mgとする。なお，患者の状態により適宜増減するが，1日最高投与量は2,250mgまでとする。通常，10歳以上の小児にはメトホルミン塩酸塩として1日500mgより開始し，1日2～3回に分割して食直前または食後に経口投与する。維持量は効果を観察しながら決めるが，通常1日500～1,500mgとする。なお，患者の状態により適宜増減するが，1日最高投与量は2,000mgまでとする。 本剤とオルメサルタン メドキソミル製剤等との一包化は避けること。[一包化して高温高湿度条件下にて保存した場合，本剤が変色することがある。] 50℃75%で1週間．30℃65%2か月でともに変色
	ブホルミン ジベトス ジベトンS	50mg		1.5～ 2.5	6～14	本剤はSU剤が効果不十分な場合あるいは副作用などにより使用不適当な場合にのみ使用すること。 本剤とオルメサルタン メドキソミル製剤などとの一包化は避けること[一包化して高温高湿度条件下にて保存した場合，本剤が変色することがある] ジベトス30℃65%で28日で変色
チアゾリジン薬*1	ピオグリタゾン アクトス アクトスOD	15mg 30mg	1日1回	5	24	浮腫が比較的女性に多く報告されているので，女性に投与する場合は，浮腫の発現に留意し，1日1回15mgから投与を開始することが望ましい。 一般に高齢者では生理機能が低下しているので，1日1回15mgから投与を開始することが望ましい。 投与開始に先立ち，患者またはその家族に膀胱がん発症のリスクを説明してから投与すること。また，投与中に血尿，頻尿，排尿痛などの症状が認められた場合には，直ちに受診するよう患者に指導すること。 海外にて臨床試験で女性の骨折リスク上昇が認められている。 併用注意：リファンピシンなど(CYP2C8を誘導する薬剤と併用するとピオグリタゾンのAUCが低下する)
DPP-4阻害薬	シタグリプチン酸塩水和物 グラクティブ ジャヌビア	12.5mg 25mg 50mg 100mg	1日1回	12	24	50mgを1日1回経口投与する。 効果不十分な場合には，100mg1日1回まで増量することができる。 併用注意：ジゴキシン(併用によりジゴキシンの血漿中濃度がわずかに増加したとの報告がある)

腎機能障害による調節	代謝排泄	特筆する禁忌	重大な副作用
腎機能障害については軽度から禁忌に該当する			
腎機能障害については中等度以上から禁忌に該当する	主に腎臓から未変化体として排泄される	乳酸アシドーシスの既往 透析患者（腹膜透析を含む）〔高い血中濃度が持続するおそれがある〕 重度の肝機能障害〔肝臓における乳酸の代謝能が低下する〕 ショック，心不全，心筋梗塞，肺塞栓等心血管系，肺機能に高度の障害のある患者及びその他の低酸素血症を伴いやすい状態〔乳酸産生が増加する〕 過度のアルコール摂取者〔肝臓における乳酸の代謝能が低下する〕 脱水症，脱水状態が懸念される下痢，嘔吐等の胃腸障害のある患者 妊婦又は妊娠している可能性のある婦人	乳酸アシドーシス 低血糖 肝機能障害，黄疸 横紋筋融解症
腎機能障害については軽度から禁忌に該当する	資料なし		乳酸アシドーシス 低血糖
重篤な腎機能障害のある患者は禁忌に該当する	主に肝臓にて代謝される	心不全の患者及び心不全の既往歴のある患者 重篤な肝機能障害のある患者 妊婦又は妊娠している可能性のある婦人	心不全 浮腫 肝機能障害，黄疸 低血糖 横紋筋融解症 間質性肺炎 胃潰瘍の再燃
30≦Ccr＜50 男性：1.5＜Cr≦2.5 女性：1.3＜Cr≦2.0 25〜50mg　1日1回 Ccr＜30 男性：Cr＞2.5 女性：Cr＞2.0 12.5〜25mg　1日1回	主に腎臓から未変化体として排泄される	特になし	アナフィラキシー反応 皮膚粘膜眼症候群，剥脱性皮膚炎 低血糖 肝機能障害，黄疸 急性腎不全 急性膵炎 間質性肺炎 腸閉塞 横紋筋融解症 血小板減少 類天疱瘡

分類	一般名 商品名	規格	用法	半減期	作用時間	備考
DPP-4阻害薬	ビルダグリプチン エクア	50mg	1日1〜2回	2.4	12〜24	肝機能障害（肝炎を含む）が現れることがあるので，本剤投与開始前，投与開始後1年間は少なくとも3カ月ごとに，その後も定期的に肝機能検査を行うこと．ALT（GPT）またはAST（GOT）などの肝機能検査値の異常を認めた場合には，本剤の投与を中止するなど適切な処置を行うこと．黄疸や肝機能障害を示唆するその他の症状があらわれた場合には，本剤の投与を中止し，その後回復した場合でも再投与しないこと． 併用注意薬剤：アンジオテンシン変換酵素阻害薬（併用していない患者に比べて血管浮腫の発現頻度が高かったとの報告がある）
	アログリプチン安息香酸塩 ネシーナ	6.25mg 12.5mg 25mg	1日1回	17	24	チアゾリジン系薬剤との併用により循環血漿量の増加によると考えられる浮腫が発現することがあるので観察を十分に行い，浮腫が認められた場合には，患者の状態に応じてチアゾリジン系薬剤を減量あるいは中止し，ループ利尿剤（フロセミドなど）を投与するなど適切な処置を行うこと．
	リナグリプチン トラゼンタ	5mg	1日1回	105	24	腎機能による影響が少なく腎障害があっても使用可能 胆汁排泄型薬剤
	テネリグリプチン臭化水素酸塩水和物 テネリア	20mg	1日1回	24.2	24	効果不十分な場合には，40mg 1日1回に増量することができる QT延長などの副作用が発現するおそれがあるので，QT延長またはその既往のある患者（先天性QT延長症候群など），Torsades de pointesの既往のある患者では投与を避けることが望ましい 併用注意：併用によりQT延長が考えられる．キニジン硫酸塩水和物，プロカインアミド塩酸塩等（クラスIA抗不整脈薬），アミオダロン塩酸塩，ソタロール塩酸塩など（クラスIII抗不整脈薬）
	アナグリプチン スイニー	100mg	1日2回	2	12〜24	1日2回経口投与する． 効果不十分な場合には，1回量を200mgまで増量することができる． LDLコレステロール低下作用 併用注意：ジゴキシン（併用によりジゴキシンの血漿中濃度がわずかに増加したとの報告がある）
	サキサグリプチン水和物 オングリザ	2.5mg 5mg	1日1回	7	24	DPP-4と共有結合で結合することで長い安定性と半減期をもつ 併用注意：イトラコナゾール（CYP3A4/5阻害作用を有する薬剤との併用により，本剤の血中濃度が上昇する可能性がある）
	トレラグリプチンコハク酸塩 ザファテック	50mg 100mg	1週間1回	54.3	168	1週間に1回でよい
	オマリグリプチン マリゼブ	12.5mg 25mg	1週間1回	82.5	168	1週間に1回でよい 腎臓から再吸収される

腎機能障害による調節	代謝排泄	特筆する禁忌	重大な副作用
中等度以上の腎機能障害のある患者または透析中の末期腎不全患者では，本剤の血中濃度が上昇するおそれがあるので，50mgを1日1回朝に投与するなど，慎重に投与すること	未変化体 25.7% シアノ基の加水分解 55.5% グルクロン酸抱合 9.3% アミド基の加水分解 8.1%	重度の肝障害のある患者	肝炎，肝機能障害 血管浮腫 低血糖 横紋筋融解症 急性膵炎 腸閉塞 間質性肺炎 類天疱瘡
30≦Ccr<50 男性：1.4<Cr≦2.4 女性：1.2<Cr≦2.0 125mg 1日1回 Ccr<30 男性：Cr>2.4 女性：Cr>2.0 6.25mg 1日1回	主に腎臓から未変化体として排泄される		低血糖 急性膵炎 肝機能障害，黄疸 皮膚粘膜眼症候群，多形紅斑 横紋筋融解症 腸閉塞 間質性肺炎
特に記載なし	主に糞中に未変化体として排泄される		低血糖 腸閉塞 肝機能障害 類天疱瘡
特に記載なし	CYP3A4，フラビン含有モノオキシゲナーゼにより代謝される	特になし	低血糖 腸閉塞 肝機能障害 間質性肺炎 類天疱瘡
Ccr<30 男性：Cr>2.4 女性：Cr>2.0 100mg 1日1回	主に腎臓から未変化体または代謝物として排泄される		低血糖 腸閉塞
Ccr<50 男性：Cr>1.4 女性：Cr>1.2 2.5mg 1日1回	CYP3A4/5により代謝される		低血糖 急性膵炎 過敏性反応(アナフィラキシー，血管浮腫) 腸閉塞
30≦Ccr<50 男性：1.4<Cr≦2.4 女性：1.2<Cr≦2.0 50mg 週1回	主に腎臓から未変化体として排泄される	高度の腎機能障害患者または透析中の末期腎不全患者	低血糖
eGFR<30，男性：Cr>1.9，女性：Cr>1.4 12.5mg 週1回	主に腎臓から未変化体として排泄される	特になし	低血糖

分類	一般名 商品名	規格	用法	半減期	作用時間	備考
SGLT2阻害薬[*3]	イプラグリフロジンL-プロリン 　スーグラ	25mg 50mg	1日1回	15	24	50mgから始めて，効果不十分なら最大100mgまで増量可 1日1回朝食前または朝食後 〈用法・用量に関連する使用上の注意〉 重度の肝機能障害のある患者に対しては低用量から投与を開始するなど慎重に投与すること。
	ダパグリフロジンプロピレングリコール水和物 　フォシーガ	5mg 10mg	1日1回	8～12	24	5mgから始めて，効果不十分なら最大10mgまで増量可 用法は1日1回という決まりのみ。
	ルセオグリフロジン水和物 　ルセフィ	2.5mg 5mg	1日1回	11	24	2.5mgから始めて，効果不十分なら最大5mgまで増量可 1日1回朝食前または朝食後
	トホグリフロジン水和物 　アプルウェイ 　デベルザ	20mg	1日1回	5.4	24	1日1回20mg，朝食前または朝食後 併用注意薬剤：プロベネシド（併用すると本剤のCmaxが1.22倍，AUCが2.33倍に増加する）
	カナグリフロジン水和物 　カナグル	100mg	1日1回	10.2	24	1日1回100mg，朝食前または朝食後 耐性ができにくく，1ドーズで治療を進められる 併用注意薬剤：ジゴキシン（P糖蛋白質阻害作用によるCmax，AUCの上昇） リファンピシン，フェニトイン，フェノバルビタール，リトナビル（これらの薬剤がUGT1A9, UGT2B4を誘導するためCmax，AUCの低下）
	エンパグリフロジン 　ジャディアンス	10mg 25mg	1日1回	14～18	24	10mgから始めて，効果不十分なら最大25mgまで増量可 1日1回朝食前または朝食後

●配合剤
　ピオグリタゾン／メトホルミン配合錠（メタクト配合錠LD，メタクト配合錠HD）
　ピオグリタゾン／グリメピリド配合錠（ソニアス配合錠LD，ソニアス配合錠HD）
　ミチグリニド／ボグリボース配合錠（グルベス配合錠）
　アログリプチン／ピオグリタゾン配合錠（リオベル配合錠LD，リオベル配合錠HD）
　ビルダグリプチン／メトホルミン配合錠（エクメット配合錠LD，エクメット配合錠HD）
　アログリプチン／メトホルミン配合錠（イニシンク配合錠）

●その他注意すべき点
＊1：体重増加
＊2：ヨード造影剤を用いて検査を行う患者においては，本剤の併用により乳酸アシドーシスを起こすことがあるので，検査前は本剤の投与を一時的に中止すること（ただし，緊急に検査を行う必要がある場合を除く）。ヨード造影剤投与後48時間は本剤の投与を再開しないこと。
＊3：体液量減少に伴う有害事象，性器・尿路感染，発疹などの皮膚症状

第一世代のSU剤については，今回記載を省く

腎機能障害による調節	代謝排泄	特筆する禁忌	重大な副作用
[効能効果に関する使用上の注意] 高度腎機能障害患者または透析中の末期腎不全患者では本剤の効果が期待できないため，投与しないこと 中等度腎機能障害患者では本剤の効果が十分に得られない可能性があるので投与の必要性を慎重に判断すること	主としてUGT2B7によるグルクロン酸抱合により代謝される	特になし	低血糖 腎盂腎炎，敗血症 脱水 ケトアシドーシス
	主としてUGT1A9によるグルクロン酸抱合により代謝される		
	主としてCYP3A4/5, 4A11, 4F2, 4F3BおよびUGT1A1により代謝される		
	主としてCYP2C18, CYP4A11, CYP4F3B及びアルコール脱水素酵素等により代謝される		
	UGT1A9，UGT2B4により代謝される。		
	主には未変化体であるが，一部はUGT2B7，UGT1A3，UGT1A8およびUGT1A9によるグルクロン酸抱合により代謝される		

続　処方せん・店頭会話からの
薬剤師の臨床判断

定価　本体2,400円（税別）

平成29年9月29日　発行

著　者　　堀　美智子（ほり　みちこ）

発行人　　武田　正一郎

発行所　　株式会社　じほう

　　　　　101-8421　東京都千代田区猿楽町1-5-15（猿楽町SSビル）
　　　　　電話　編集　03-3233-6361　販売　03-3233-6333
　　　　　振替　00190-0-900481
　　　　　＜大阪支局＞
　　　　　541-0044　大阪市中央区伏見町2-1-1（三井住友銀行高麗橋ビル）
　　　　　電話　06-6231-7061

©2017　　　　　　　　組版　クニメディア(株)　　印刷　音羽印刷(株)
Printed in Japan

本書の複写にかかる複製，上映，譲渡，公衆送信（送信可能化を含む）の各権利は
株式会社じほうが管理の委託を受けています。

JCOPY　＜(社)出版者著作権管理機構　委託出版物＞
本書の無断複製は著作権法上での例外を除き禁じられています。
複製される場合は，そのつど事前に，(社)出版者著作権管理機構（電話 03-3513-6969，
FAX 03-3513-6979，e-mail：info@jcopy.or.jp）の許諾を得てください。

万一落丁，乱丁の場合は，お取替えいたします。
ISBN 978-4-8407-4994-7